AF559072

rüffer & rub

Urs Weilenmann

Medizin NEU gedacht

Argumente für eine zukunftsorientierte Therapiekultur

Der Autor und der Verlag bedanken sich
für die großzügige Unterstützung bei

Stiftung Biophysikalische Medizin
Schweizerische Gesellschaft für Ganzheitliche ZahnMedizin (SGZM)

Der rüffer & rub Sachbuchverlag wird vom Bundesamt für Kultur mit einem Strukturbeitrag für die Jahre 2021–2024 unterstützt.

Erste Auflage Frühjahr 2024

info@ruefferundrub.ch | www.ruefferundrub.ch

Schrift: GT Sectra
Druck und Bindung: GRASPO CZ, a.s.
Papier: Munken print white, 90 g/m², 1.8

ISBN 978-3-907351-16-1

Die Medizin an einem Wendepunkt 10

1. **Ein neues Therapiekonzept für chronische Krankheiten** 16
1.1 Warum ist ein neues Vorgehen nötig? 17
1.2 Friedrich Cramer – die Komplexität des Lebens im Spiegel der Quanten- und Chaostheorie 24
1.3 Umweltbelastungen 34
1.4 Beispiele aus der eigenen Praxis 36
1.5 Das Problem Ethikkommission 47

2. **Ist Medizinforschung Natur- oder Geisteswissenschaft?** 56
2.1 Evidenzbasierte Medizin (EBM) & Guidelines 59
2.2 Johnannes G. Schmidt – mögliche Fehlinterpretationen von Statistiken 68
2.3 Ronald Grossarth-Maticek – systemische Epidemiologie 73
2.4 Stephen Hawking, Leonard Mlodinow – Modellabhängiger Realismus 78

3. **Gibt es ordnende elektromagnetische Felder in Lebewesen?** 82
3.1 Wie Formen in der Biologie entstehen 83
3.2 Ilya Prigogine – das Wunder der dissipativen Strukturen 94
3.3 Herbert Fröhlich – elektromagnetische Kohärenz im Organismus 112
3.4 Fritz-Albert Popp – Biophotonen, das Licht in den Zellen 115
3.5 James L. Oschman, Changlin Zhang, Gunter M. Rothe – weitere physikalische Felder 138

4. **Quantenbiologie** ... 156
4.1 Quantenwunder ... 157
4.2 Thomas Görnitz – Quanteninformationstheorie und Bewusstsein ... 166
4.3 Anton Zeilinger – Information als fundamentaler Baustein des Universums ... 187
4.4 Alfred North Whitehead – die Grundlagen des Panpsychismus ... 187
4.5 Carl Gustav Jung und Wolfgang Pauli – ausgedehnte Entitäten in Psychologie und Physik ... 188
4.6 Roger Penrose – Quantentheorie und Geist ... 190
4.7 Ulrich Warnke – Brückenbauer für Mediziner ... 195
4.8 Gregory S. Engel – Photosynthese als Quantenphänomen ... 196
4.9 Jim Al-Khalili & Johnjoe McFadden, Fritz-Albert Popp – weitere Quanteneffekte bei Lebewesen ... 197
4.10 Peter Gariaev – Quanten-Hologramm ... 201
4.11 Mikro-Aku-Punkt-Systeme und Laser ... 205
4.12 Folgen für die Praxis – Beispiel Elektrosmog ... 210

5. **Weitere Theorien zu Lebewesen** ... 218
5.1 Rober B. Laughlin – Emergenz als Grundlage physikalischer Gesetze ... 219
5.2 Was ist real – Teilchen, Felder oder Strukturen? ... 226
5.3 Rupert Sheldrake – morphogenetische Felder ... 229
5.4 Skalarwellen – Realität oder Spekulation? ... 232
5.5 Topologie – mögliche Erklärung für Flussrichtungen in Meridianen?. ... 241

6. **Unterschiedliche Einschätzungen zum Körperwasser, Bindegewebe und zur Herd-Störfeldproblematik** ... 246
6.1 Wasser – Basis des Lebens ... 247
6.2 Bindegewebe – das dynamische System der Grundregulation ... 257
6.3 Herd und Störfeld ... 262

7. **Die Klinik – welche Philosophie beschreibt die Praxisbeobachtungen richtig?** **266**
7.1 Der Mensch als Maschine – Glaube oder Realität? **267**
7.2 Unerfüllte Heilsversprechen am Beispiel von Neurowissenschaft, Genetik und Krebs **269**
7.3 Kleinste Reize – Akupunktur, Homöopathie etc. **279**
7.4 Manipulation bei der schweizerischen PEK-Studie? ... **304**
7.5 Die Nichtbeachtung ganzheitlicher Verfahren am Beispiel von Kiefer-Gesichtsschmerzen **308**

8. **Historische Vergleiche – von der Idee der Einheitstheorie zur Komplementarität** **312**
8.1 Das Konzil von 869/870 und seine Folgen **314**
8.2 Von komplexen Zahlen zur Komplementarität **320**
8.3 Folgen von Dogmen **325**
8.4 Karl Popper und Falsifikation – Wann ist eine Theorie wissenschaftlich? **331**

9. **Bilanz und Schlussfolgerungen** **338**
9.1 Bilanz **339**
9.2 Das Ende der Aufklärung in der Medizin? **346**
9.3 Medizin NEU gedacht **351**

ANHANG
Sachregister **359**
Anmerkungen **362**
Biophotonenforschung **383**
Antwort der Ethikkommission **385**
Belastungsprotokoll einer Patientin **393**
Abbildungs- und Tabellennachweis **394**
Dank **398**
Biografie **399**

Krankheiten sind vollständig verstanden,
wenn alle geheilt werden können.
Bis dann müssen sämtliche Erfolg versprechende
Therapien berücksichtigt werden, auch
wenn wir ihre Wirkungsweise nicht verstehen.

Urs Weilenmann

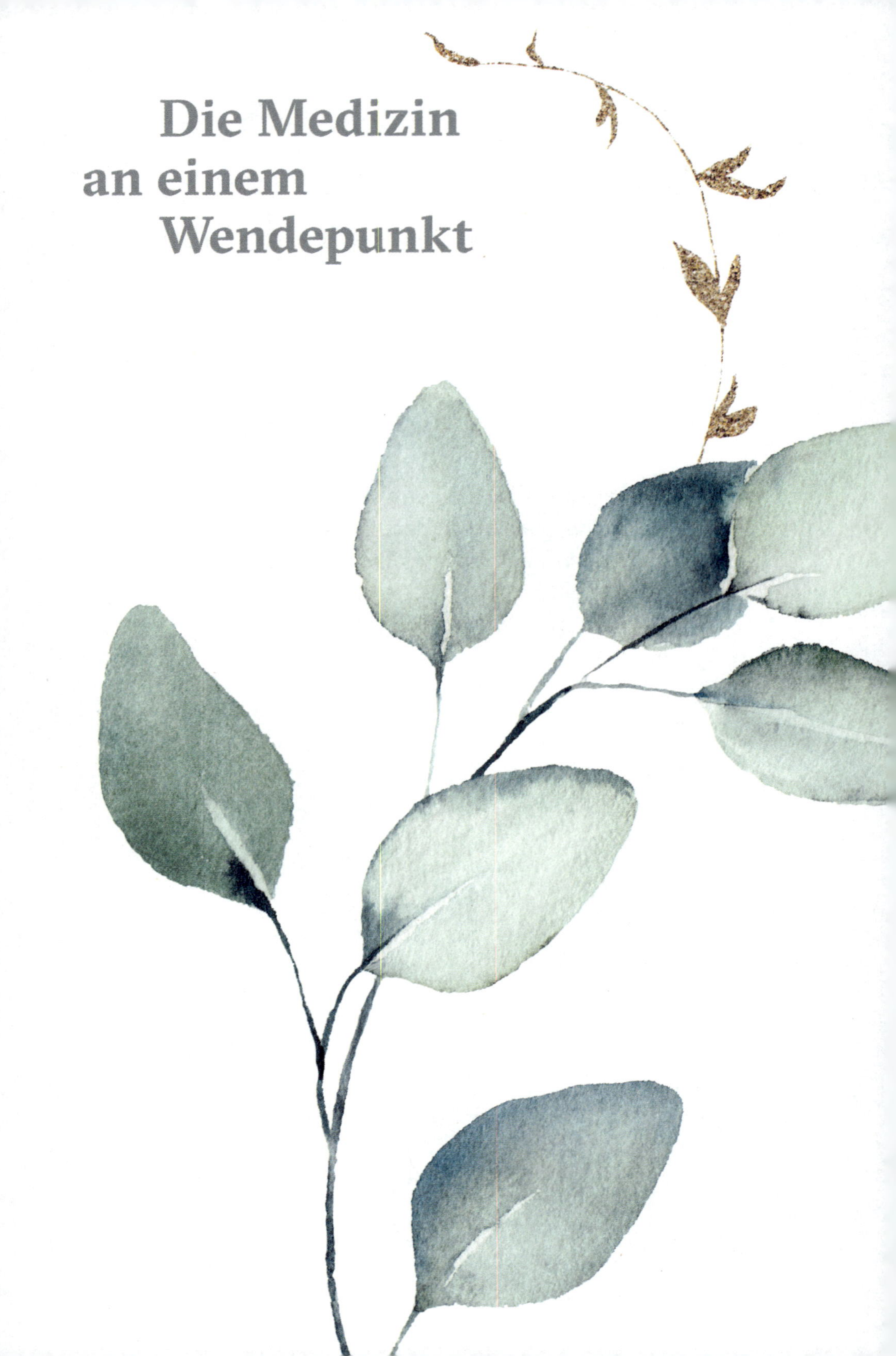
Die Medizin
an einem
Wendepunkt

Es gibt mittlerweile in der Schweiz gemäß der »UNION Schweizerischer Komplementärmedizinischer Ärzteorganisationen« über 1000 Privatpraktiker:innen, die neben ihrer konventionellen Ausbildung einen Fähigkeitsausweis in einem komplementärmedizinischen Gebiet erworben haben. Viele von ihnen haben eigene erfolgreiche Therapiekonzepte entwickelt, wie sie an Universitäten nicht gelehrt werden.

Mein Interesse an chronischen Krankheiten wurde geweckt, als ich 1989 Assistent an der damaligen zahnchirurgischen Poliklinik der Universität Zürich war. Die Therapien bei den dort behandelten Patient:innen mit chronischen Schmerzen, Schleimhauterkrankungen und Tumoren bestanden neben Chirurgie vor allem aus dem Verabreichen von Medikamenten wie starken Schmerzmitteln und Kortison mit ihren teilweise erheblichen Nebenwirkungen. Und das war unbefriedigend. Patient:innen wiesen mich schließlich darauf hin, dass gewisse Akupunkturärzte viel ursachengerechtere Therapien entwickelt hätten. Schon die ersten Ohrakupunkturkurse weckten mein wissenschaftliches Interesse an dieser verblüffenden Therapieform.

Das Arbeitsklima an der Klinik für Kieferchirurgie war zu jener Zeit sehr liberal in dem Sinne, dass man auch unkonventionelle Behandlungsmethoden akzeptierte, wenn alles gut dokumentiert wurde. Ich durfte daher mit einem taiwanesischen Kollegen erste Akupunkturversuche durchführen, und es war erstaunlich zu beobachten, dass man mit dem Setzen von Nadeln an den Extremitäten Kieferschmerzen beeinflussen konnte. Außerdem durfte ich mit einem Modulas-Softlaser eine kleine Studie durchführen. Es zeigte sich eine tendenziell bessere Heilung nach Weisheitszahnoperationen, wenn die Wunden mit Frequenzen gemäß Ohrakupunktur bestrahlt wurden.

Mein Interesse war schließlich so groß, dass ich mich an der komplementärmedizinischen Aeskulap Klinik in Brunnen, Kanton Schwyz, bewarb. Der Chefarzt, Dr. Marcel Brander, verfügte über ein sehr breites Wissen und versuchte, alles im gleichen Haus zu integrieren: von Allgemeinmedizin, Radiologie,

Pharmazie, Gynäkologie bis zu Homöopathie, Akupunktur, Bioresonanztherapie und anderen Disziplinen. Das war ein einzigartiges Experiment. Für ihn konnte man Komplementärmedizin nicht ohne Einbezug von Zahnärzt:innen betreiben, zu groß sind die energetischen und materiellen Wechselwirkungen zwischen all diesen Disziplinen. Bei den täglichen Ärzterapporten lernten wir, dass es nebst der Schulmedizin bei vielen Krankheiten weitere sinnvolle Behandlungsmethoden gibt, die aber ein erweitertes Verständnis von Naturwissenschaft erfordern.

Dieses Buch vermittelt eine Einführung in dieses erweiterte Verständnis von Wissenschaft in der Medizin. Es soll auch aufzeigen, warum komplementärmedizinische Therapien, trotz Publikationen und gut dokumentierten Erfolgen, vom medizinischen Establishment mit Begründungen abgelehnt werden, die an religiöse Glaubenssätze erinnern.

Gegen Ende meines Arbeitslebens wollte ich diese interessanten Heilerfolge der komplementärmedizinischen Praxis objektivieren und mit anderen Therapiekonzepten vergleichen. Es gelang mir, verschiedene Forscher:innen der ETH und der Universität Zürich mit erfahrenen Privatpraktiker:innen zusammenzubringen, um die Stiftung Biophysikalische Medizin zu gründen. Nach rund zweijähriger Planung hatten wir das Konzept für eine Beobachtungsstudie erarbeitet, das verschiedenste Aspekte der Schul- und Komplementärmedizin beinhaltete und eine Verbindung der beiden Wissenschaftstraditionen darstellte.

Seit 2014 müssen alle Studien am Menschen von einer Ethikkommission bewilligt werden – so schreibt es das Humanforschungsgesetz vor. Das hört sich vielleicht gut an, da gewisse Fehler früherer Studien vermieden werden können. Leider führt es aber auch zu einer Überregulation, die es Privatpraktiker:innen kaum mehr erlaubt, ihre Erkenntnisse studienmäßig zu erfassen. In unserem Fall mussten wir feststellen, dass die Mitglieder dieser Kommission zu vielen für uns relevanten Themen über fast kein Fachwissen verfügen. Wir bekamen auch den Eindruck, dass sie sich nicht für die Grundlagen, die wir in der Patienteninformation und in diesem Buch erwähnen, interessierten. Das Projekt wurde daher aus wissenschaftlichen, ethischen und juristischen Gründen abgelehnt, ohne dass vorher eine klärende Diskussion möglich war.

Besonders störend für uns Praktiker:innen ist, dass die Ethikkommission für die schwierige Frage nach den Ursachen von vielen chronischen Erkrankungen keine besseren Konzepte kennt als die, die wir mit unserer Beobachtungsstudie vergleichen wollten. Dies sollte uns alle nachdenklich stimmen, denn mit den Anforderungen, die solche Kommissionen heute an eine Studie stellen, kann man gewisse komplexe Fragen nicht erforschen.

Das Buch handelt daher von wissenschafts- und gesellschaftsphilosophischen Fragen. Wollen wir als potenzielle Patient:innen bei Bedarf nur mit einem Behandlungskonzept therapiert werden? Wollen wir alle Nebenwirkungen auf den Beipackzetteln von Medikamenten in Kauf nehmen, wenn es vielleicht Alternativen gibt? Auf diese Fragen gibt es keine einfache Antwort.

Mein Lehrer, Prof. Dr. med. dent. Felix Lutz von der Universität Zürich, der sich intensiv mit verschiedenen Studienkonzepten beschäftigt hatte, lehrte uns schon Ende der 1990er-Jahre, dass nach seiner Einschätzung die Schulmedizin auf ca. 25 % wissenschaftlicher Grundlagen beruht, die Komplementärmedizin auf etwa 40 %. Und er verkündete: »Sie sind uns 15 % voraus!« Er stand mit seiner Meinung allerdings ziemlich allein da.

Ein weiteres Schlüsselerlebnis, um komplementärmedizinische Phänomene akzeptieren zu können, war für mich die Bekanntschaft mit dem Chemiker und ETH-Professor Hans Primas. Ein Ausschnitt aus seinem Beitrag »Umdenken in der Naturwissenschaft«, erschienen in der »Vierteljahresschrift der Naturforschenden Gesellschaft in Zürich« soll zeigen, was damals schon eine Minderheit von Dozenten empfanden.

»Die partikulären Erfolge der heutigen Naturwissenschaften bekunden, dass die reduktionistisch-mechanistische Vorgehensweise heuristisch wertvoll ist und auch in einer zukünftigen Naturforschung eine wichtige Rolle spielen wird. Aber eine reduktionistische

Denkweise darf nicht mit der ›rechten Weise zu denken‹ identifiziert werden. So zeigen uns die besten heute verfügbaren fundamentalen Theorien der Materie, dass die materielle Welt eine Einheit ist, welche nicht aus Teilen besteht, sondern lediglich in einem sehr speziellen Kontext durch komplex wechselwirkende fiktive Teilsysteme beschrieben werden kann. Das heißt, die traditionelle, reduktionistisch verengte Denkweise in Physik, Chemie und Molekularbiologie ist zu überwinden. Wie das geschehen soll, ist eine Aufgabe, mit der sich die Denker unserer Zeit ernsthaft auseinandersetzen müssen.

Zweierlei scheint unausweichlich: Erstens wird eine zukünftige Naturforschung die Atomisierung globaler Zusammenhänge vermeiden, die ›Barbarei des Spezialistentums‹ überwinden und sich wieder mit der Natur als Ganzem beschäftigen müssen. Zweitens werden die grundlegenden physikalischen, chemischen und biologischen Resultate der heutigen reduktionistischen Naturwissenschaften ihre Richtigkeit behalten, aber auch in einen allgemeineren Zusammenhang gestellt sein, der ihre beschränkte Verbindlichkeit klarstellt.«[1]

Seit damals bin ich der Ansicht, dass wir auch in der Medizin an einem Wendepunkt stehen.

Es gibt überzeugende Argumente für eine Erweiterung der Standardtherapien in Richtung ganzheitlicher Betrachtung, obwohl die allgemeine Tendenz seit Jahren in eine andere Richtung zeigt. Ein Beispiel ist die starke Förderung der Molekularbiologie auf Kosten klinischer Fächer wie beispielsweise die Toxikologie.[2] Es soll mit diesem Buch daher auf Theorien und Tatsachen hingewiesen werden, die bei einem objektiven Wissenschaftsverständnis mitberücksichtigt werden müssten und die die These von Hans Primas stützen.

Das Kapitel 1 zeigt die Problematik von multifaktoriellen Ursachen für chronische Krankheiten anhand verschiedener Patientenfälle. Der Frage, wie Medizinforschung funktioniert, widmet sich Kapitel 2. In Kapitel 3 wird auf Theorien hingewiesen, die ordnende, schwingende Felder sowohl in chemischen Systemen wie auch in Lebewesen mitberücksichtigen. Diese sind Grundlagen einer neuen Wissenschaftstradition.

Seit einigen Jahren gibt es zunehmend Hinweise, dass Quantenphänomene auch bei Organismen wichtig sind, was in Kapitel 4 besprochen wird. In Kapitel 5 wird aufgezeigt, warum es vermutlich noch weitere Theorien braucht, um Leben und die Natur vollständig zu verstehen. Diese verschiedenen wissenschaftlichen Grundlagen führen zu unterschiedlichen Bewertungen der Physiologie, was in Kapitel 6 anhand des Beispiels von Wasser im Körper und Bindegewebe besprochen wird. Kapitel 7 widmet sich klinischen Beobachtungen und der Frage, ob man beim Nichtbeachten der erwähnten Theorien überhaupt noch von objektiver Wissenschaft in der Medizin sprechen darf oder ob man eher von einem Glaubenssystem ausgehen muss. In Kapitel 8 wird die Geschichte unseres westlichen Wissenschaftsverständnisses behandelt und diskutiert, wann eine Theorie überhaupt wissenschaftlich ist. Zum Schluss erfolgt in Kapitel 9 meine persönliche Bilanz, und ich frage mich, ob mit den heutigen staatlichen Reglementierungen das Ende der Ideale der Aufklärung in der Medizin erreicht ist.

Eine Leseempfehlung: Falls Ihnen die Kapitel 1 bis 6 zu theoretisch sind, können sie bei Kapitel 7 beginnen. Sie werden danach besser verstehen, warum ohne diese Theorien gewisse Krankheiten nicht geheilt werden können.

Ein neues Therapiekonzept für chronische Krankheiten

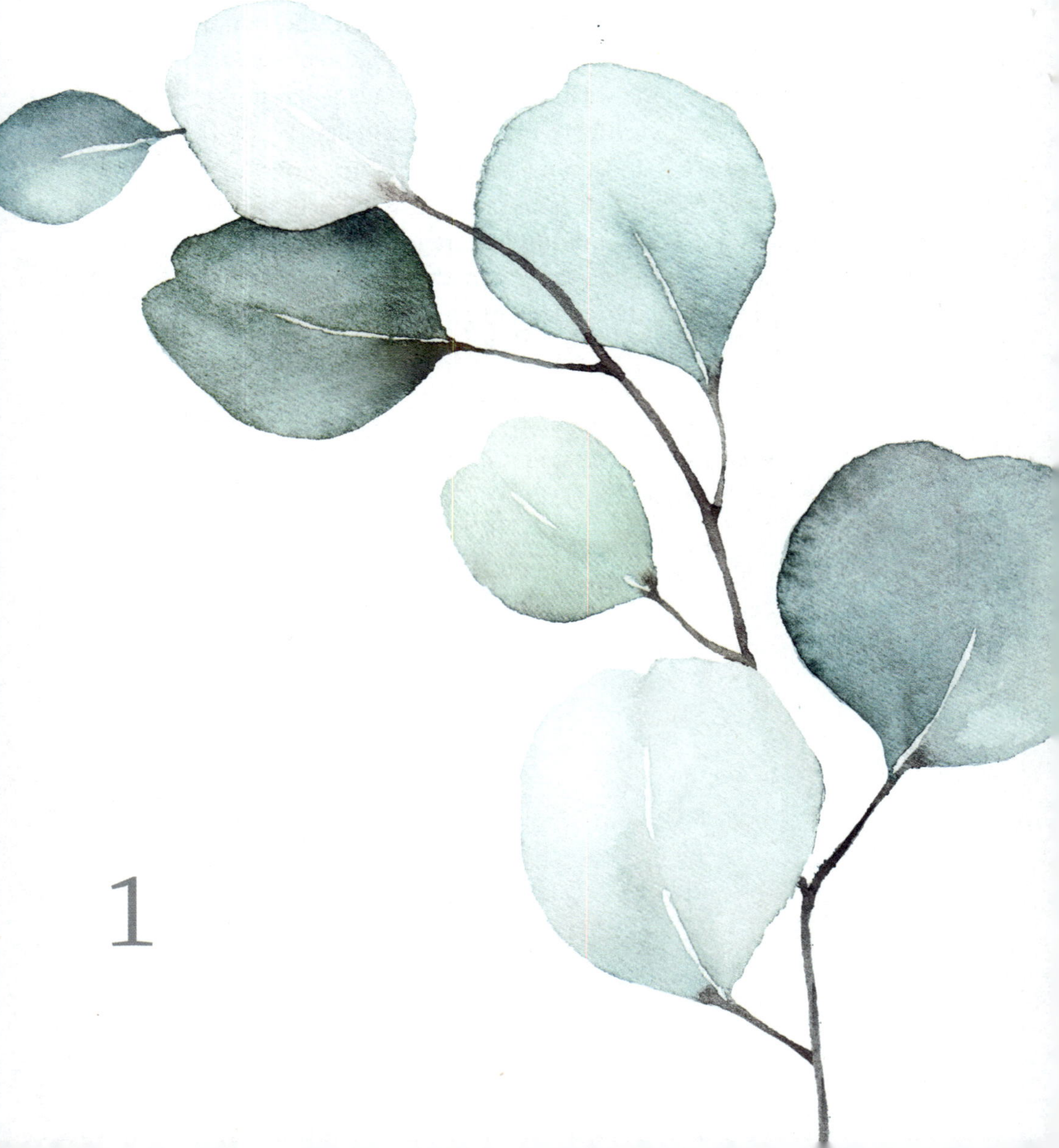

1

1.1 Warum ist ein neues Vorgehen nötig?

Als Praktiker beginne ich mit dem klinischen Fall einer 65-jährigen Patientin, um verschiedene Therapiekulturen zu veranschaulichen. Ihr wurden 2007 von ihrem Zahnarzt in dessen Praxis im linken Oberkiefer wegen Schmerzen zwei Zähne gezogen, was zu noch stärkeren Schmerzen führte. Es folgten verschiedenste Abklärungen, auch an der Schmerzsprechstunde der Universität Zürich, mit Gesprächstherapie und später Akupunktur. Ihr Zahnarzt führte einen Kieferaufbau mit Knochenersatzmaterial und einem Schleimhauttransplantat durch. Später durchtrennte er die Nervenenden. Alles ohne Erfolg! Die Computertomografie ergab schließlich den Verdacht auf eine Kieferhöhlenentzündung links.

2011 erfolgte an der damaligen kieferchirurgischen Poliklinik Zürich eine Endoskopie der Kieferhöhle mit Entfernung des Knochenersatzmaterials. Sechs Injektionen mit einem speziellen Lokalanästhetikum führten eher zu mehr Schmerzen. Daraufhin wurde sie vom damaligen Chef der Poliklinik an mich überwiesen.

Auf einer 10er-VASM-Skala (0 heißt keinerlei Beschwerden, 10 heißt, ich halte es nicht mehr aus) gab sie eine 8 an. VASM nenne ich ein von der VAS (Visuelle Analogskala) abgeleitetes Verfahren, um subjektive Befindlichkeiten festzuhalten. Dabei wird nur mündlich (M) nach einem Wert gefragt, im Gegensatz zur VAS, wo dieser aufgezeichnet wird. Allgemeinmedizinisch betrachtet, litt die Patientin an Depressionen und Hypercholesterinämie. An Medikamenten nahm sie Efexor (Antidepressivum), Pantozol (Säureproduktionshemmer), Simvastatin (Cholesterinsenker) und drei- bis viermal pro Tag Brufen (Schmerzmittel).

Im April 2012 fand sich mit dem kinesiologischen Muskeltest, einem bioenergetischen Verfahren, bei dem anhand von Muskelreaktionen Belastungen diagnostiziert werden können, eine multifaktorielle Belastung als mögliche Ursache für die Schmerzen. Es genügt dabei, das verdächtige Material auf den

Körper zu legen; tritt es in Resonanz mit dem elektromagnetischen Feld des Körpers, dann gibt es eine neuromuskuläre Reaktion; ein starker Muskel wird schwach. Im Einzelnen waren das folgende Stoffe:

- Zahnärztliche Materialien: Amalgam, Gold, Titan, Palladium, AH26/AHPlus (Wurzelfüllmaterialien auf Epoxidharzbasis)
- Weitere 34 belastende Substanzen konnte ich mithilfe des Testcomputers SkaSys finden, der gemäß Hersteller Informationswellen (Skalarwellen) produziert, die in Resonanz mit Organismen treten können. Dabei reichte das Spektrum von künstlichen chemischen Substanzen wie Pestiziden, Insektiziden, Lösungsmitteln, Pflanzenschutzmitteln, Abgasen, Reinigungsmitteln, Holzschutzmitteln, Metallverbindungen, und Waschmitteln bis zu Schimmelpilztoxinen, Sporen und weiteren natürlichen Krankheitserregern. Auf solche multifaktorielle Belastungen und ihre möglichen Auswirkungen auf chronische Entzündungen verweist Abbildung 1.

Außerdem gab es energetische Belastungen am linken künstlichen Knie und im zahnlosen Oberkiefer, die auf eine chronische Kieferknochenentzündung hinwiesen. Solche Belastungen, die man mit den üblichen Röntgen- und Laboruntersuchungen nicht diagnostizieren kann, werden in der Komplementärmedizin »Herde« und »Störfelder« genannt. Dabei geht man davon aus, dass ordnende elektromagnetische Felder existieren, die auch die biochemischen Reaktionen beeinflussen. Diese Felder werden durch solche Belastungen verändert und »gestört«, sodass an verschiedenen Stellen leichte Fehlfunktionen auftreten, die sich als Schmerzen oder andere Symptome zeigen.[1]

Meine Behandlung dieser Patientin bestand aus einer Kombinationstherapie von verschiedenen Techniken, mit der man die »störenden Elemente« zu entfernen versucht. Vereinfacht kann man sich vorstellen, dass jedes Teilchen eine Eigenschwin-

ABBILDUNG 1: Die Grafik zeigt drei mögliche Wege, wie es zu einer chronischen Entzündung kommen kann, sowie mögliche messbare Veränderungen (hellgrün). Verschiedene Belastungen können sich über Wochen bis Jahre langsam ansammeln und als Summe entweder direkt oder indirekt chronische Entzündungen auslösen, beispielsweise über Schädigungen der Mitochondrien (die »Kraftwerke« der Zellen). Diese Entzündungen können das Immunsystem schädigen, was wie bei einem »Teufelskreis« wieder das Entzündungsrisiko erhöhen kann.

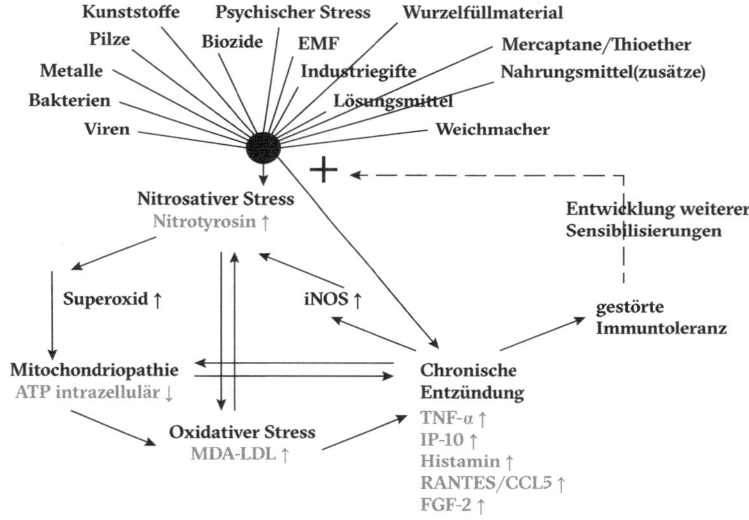

gung hat. Mit dem Testsystem SkaSys kann man die Frequenzen aller gefundenen Belastungen auf ein Trägermedium wie Wasser aufschwingen. Diese Informationen werden dann in einem Bioresonanzgerät geeignet verändert und dem Körper wieder zugeführt, sodass es wie eine »Heilschwingung« wirkt. Mit dem kinesiologischen Muskeltest oder der Pulsdiagnostik der Ohrakupunktur (Aurikulomedizin) kann dabei immer überprüft werden, ob das Schwingungssystem des Körpers in eine Resonanzwechselwirkung mit der angebotenen »Heilinformation« tritt. Oft wird in diesem Zusammenhang von »Ausleiten von Schadstoffen« gesprochen.

Bei der Patientin wurde die Bioresonanz-Ausleitung ergänzt mit Medikamenten, die auf biochemischer Ebene die natürliche Entgiftung unterstützen. Die individuelle Austestung ergab folgende Mittel: Glutathion, Chlorella, Q10, Bärlauch, Ginkgo biloba, ein Multivitaminpräparat, Pflanzenblüten und verschiedene homöopathische Mittel. Zusätzlich wurde mit weiteren Methoden versucht, blockierte Regulationsvorgänge wieder zu aktivieren. Das waren Softlasertherapie, Neuraltherapie, Ohr- und Schädelakupunktur, eine Elektrotherapie mit Scenar und Magnetfeldtherapie.

Nach 14 Therapiesitzungen in sechs Monaten war die Patientin das erste Mal seit fünf Jahren für einige Tage völlig schmerzfrei. Solche Ergebnisse sind für die Betroffenen immer ein Segen und geben Hoffnung, auch den Medikamentenkonsum minimieren zu können. So therapierten wir auch hier weiter, bis das Ergebnis stabil blieb. Seit 2013 ist sie mit durchschnittlich zwei Bioresonanz-Behandlungen pro Jahr praktisch beschwerdefrei (VASM 1, manchmal bei starkem Stress 2–3).

Dieses Beispiel zeigt exemplarisch zwei völlig verschiedene Behandlungskonzepte:

A: Schulmedizin
Man vermutete, dass die Schmerzen mit einer lokalen und unbekannten Nervenreizung zusammenhängen müssen, die nur mit Schmerzmitteln oder chirurgisch behandelt werden können. Die Diagnose »atypischer Gesichtsschmerz« ist rein beschreibend. Die Therapie mit Operationen und Medikamenten beruht auf einem klassischen biochemischen Medizinverständnis.

B: Komplementärmedizin
Hier geht man davon aus, dass die erwähnten körpereigenen elektromagnetischen Felder durch Schadstoffe und andere Stressfaktoren verändert werden. Die beeinflussenden Reize können dabei auch an einer anderen Körperstelle liegen. Das führt zu verschiedenen Diagnoseverfahren.

2009 wurden in der Fachzeitschrift der Schweizerischen Zahnärztegesellschaft (SSO) verschiedene Testmethoden zu den drei möglichen Körperreaktionen, den immunologischen, den toxischen und den störfeldbedingten bei zahnärztlichen Fremdstoffen, kritisch hinterfragt.

Bei den immunologischen Reaktionen, die primär nicht mengenabhängig sind, geht es vor allem um Allergien, die schulmedizinisch ausschließlich mit dem Epicutantest diagnostiziert werden. In der Komplementärmedizin werden auch der Lymphozytentransformationstest (LTT) und bioenergetische Verfahren empfohlen. Toxische Reaktionen sind meistens mengenabhängig und werden daher oft quantitativ erfasst, wie Mengenmessungen im Gewebe, im Blut, Urin, Speichel etc. Auch hier werden bioenergetische Verfahren empfohlen. Bei den Störfeldern kennt man nur bioenergetische Testungen oder indirekte Verfahren, wie wenn beispielsweise eine Narbe oder ein Zahnstörfeld mit Neuraltherapie behandelt wird und es als Folge zu einer Symptomlinderung an einer anderen Stelle des Körpers kommt.

Alle Methoden haben Vor- und Nachteile, wir kennen daher keine alles umfassende Testmethode. So wurde als Nachteil des Epicutantests, bei dem man kleine Mengen eines Materials oder einer Substanz auf die Haut aufbringt und deren Reaktion beobachtet, die mäßige Reproduzierbarkeit erwähnt. Man habe beispielsweise bei 74 Patienten mit gesicherter Nickelsensibilisierung nur bei 40 eine Hautreaktion festgestellt. Zudem wurde die Gefahr der Sensibilisierung durch den Test selbst erwähnt sowie hinterfragt, ob man von einem Testresultat auf der Haut einfach Rückschlüsse auf die Reaktion von Schleimhäuten ziehen kann, die wesentlich durchlässiger sind.

Beim LTT werden dem abgenommenen Blut Substanzen zugeführt und dann die Reaktion der Immunzellen beobachtet. Als Nachteil wurde angeführt, dass er nicht standardisiert sei und von verschiedenen Labors jeweils abweichend durchgeführt werde. Bei den Mengenmessungen könne man nie sicher sein, wie relevant die gefundenen Werte in der klinischen Praxis seien und ob Messungen an einer Körperstelle auch auf andere Stellen übertragen werden können. Bei den bioenergetischen Testungen, bei denen beispielsweise mit Pulstastung oder kinesiologischen Muskeltestungen physiologische Reaktionen festgehalten werden beim Auflegen eines Materials auf den Körper, die man mit Resonanzwechselwirkungen erklärt, gelte die subjektive Beurteilung und die Beeinflussbarkeit als Hauptnachteil.[2]

Für mich bleibt unverständlich, warum bis heute kein Institut mit einer großen Studie die klinische Relevanz dieser verschiedenen Verfahren miteinander verglichen hat, denn die Unterschiede sind groß. So wurde mit dem LTT in 6,5 % eine Quecksilberallergie gefunden.[3] In der Schulmedizin schätzte man um 1990 den Wert auf max. 0,1 %, während Komplementärmediziner:innen von bis zu 25 % Quecksilberbelastung in der Gesamtbevölkerung sprachen.

2012 fand eine österreichische Zahnärztin eine Übereinstimmung von 91,8 % zwischen einem kinesiologischen Test (Applied Kinesiology, AK) und speziellen Labortestmethoden wie LTT (und ähnlichen Bluttestungen) die Frage betreffend, ob ein Zahnfüllungsmaterial für ein Individuum geeignet sei. Bei bereits eingesetzten Materialien, wenn sich der Körper schon mit dem unverträglichen Stoff auseinandersetzen musste, betrug die Übereinstimmung immer noch 77,6 %. [→ Abbildung 2]

Bei einer Patientin hatte ich 1999 einmal widersprüchliche Ergebnisse beim Test auf Palladium als Stressfaktor in ihrer Brücke: Während der LTT keine Belastung zeigte, fand sich beim kinesiologischen Test eine Stressreaktion. Die Symptome besserten sich nach Entfernung der Brücke, was ich als Überlegenheit der bioenergetischen Testung interpretierte.

Zur generellen Situation von unerkannten Krankheitsursachen schrieb 2011 der renommierte Biochemiker Professor Gottfried Schatz (1936–2015): *»Die Medizin kämpft heute auch immer mehr gegen Krankheiten, die nicht durch äußere Bedrohungen, sondern durch Veränderungen unserer eigenen Körperzellen entstehen. Zu diesen Krankheiten zählen Arteriosklerose, Diabetes,*

ABBILDUNG 2: **In der Teilstudie 1 wurden bei 67 Patienten aufgrund ihres teilweise komplexen Beschwerdebildes bis 19 Materialien getestet. Dabei gab es zwischen dem »Applied Kinesiology Test« AK und geeigneten immunologischen Tests 77,6 % Übereinstimmung. Noch besser, bis 91,8 %, ist die Übereinstimmung bei noch nicht eingesetzten Materialien.**

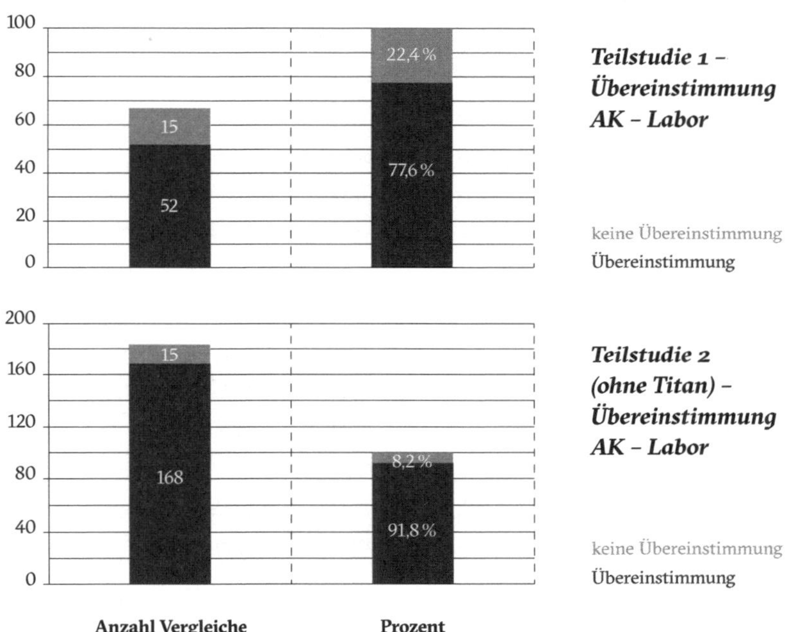

die meisten Formen von Krebs, Schizophrenie sowie entzündliche und degenerative Erkrankungen wie Nierenversagen und Arthrose. Wir können heute fast keine dieser gefürchteten Krankheiten wirksam verhindern oder heilen, denn wir wissen noch zu wenig darüber, wie sie entstehen. Dieser Wissensnotstand zwingt uns wiederum zu Scheinlösungen. Wenn unsere Ärzte heute am offenen Herz operieren, tief liegende Gehirntumore erfassen, künstliche Hüftgelenke einpflanzen oder ganze Organe von einem Menschen auf einen anderen übertragen, so vollbringen sie damit technische Glanzleistungen, auf die sie mit Recht stolz sein können. Dennoch bekämpfen diese Glanzleistungen lediglich Symptome, nicht aber die wirklichen

Krankheitsursachen, und können deshalb Arteriosklerose ebenso wenig wie Gehirntumore, Diabetes oder entzündliche Nierenversagen verhindern. Auch macht der enorme technische Aufwand diese Methoden meist viel zu teuer, um sie weltweit auf breiter Basis einsetzen zu können.«[4]

Wie die Odyssee der Schmerzpatientin und die Ausführungen von Gottfried Schatz zeigen, sollte das heutige schulmedizinische Konzept ergänzt werden.

1.2 Friedrich Cramer – die Komplexität des Lebens im Spiegel der Quanten- und Chaostheorie

Das 1989 erschienene Buch von Friedrich Cramer (1923–2003) »Chaos und Ordnung. Die komplexe Struktur des Lebendigen« war für mich eine Offenbarung. Da schrieb ein Chemiker, der als Direktor des Max-Planck-Instituts für experimentelle Medizin tätig war, dass man nicht alle Probleme mit den gleichen Theorien abhandeln könne. Das stand im krassen Gegensatz zu dem, was die Mehrheit unserer schulmedizinischen Dozenten lehrte. Basierend auf seiner eigenen Forschung forderte er, dass Probleme in Komplexitätsklassen eingeteilt werden sollten: *»Im Folgenden möchte ich zu zeigen versuchen, dass der Begriff ›Komplexität‹ bei der Beschreibung und zum Verständnis hochorganisierter Systeme nützlich und fruchtbar ist, wenn man Systeme nach ihrem Komplexitätsgrad einteilt. Der Komplexitätsgrad hat etwas mit seiner Beschreibbarkeit zu tun. Eine komplexe Werkzeugmaschine ist schwerer zu beschreiben als ein einfacher Hebel. Je mehr Parameter zur vollständigen Beschreibung eines Systems notwendig sind, umso komplexer wird es sein. Komplexität kann man definieren als den Logarithmus der Anzahl der Möglichkeiten, die ein System zu seiner Realisierung hat oder als den Logarithmus der Zahl der möglichen Zustände des Systems. […]*

Das System der Gene und deren Veränderung durch Mutation ist höchst komplex. Es umfasst die mutagenen Ereignisse an der Nukleinsäure, die Replikation, den Reparaturmechanismus an der DNA, die Proteinbiosynthese und die Auseinandersetzung des schließlich entstandenen Lebewesens mit der Ökologie seiner Umwelt: ein hochkomplexes System mit einer Unzahl von Realisierungsmöglichkeiten und Zuständen, in dem N (Zahl der möglichen unterscheidbaren Zustände) sehr groß ist. Wenn man jedoch die für die Evolution allein interessierende Frage beantworten will, ob das neu entstandene Lebewesen in einer bestimmten Umweltsituation überlebt oder untergeht, dann ist N=2, denn es handelt sich um eine einfache Alternative: Leben oder Untergang. Komplexität ist also ein relativer, operationeller Begriff, der im Zusammenhang des Systems und dessen Funktion gesehen werden muss. Durch Änderung der Fragestellung oder des Funktionszusammenhanges kann Komplexität reduziert werden, so etwa, wenn man statt nach den molekularen Ereignissen der Mutation nach dem Überleben der Mutante fragt.«[5]

Cramer schlug eine Einteilung in subkritische, kritische und fundamentalkritische Komplexitätsstufen vor, wobei die Übergänge fließend sind. Interessant ist, dass er diese Kategorien auch auf nicht naturwissenschaftliche Systeme wie Geschichte, Sprache, Philosophie, Ästhetik und Religion, also geisteswissenschaftliche Disziplinen, angewendet hat.[6]

So kann man in der Geschichtsforschung beispielsweise Hunderte von statistischen Zusammenhängen suchen, wie den Zusammenhang von sozialer Ungleichheit und Revolutionen, den Zusammenhang zwischen guter Ernährung und Lebenserwartung, zwischen Bildungsstand und Auswanderung etc. Ein Einzelphänomen hingegen, wie das Leben von Albert Einstein, wird man damit aber weder voraussagen noch reproduzieren können. Dazu ist die Beziehung der unzähligen beteiligten Faktoren viel zu groß, es entspricht der fundamentalkritischen Komplexität.

Cramers Buch ärgerte mich bei der ersten Lektüre, weil er Begriffe wie »Quantenphysik«, »Chaostheorie« oder »Gödel-

Theorem« verwendete, von denen ich in meiner »so guten« Ausbildung nie etwas gehört hatte. Andererseits weckte das Buch meine Neugier, denn Cramers Ideen lenkten mein Interesse darauf, die ungelösten Probleme der chronischen Erkrankungen aus verschiedensten Perspektiven zu beleuchten. Inzwischen bin ich überzeugt, dass es bei jeder medizinischen Fragestellung sinnvoll ist zu überlegen, in welchem Komplexitätsbereich man arbeitet.

Auf die bereits erwähnte Schmerzpatientin angewendet, bedeutet das, dass der Therapeut zuerst sein Konzept wählt:

Denkmodell »Subkritische Komplexität« (SK)
Die Patientin klagt über Schmerzen, man entfernt verdächtige Strukturen (Zahnextraktionen), gibt Schmerzmittel und durchtrennt den Nerv. Das entspricht dem mechanistischen Modell mit wenigen Möglichkeiten. N ist klein. In diesem Fall hatte das nicht funktioniert, und es war sinnvoll, ein komplexeres Verfahren zu versuchen.

Denkmodell »Kritische Komplexität« (KK)
Die mittels eines Resonanztestverfahrens gefundenen rund 40 Belastungen und deren mögliche Interaktionen sind kaum berechenbar. Wenn man nun annimmt, jede Belastung wirke oder wirke nicht, gibt das $N = 2^{40}$ Möglichkeiten, diese Wechselwirkungen zu beschreiben.

Denkmodell »Fundamentalkritische Komplexität« (FK)
Hier spielen bei Cramer neben Wechselwirkungen zwischen Makromolekülen auch Wechselwirkungen mit dem Zentralnervensystem und dem Bewusstsein mit. Diese können nicht mehr mit einem einfachen Ja-Nein-Schema beschrieben werden. Berücksichtigt man bei unserer Patientin auch die zusätzlichen psychischen Faktoren wie ihre Depression und die Ängste sowie mögliche Interaktionen mit den eingenommenen Medikamenten, muss man von einem Einzelfall sprechen, der nie mehr genau reproduziert werden kann.

Für Praktiker:innen ist es sinnvoll, bei Behandlungen zuerst mit dem Denkmodell der subkritischen Komplexität zu beginnen. Stellt sich der gewünschte Erfolg nicht ein, muss man hingegen die komplexeren Modelle berücksichtigen.

Das Entscheidende bei diesen Einteilungen ist, dass jeweils andere Gesetzmäßigkeiten beachtet werden müssen. Vereinfacht gilt, dass mit der klassischen Physik vor allem Phänomene der subkritischen Komplexität beschrieben werden können. Beim komplexen Zusammenspiel von unzähligen Teilchen genügt das nicht, und es sollten sowohl die Quanten- als auch die Chaostheorie berücksichtigt werden, die bis heute an den medizinischen Fakultäten allerdings kaum gelehrt werden.

Die klassische physikalische Theorie beruht auf der Annahme aus dem 17. Jahrhundert, dass die Wechselwirkungen von materiellen Teilchen praktisch vollständig bestimmt werden können. Daraus leitete man ab, dass man Systeme in die Zukunft und aus der Vergangenheit deterministisch berechnen könne, und folgerte, dass naturwissenschaftliche Versuche immer reproduziert werden können. In diesem Glauben werden Mediziner:innen bis heute ausgebildet.

Cramer schrieb hingegen, dass die newtonschen Gesetze nur für idealisierte, reibungsfreie, ungestörte Bewegungen gälte. Aber eine reibungsfreie Bewegung gebe es nicht. Außerdem nehme die newtonsche Mechanik einen Massepunkt an, um die auf ihn wirkenden Kräfte zu berechnen. Aber den nulldimensionalen Massepunkt gebe es laut Cramer auch nicht. Das hieße zwar nicht, dass die bisherigen Gesetze ungültig würden, aber sie würden nur in bestimmten Bereichen gelten.[7]

1896 konnte der französische Mathematiker Henri Poincaré (1854–1912) als Erster zeigen, dass schon die Wechselwirkung von drei Teilchen aufeinander über längere Zeit nicht berechenbar ist. Die ab den 1960er-Jahren vom amerikanischen Mathematiker und Meteorologen Edward N. Lorenz (1917–2008) begründete Chaostheorie ist eine Weiterentwicklung dieser Idee, die definitiv den Glauben an die vollständige Berechenbarkeit in der makroskopischen Welt zerstörte.

Auf der anderen Seite zeigte ab 1900 die Entwicklung der Quantenphysik, dass die vollständige Berechenbarkeit von Einzelteilchen auch in Mikrosystemen eine Illusion ist. Max Planck (1858–1947) erkannte, dass die Erwärmung eines schwarzen Körpers gemäß klassischer Gesetze nicht genau verstanden werden kann; die Farbe der Wärmeabstrahlung stimmte nicht mit den Voraussagen der Thermodynamik überein. Er begründete daraufhin eine Theorie, gemäß der die Wärmeabstrahlung nicht kontinuierlich sei, sondern in kleinen Einheiten, die er als Quanten bezeichnete, abgegeben werde. Da diese völlig andere Eigenschaften haben als klassische Teilchen, führte das zu einer neuen Betrachtung der Materie, um deren Bedeutung heute noch gerungen wird.

Bei der fundamentalkritischen Komplexität gibt es keine vereinfachenden Theorien mehr, sondern nur den Einzelfall. Doch wie glaubhaft ist das? Der österreichische Mathematiker Kurt Gödel (1906–1978) gilt als der bedeutendste Logiker des letzten Jahrhunderts.[8] 1931 veröffentlichte er seinen berühmten Unvollständigkeitssatz, der in etwa besagt: Eine mathematische Theorie, die die Arithmetik mit einbezieht und die widerspruchsfrei ist, kann nicht alle in ihr wahren Aussagen beweisen. Daraus folgt, dass die großen mathematischen Theorien nicht in der Lage sind, ihre eigene Widerspruchsfreiheit zu beweisen. Damit stellte er das damals herrschende mathematische Weltbild völlig auf den Kopf.

Friedrich Cramer folgerte: *»Gödels Entdeckung bedeutet die Unmöglichkeit von prinzipiellen Lösungen, den Abschied vom Prinzipiellen. Das menschliche Denken und das menschliche Sein sind auf sich selbst verwiesen, auf sich selbst rückgekoppelt. Damit ist der Mensch unfähig, seine Grenzen zu überschreiten, zu transzendieren. Bedeutet das Resignation? Ich glaube nicht, dass solche Erkenntnisse zu Resignation führen können, wohl aber zu Skepsis gegenüber voreiligen Schlüssen und Handlungen.«*[9]

Übertragen auf die Medizin bedeutet das, dass es bei gewissen Krankheiten nur den nicht vereinfachbaren Einzelfall gibt.

In den Augen des Physik-Nobelpreisträgers von 2020, Roger Penrose (*1931,) ist Gödels Unentscheidbarkeitssatz [gemäß Penrose] der vermutlich grundlegendste mathematische Satz, der je formuliert wurde. Für ihn ist er die Prämisse für seine Behauptung, dass am menschlichen Denken mehr dran sei, als ein Computer je erreichen könne.[10] Das widerspricht dem heute weit verbreiteten Glauben an die Allmacht der künstlichen Intelligenz. Penrose gab weiter zu bedenken, dass in der Mathematik unsere Denkvorgänge die reinste Form der Logik annehmen würden. Wenn Denken nur das einfache Anwenden von Rechenregeln sei, sollte man das an unserem mathematischen Denken erkennen können: *»Aber bemerkenswerterweise stellt sich gerade das Umgekehrte heraus. Ausgerechnet in der Mathematik nämlich finden wir die deutlichsten Hinweise darauf, dass es in unserem bewussten Denken etwas geben muss, das sich der Berechnung entzieht. Das scheint ein Widerspruch zu sein.«*[11]

Verstehen sei daher etwas, was nicht spezifisch für die Mathematik sei. Menschen würden die Fähigkeit zum generellen Verstehen entwickeln, und dies könne keine berechenbare Fähigkeit sein, weil mathematisches Verständnis nicht berechenbar sei. Und weiter schrieb er, dass diese Tatsachen darauf hinwiesen, dass Nichtberechenbarkeit ein Merkmal aller Bewusstseinsformen sei.[12]

TABELLE 1 (S. 30f.): Zusammenfassung der Ideen von Friedrich Cramer, Systeme unter dem Gesichtspunkt der Komplexität zu verstehen,[13] und meine Folgerungen für die Medizin. Bei der subkritischen Komplexität ist die Zahl der zu berücksichtigenden Faktoren sehr klein, wie bei einer Doppelblindstudie, bei der fundamentalen Komplexität kann diese Zahl beliebig groß werden. Es ist ein Denkmodell mit fließenden Übergängen.

Komplexitätsgrad	***Subkritische Komplexität (SK)***	***Kritische Komplexität (KK)***	***Fundamentalkrit. Komplexität (FK)***
	Systeme, in denen eine große Vielfalt an Parametern herrschen kann, die aber so vereinfachbar sind, dass sie mit einfachen physikalischen Gesetzen berechnet werden können.	Systeme, in denen so komplexe Wechselwirkungen von unzähligen Teilchen wirken, dass sie praktisch nicht mehr berechnet werden können. Prognosen sind nur noch Wahrscheinlichkeiten.	Systeme, die zu chaotischem Verhalten der Teilchen führen. Prognosen sind kaum machbar. Es gibt nur den nicht reproduzierbaren Einzelfall.
Mathematik	Newtonsche, klassische, berechenbare Gesetze, gute Prognosen möglich	Quantenmechanisch, es gibt nur Wahrscheinlichkeiten. Prognosen möglich, aber praktisch oft nicht erreichbar	Gödelscher Unvollständigkeitssatz. Es gibt nur den Einzelfall
Biochemie	Eher Wechselwirkung kleiner Moleküle	Eher Wechselwirkung von Makromolekülen	Eher Wechselwirkungen von Molekülen mit ZNS und Psyche
Beispiele aus der Physik			
→ Schwingungen	Harmonischer Oszillator, monochromatische Schwingungen	Interferenzen, Modulationen	Nicht auflösbare Schwingungsbänder
→ Physikalische Chemie	System nahe am Gleichgewicht	System weit weg vom Gleichgewicht, dissipative Strukturen	Determiniertes Chaos

Medizin

→ Krankheiten	Klar definierte Ursachen wie Frakturen, Karies, spezifische Entzündungen, Verbrennungen etc. Generell eher akute Erkrankungen	Oft Symptomkomplexe mit unklaren Ursachen wie Fibromyalgie, Chronic Sensitivity Syndrome etc. Generell eher chronische Erkrankungen	Einzelfälle
→ Diagnostik	Vorwiegend auf dem Teilchenaspekt der Materie basierend. Laborwerte, Veränderungen im Röntgenbild etc.	Miteinbezug des Wellencharakters der Materie. Energetische und informative Diagnostiken.	(Wie KK)
→ Denkmodell	Klassische Biochemie	Zusätzlich Resonanz-Wechselwirkungen mitberücksichtigen, störfeldbasierte Medizin	(Wie KK); zusätzlich vermehrt Berücksichtigung der eher spekulativen Feldtheorien [→ Kap. 5]
→ Therapie	Eher lokale Beeinflussung von Molekülen und Rezeptoren durch Medikamente	Eher systemisch durch Reaktivierung von »gestörten« Regelvorgängen, Störfeldsanierung, Energie- und Informationstherapien, Aufbau von Ordnung, Verminderung der Entropie	(Wie KK)

TABELLE 2: Hier sind die wesentlichen Eigenschaften der drei großen naturwissenschaftlichen Theorien zusammengefasst. Man darf sie in der Praxis nicht isoliert betrachten, denn sie durchdringen und beeinflussen sich gegenseitig ständig. In jedem System finden sich Eigenschaften der jeweils anderen.

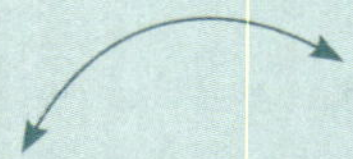

Klassische Physik

- **Deterministisch, berechenbar in Zukunft und Vergangenheit**
- Entspricht der Alltagslogik
- Kausalitätsprinzip; es gilt das Ursache-Wirkungsprinzip wie im Alltag.
- Reproduzierbar
- Teilchen sind als Materie definiert.
- Physik von einzelnen Objekten mit bestimmbarem Massepunkt, auf die Kräfte einwirken

Quantenphysik

- **Deterministisch, solange das System ungestört ist. Sobald eine Messung durchgeführt wird, gelten nur noch Wahrscheinlichkeiten.**
- »Unlogisch« in unserem Alltagsverständnis
- Unbestimmtheit im Mikrosystem
- Verschiedenste, schwer nachvollziehbare Phänomene, wie z.B. die Verschränkung über große Distanzen
- Eigenschaft der Materie unklar. Sie hat einen Wellen- und Teilchenaspekt, je nach Art der Messung.
- Physik von Beziehungen, was zu einer reichhaltigeren Beschreibung von Wechselwirkungen zwischen Teilchen führt

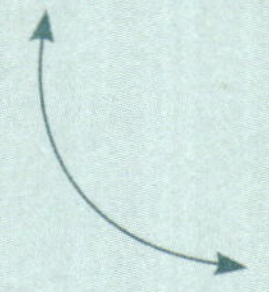

Chaostheorie

- **Unberechenbar trotz deterministischer Ausgangslage. Mikroskopische Schwankungen von Teilchen können sich verstärken und zu neuen Ordnungszuständen der Materie führen.**
- Unbestimmtheit im Makrosystem; es gibt nicht reproduzierbare Ereignisse.
- Strukturen zeigen mathematisch fraktal gebrochene Dimensionen.
- Beschreibt viele natürliche Strukturen am besten.
- Manchmal hochsensibel auf Änderungen der Anfangsbedingungen, während gleichzeitig Ordnungsstrukturen entstehen können.

Ein großes Problem in der heutigen Medizin ist, dass nur das als »wissenschaftlich« anerkannt wird, was den klassischen Rechenregeln des subkritischen Denkmodells, also lineare Ursache und Wirkung, entspricht. Diese beschreiben jedoch nicht die vollständige Realität. Für Patient:innen, deren Pathologien in eine hohe Komplexitätsklasse fallen, die ein nicht reproduzierbares Einzelphänomen darstellen, war und ist das ein Riesenproblem. Ihre Krankheiten, ihre Symptome werden in den großen Studien nicht als einander kausal bedingend erkannt, fallen durchs Raster, und darum werden ihre Beschwerden von der Schulmedizin oft nicht richtig gedeutet. Es gibt demzufolge auch kaum ursachenorientierte Therapien.

Ein gutes Beispiel ist Amalgam, das verschiedene potenziell toxische Metalle freisetzt, das über Beeinträchtigung des Bindegewebes und der Mitochondrien sowie Wechselwirkungen mit anderen Stoffen bei jeder unklaren Pathologie, bei somatischen und psychischen Leiden, eine Rolle spielen kann.[14] Da es aber keine statistisch signifikanten Zusammenhänge zu genau definierten Erkrankungen gibt, existiert das Problem in der Schulmedizin bis heute nicht. Zusätzlich kommt dazu, dass es aus meiner Sicht auch keine gute schulmedizinische Diagnostik zu dieser Problematik gibt.[15] Wir hatten solchen Patient:innen vor mehr als 30 Jahren am damaligen zahnärztlichen Institut der Universität Zürich also folgerichtig versichert, ihre Beschwerden könnten nach wissenschaftlichen Beweisen nicht mit Amalgam zusammenhängen, und sprachen intern von »supranasal verwirrten Personen«. Heute ist das Problem wegen der vielen neuen potenziellen Toxine mit ihren nicht linearen Wechselwirkungen noch komplexer.

Tabelle 1 und 2 [→ S. 30ff.] stellen die geschilderte Problematik zusammen und sollen als Orientierungshilfen für die später besprochenen Theorien dienen.

ABBILDUNG 3: Bezüglich *neuer Belastungen* ist es eindrücklich, sich die Menge der registrierten chemischen Substanzen zu vergegenwärtigen. Gemäß des »Chemical Abstracts Service« waren das:

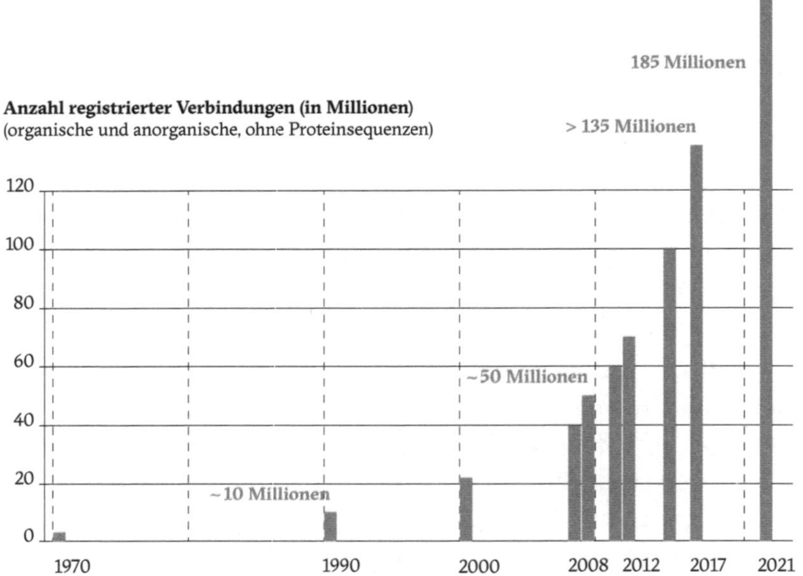

1.3 Umweltbelastungen

Lebewesen wurden schon immer von Viren, Bakterien, Parasiten, Pilzen, natürlichen Toxinen und Strahlen beeinflusst. Leben heißt u.a., auf diese Reize (mit Selbstschutz) adäquat reagieren zu können. Neu ist, dass die Anzahl der chemischen Substanzen [→ Abbildung 3] und der technischen elektromagnetischen Wellen jährlich stark zunimmt. Über mögliche Interaktionen gibt es nur wenige Studien.

Während bei der Zulassung von neuen Medikamenten strenge Bedingungen erfüllt werden müssen, gilt das für die technisch erzeugten Veränderungen unserer Umwelt nicht. Das ist erstaunlich, sind doch hiervon viel mehr Menschen, auch solche mit allen möglichen Vorerkrankungen, betroffen. International gibt es keine Einigkeit, wie man die potenzielle Schädlichkeit erfassen will. Wenn man sich die Zunahme der registrierten chemischen Verbindungen vor Augen hält und sich vorstellt, wie wir mit diesen in Kontakt kommen könnten, wird die Aufgabe unbewältigbar. Auch hier könnte man die Komplexitätseinteilung nach Cramer anwenden. Will man beispielsweise mit Tierversuchen die Schädlichkeit eines Pflanzenschutzmittels feststellen, so gibt das oft widersprüchliche Resultate. Eigentlich müsste man die Grundbelastung der Tiere durch ähnlich wirkende Stoffe mitberücksichtigen.

Genau genommen weiß heute niemand, wie man mit diesen Daten sinnvoll umgehen kann. Auch toxikologisch ist ungeklärt, wie man eine Belastung feststellen kann. Genügen Versuche an Zellkulturen, um Grenzwerte zu definieren? Wie muss man Messungen am Patienten durchführen? Blut-, Urin- oder Haaranalysen? Epicutan- oder Lymphozytentransformationstests (LTT) zwecks Allergieabklärungen? Oder braucht es Biopsien? Was ist mit all den komplementären Testmethoden, den Störfeldabklärungen, die mehr individuelle dynamische Reaktionen auf eine Stressbelastung zeigen als eine quantitative Erfassung eines bestimmten Gewebes? Wie reproduzierbar müssen die Resultate sein? Und ist es denkbar, dass bei nicht reproduzierbaren Resultaten unbekannte Einflüsse eine Rolle spielen? Kann es sein, dass durch einen Epicutantest sogar erst eine Allergie ausgelöst wird? Lassen sich physische und psychische Parameter aufsummieren?[16]

Aus Sicht des Chemikers schrieb Prof. em. Konrad Hungerbühler (*1952) von der ETH Zürich 2014 zu ähnlichen Patientenbeispielen wie der erwähnten Schmerzpatientin in der Jubiläumsschrift der SGZM (Schweizerische Gesellschaft für Ganzheitliche ZahnMedizin): *»Da leiden Menschen an Schmerzen. Die dahinterliegenden Kausalitäten sind zu vielgestaltig und zu schwach, um die hier aufgezeigten Schmerzbilder in eindeutiger Weise auf einzelne Ursachen zurückführen zu können. Ursache ist vielmehr ein komplexes Wechselspiel zwischen persönlicher Disposition, oft psychischer Belastungssituation und einer komplexen Vielzahl* *von – im Einzelnen schwachen, aber in ihrer Summe bedeutungsvollen – chemischen Stressoren. Allein die kaum überschaubare Vielzahl von Spurenchemikalien in unserem Alltagsleben ist bezüglich Mischtoxizität wissenschaftlich äußerst schwierig symptomatisch zu ergründen. Diese ist bis heute in ihrer Vielfalt streng wissenschaftlich nicht untersucht. Auch die beträchtlichen wissenschaftlichen Neuerkenntnisse in der System- und Molekularbiologie haben in dieser Frage nach der individuellen Wirkung von komplexen, niedrig dosierten Chemikalienmischungen bisher kaum schlüssige Erkenntnisse gebracht. In Anbetracht dieser schwierigen Lage der klassischen Wissenschaft scheint mir der ganzheitliche Behandlungsansatz im Kontext einer rein klinischen Herangehensweise vielversprechend: Konzentration auf Stoffgruppen anstelle von Einzelstoffen, Einbezug von qualitativen Nachweismethoden und konsequente Ausrichtung auf das Hauptproblem – die Schmerzminderung – als zentrales Erfolgsmaß bei der Beurteilung der Wirksamkeit von Entgiftungsmethoden. Diese induktive Methodik der Problemlösung erlaubt – selbst bei Einbettung in ein ganzheitliches Medizinverständnis – den letztlichen Erfolg nicht in jedem Fall zu garantieren.*

Umso mehr freue ich mich über die eindrückliche Zahl und nicht minder über das eindrücklich breite Spektrum von erfolgreichen Behandlungen, die in der vorliegenden Monografie zusammengeführt werden konnten. Dies ist zweifellos ein ermutigendes Ergebnis für eine Ärztegesellschaft, die sich wohl auch weiterhin jenseits vom großen Glanz der Wissenschaft auf ihre, für den klassischen Schulbetrieb unkonventionelle, Art zum Wohl ihrer Patienten einsetzt.«[17]

1.4 Beispiele aus der eigenen Praxis

Vor über 20 Jahren konnte ich in der »Schweizerischen Monatsschrift für Zahnmedizin« einen außergewöhnlichen Fall einer Schmerzpatientin veröffentlichen. Diese Patientin bekam im Oberkiefer links von einem bekannten Zürcher Zahnarzt zwei Kronen. Zwei Monate später musste der eine Zahn wurzelbehandelt werden, daraufhin war die Patientin beschwerdefrei. Ein halbes Jahr später hatte sie ein leichtes Schwellungsgefühl, das sich während der nächsten 16 Monate zu starken, trigeminusähnlichen Schmerzen entwickelte, sodass sie teilweise arbeitsunfähig war. Der überweisende Kollege wusste nicht, ob er die Zähne extrahieren oder eine weitere Wurzelbehandlung durchführen sollte. Schulmedizinisch fand sich auch mit Röntgenbildern kein Hinweis auf ein Problem.

Mit Kinesiologie diagnostizierte ich, dass das Wurzelfüllmaterial – ein Epoxidharz, das Formaldehyd abgeben kann – eine Ursache sein könnte und behandelte mit Bioresonanz. Das führte zum ersten schmerzfreien Tag seit Monaten. Das problematische Material wurde daraufhin entfernt und mit einem anderen, das im bioenergetischen Test für unproblematisch befunden wurde, ersetzt. Dank einiger komplementärer Zusatzbehandlungen wurde der Fall ursächlich gelöst. Völlig überraschend war die Erkenntnis, dass ganz geringe Reize auch erst nach Monaten zu ernsthaften Komplikationen führen können – ein Charakteristikum von Störfeldern.[18]

Einige Monate später besuchte ich einen Kurs der Universität Zürich zum Thema Gesichtsschmerzen. Dort wurden von Spezialisten Fälle vorgestellt, die genauso begonnen hatten wie das geschilderte Beispiel. Die Therapie bestand oft aus der Verabreichung von starken Medikamenten, Psychotherapien, aus weiteren Wurzelbehandlungen und, da die Schmerzen oft trotzdem zunahmen, aus Extraktionen, die auch nicht die erhoffte Linderung brachten. Auf meine Frage, ob man an eine mögliche toxische Wirkung des Wurzelfüllmaterials gedacht hatte, erntete ich nur Unverständnis.

Selber musste ich kurz darauf ein Gutachten für eine Versicherung zu einem tragischen Fall verfassen. Ein Mann aus dem Showbusiness wollte 1995 aus ästhetischen Gründen seine Amalgamfüllungen auswechseln lassen. Er reagierte auf die Behandlungen mit zunehmenden Missempfindungen, Schmerzen, Schlaflosigkeit, Gewichtsabnahme und psychischen Symptomen. Es folgten zahlreiche Abklärungen bei verschiedenen Zahnärzten und Kieferchirurgen, am Kantonsspital Aarau, der Rehaklinik Rheinfelden und der Kieferchirurgie der Universität Zürich – niemand konnte ihm helfen. Aus Mangel an Alternativen machte man verschiedene Wurzelbehandlungen und extrahierte Zähne.

Im April 1998 diagnostizierte ein Spezialist für Aurikulomedizin in Zürich: starkes Amalgam- und Palladiumstörfeld sowie Unverträglichkeit des Wurzelfüllmaterials. Auf die anschließende komplementäre Therapie hatte der Patient das erste Mal positiv reagiert und gemäß seiner Aussage habe diese ihm den Weg in die Psychiatrie erspart. Drei Monate später trat er in die Aeskulap Klinik in Brunnen ein, um seine Gesamtsituation zu stabilisieren.

1999 war er immer noch arbeitsunfähig, zahnlos und hatte lediglich eine Oberkieferprothese, da er auf alle Kunststoffe mit Allergien und starken Missempfindungen reagiert hatte. Schulmedizinisch ein unerklärlicher Fall, komplementärmedizinisch eine eindeutige Folge von Nichtbeachtung toxikologischer Ursachen und Störfelder mit ihren individuellen Auswirkungen.

Ein weiterer Fall soll hier noch erwähnt werden, der nur dank individueller komplementärmedizinischer Testung gelöst werden konnte. Ein Zahnarztkollege überwies mir eine damals 16-jährige Bekannte, die äußerst starke Schmerzen, VAS 9–10, in der Region des Kiefergelenks hatte. Ihre schwierige Situation wird in einem Bericht der neurologischen Klinik des Universitätsspitals Zürich 2009 beschrieben: *»Seit Oktober 2008, gleichzeitig mit der Entfernung einer Zahnspange, relativ rasch einsetzender, seither permanent vorhandener holokranieller, bifrontal betonter Kopfschmerz von hämmernd-pulsierendem Charakter und hoher Intensität (VAS 9–10). Im Verlauf haben diese Kopfschmerzen tendenziell zugenommen. Die bisherige Therapie bestand aus NSAR, Dafalgan, Aspirin und blieb bisher ohne günstige Auswirkung auf die Kopfschmerzen. Eine begleitende Foto- oder Phonophobie (bzw.) Nausea wird verneint. Durch die Kopfschmerzen ist die Konzentra-*

tion eingeschränkt, in der Schule nimmt der Kopfschmerz weiter zu (von VAS 9 auf VAS 10 von 10). Seit Februar 2009 ist eine Teilnahme am Schulunterricht nur noch teilweise möglich, zwischen Februar und April 2009 war diese auf circa 3 h pro Woche beschränkt. Eine fachärztliche neurologische Abklärung ergab im Januar 2009 einen unauffälligen neurologischen Status; ein MRI (Magnet Resonanz Imaging) des Neurocraniums inkl. MRA und MR-Venogramm im März 2009 ergab einen Normalbefund. Eine Lumbalpunktion ergab eine Zellzahl/Mikroliter von 0, ein normales Protein, negative OKB (oligoklonale Banden).

Es wird eine antidepressive Therapie in Erwägung gezogen. Zwischenzeitlich erfolgte eine Behandlung mittels Bioresonanz und Akupunktur mit jeweils vorübergehender Besserung. Die Patientin besucht die Schule momentan ca. 3 h pro Tag. Familienanamnese ergab eine HPV (Humane Papillomviren)-Impfung gegen Gebärmutterhalskarzinom im Oktober 2008, eine Appendektomie mit 4 Jahren und ein leichtes Anstrengungsasthma. Die Stimmung wird als fröhlich beschrieben. [...] Als wahrscheinlichste Diagnose wird chronischer Kopfschmerz vom Spannungstyp diagnostiziert. Der Therapievorschlag war schmerzdistanzierende Therapie, z.B. mit Duloxetin maximal 10 Tage pro Monat, sowie gegebenenfalls eine Verhaltenstherapie.«

Die Frage des überweisenden Kollegen war, ob die kieferorthopädischen Behandlungen die Ursache der Schmerzen seien, wie der Akupunkteur vermutete. Ich stellte mit meinen Techniken fest, dass die Hilfsstoffe der HPV-Impfung vermutlich der Grund für die Schmerzen seien und behandelte sie mit einer Kombination aus Bioresonanz-Therapie, Homöopathie, Bachblüten, Neuraltherapie und Scenar (Elektrotherapie). Nach zweieinhalb Monaten war der Albtraum vorbei. Obwohl auch dieser Fall publiziert wurde, wird die Problematik der individuellen Reaktion bei geringen Intoxikationen durch Impfungen nicht ernst genommen, da die großen Studien keine signifikanten Zusammenhänge zeigen. Erfahrungsgemäß sind es oft die verschiedenen Zusatzstoffe, die zu diesen teilweise schweren Symptomen führen können.[19] Das ist keine generelle Kritik am Prinzip von Impfungen, sondern ein Beispiel, dass gewisse Therapien im Einzelfall zu unvorhersehbaren Nebenwirkungen führen können. Doch obwohl dieser Bericht von einem Gutachter der Universität Zürich geprüft wurde, interessierte sich fast niemand für solche Einzelfälle, was ursachengerechte Therapien im großen Rahmen bei solchen Fällen verunmöglicht.

Seit Jahrzehnten werden in Fachzeitschriften wie beispielsweise »Akupunktur & Aurikulomedizin« (früher: »Der Akupunkturarzt/Aurikulotherapeut«) ähnliche erfolgreiche Störfeldbehandlungen publiziert. Doch auch diese Berichte werden von den Universitäten kaum wahrgenommen.

Im Magazin »umwelt · medizin · gesellschaft«, dem Vereinsorgan von sieben an Toxikologie interessierten Ärztegesellschaften (»Deutscher Berufsverband Klinischer Umweltmediziner e.V.«, »Deutsche Gesellschaft für Umwelt-ZahnMedizin e.V.«, »European Academy for Environmental Medicine« u.a.), konnte ich 2020 alle 40 Fälle publizieren, die ich 2013–2018 umfassend getestet und therapiert hatte. Der Titel »Der Einfluss von Umwelttoxinen und zahnärztlichen Materialien bei chronischen Erkrankungen« weist auf die Multikausalität hin. Das Therapiekonzept entsprach dem erwähnten Einzelfall aus Kapitel 1.1.

Durchschnittlich fanden sich rund 25 Belastungen bzw. Störfelder pro Patient:in. Das waren 226 Metalle, 661 chemische Verbindungen (darunter 208 Wirkstoffe von Pflanzenschutzmitteln), 104 biologische Belastungen und externe elektromagnetische Felder. Dazu kamen einige Narben, Darmprobleme (Dysbiosen) und psychische Belastungen.[20]

Der Patient (*1938, zweiter Fall) schrieb aus seiner Sicht 2020: *»Diese Behandlungsmethode habe ich als eine Art Geheimnis empfunden. Alles war anders als das, was ich bis dahin erlebt hatte. Auch die Verbesserung war nicht eindeutig oder schrittweise zu empfinden. Im Laufe der Behandlung habe ich einfach bemerkt, dass ich keine Schmerzen mehr hatte. Rheuma hatte ich nicht mehr, meine Krampfadern haben sich auch gebessert. Im Nachhinein war es wie* *eine Art Schub, der dann die Genesung in Gang gebracht hat.«* Auf das Behandlungskonzept haben 12 sehr gut (VASM Reduktion von 60–100 %), 12 gut (Reduktion von 40–60 %), 11 positiv (Reduktion 10–40 %) und fünf nicht reagiert.

Bei nüchterner Betrachtung der 40 Patient:innengeschichten ergeben sich drei Möglichkeiten:

- Das sind alles Placeboeffekte, was bei max. 30 % bekannter Placeboeffekte nicht nachvollziehbar scheint. Dagegen sprechen auch Messungen der beim Muskeltest zur Diagnose und Therapiekontrolle angewandten Kräfte. [→ S. 238ff.]
- Die Patient:innen informieren nicht wahrheitsgemäß, oder der Therapeut manipuliert (un)bewusst. Auch das scheint unwahrscheinlich, da die Patient:innen teilweise an anderen Orten betreut wurden und sie zu diesem Text ihr Einverständnis gaben.
- Die angewandten Diagnosen und Therapieverfahren wirken. Dann muss das schulmedizinische Denkmodell im Sinne von Cramers Komplexitätsmodell erweitert werden! Das heißt, Miteinbezug von Quanten- und Chaostheorie sowie dem Unvollständigkeitssatz von Gödel.

Im Folgenden werden acht Fälle vorgestellt, die auf das Behandlungskonzept sehr gut reagiert haben. Sie deuten darauf hin, dass bei multiplen Belastungen die verschiedensten Pathologien auftreten können. [→ Tabelle 3, S. 42–46]

Geschlecht, Jahrgang, Beschwerden	Anamnese	Belastungen m. Toxinen/Materialien
Weiblich (1961): ***Chronic Fatigue, Kieferschmerzen, rheumatische Beschwerden, Schlaflosigkeit, Verdauungsprobleme, »spürt sich kaum mehr«, VASM 8–9***	Beginn 1988 mit Schmerzen im Oberkiefer, die sich ausbreiteten. Genvariante HLAB27, die Entzündungen fördert. Hat verschiedenste Therapien versucht.	24 Belastungen; Amalgam, AH 26/AH Plus (Wurzelfüllmaterialien)
Männlich (1938): ***Polyarthritis mit chronischen Schmerzen am ganzen Körper, VASM 5–6***	Überwiesen von komplementärmedizinischem Arzt. Zusätzlich in Behandlung an Universität Genf. Radiologie Universität Basel empfiehlt fünf Extraktionen und zwei Wurzelspitzenresektionen.	23 Belastungen; Amalgam, AH 26/AH Plus (Wurzelfüllmaterialien). 12 wurzelbehandelte Zähne, Kieferostitis in allen Quadranten, Narbe am linken Fuß ist Störfeld.
Weiblich (1971): ***Rücken- und Schulterschmerzen VASM 7–8, Kopfschmerzen VASM 7–8, Verdauungsprobleme***	Status nach Akupunktur, TCM, 10-mal Physiotherapie, Massagen, Yoga, Sport. Alles ohne Erfolg. Amalgamsanierung 2013	21 Belastungen; Amalgam
Männlich (1942): ***Plötzlich Schmerzen im ganzen Körper seit einem Jahr, VASM 8, Polymyalgia rheumatica, Parästhesien Oberschenkel. Zusätzlich: Nächtliche Palpitation, Belastungsdyspnoe, Cholezystitis, Fingerpolyarthrose, Status nach verschiedenen Operationen***	Leukozyten 70 000/µl, nimmt 10–50 mg Kortison/Tag zusammen mit Schmerzmitteln, bekam 3 Titanimplantate vor 5 Jahren, Borreliose vor 10 Jahren	23 Belastungen; Gold, AH 26, Amalgam, Titan IV Chlorid, alle 3 Zahnimplantate (24, 34, 36)

Therapien	Resultate	Erfolgs-bewertung
9 MORA-Therapien (4.18–9.18), Neuraltherapie, Homöopathie, Softlaser mit Frequenzen nach Nogier/Bahr	Alles viel besser. Konnte nach ca. 2,5 Jahren wieder 5 Stunden wandern, ohne müde zu werden, hat mehr Kraft und Lebensfreude: VASM bei allem 2–3. 7.19: stabil geblieben	60–100%
23 MORA-Therapien (6.15–9.16), 2 Extraktionen, Softlaser mit Frequenzen nach Nogier/Bahr, Mundakupunktur nach Gleditsch. Teilprothese. Schmerzen dann: VASM 2. Weiter 14 MORA-Therapien (9.16–10.18), 1 Extraktion	VASM 0–1 ohne Medikamente. Im Kiefer kinesiologisch keine Belastung mehr, trotz problematischem Röntgenbefund. War bei einem Heiler, der das auch sehen konnte.	60–100%
12 MORA-Therapien (10.18–5.19), 4 Amalgam ersetzt, Neuraltherapie, Homöopathie, Scenar, Magnetfeldtherapie	Kopfschmerzen VASM 0–1, Rücken und Schulter VASM 1–2	60–100%
15 MORA-Therapien (7.17–11.17), Softlaser mit Frequenzen nach Nogier/Bahr, Neuraltherapie, Magnetfeldtherapie	Schmerzen VASM 1–2, braucht nur noch 4 mg Kortison/Tag, Leukozytenwerte 7000/µl, kann Hals wieder drehen	60–100%

TABELLE 3: Kurzporträts der acht Patient:innen von 40, die am besten auf das Therapiekonzept angesprochen haben. Gemeinsam ist allen die Diagnose »Multifaktorielle Belastung im Niedrigdosisbereich« mit Umwelttoxinen, zahnärztlichen Materialien und anderem, die zu stummen chronischen Entzündungen (silent inflammations) und zu Störfeldern führt.

Geschlecht, Jahrgang, Beschwerden	Anamnese	Belastungen m. Toxinen/Materialien
Männlich (1963): ***Starke Schmerzen Oberkiefer links, ausstrahlend in Arme und Brust, VASM 8–9***	Früher Schmerzen, die nach Extraktion von Zahn 26 vor 2 Jahren teilweise besser wurden, jedoch nach neuer Brücke wieder kamen.	45 Belastungen; AH 26/AH Plus (Wurzelfüllmaterialien)
Weiblich (1953): ***Leichte Epitheldysplasie am Zungenrand, lokale Schmerzen, Verlust von Lebensfreude. Darmdivertikel, dauerndes Druckgefühl, allg. VASM 8***	13 Jahre Kontrolle Universität Zürich, alle 3 Jahre Biopsie. Therapie mit Kortison und Antibiotika, was zu Penicillinallergie führte. Amalgamsanierung vor 3 Jahren, Darmpolypen wurden komplementär erfolgreich behandelt.	15 Belastungen; Amalgam, Gold, Titan, Wurzelfüllmaterialien Apexit, AH 26/AH Plus, verschiedene Komposite (Miris, Tetric, Saremco), Zahnstörfelder an 2 Wurzelbehandlungen und 3 Goldfüllungen, Geopathie und Elektrosmog
Weiblich (1955): ***Periimplantitis, hohe Entzündungswerte der Matrix-Metalloproteinase 8 am Implantat (50 ng/ml. Norm 8)***	2002 Setzen eines Frontzahn-Titanimplantates. 2006 Beginn Periimplantitis mit Eiter und Fistel. Erfolglose Operationen und Lasertherapie. 2012 Periimplantitis-Sprechstunde, Universität Zürich kann nicht helfen.	12 Belastungen, Amalgam, Titan, Dickdarm-Regulationsstörung
Männlich (1961): ***Starke Schmerzen Ober- und Unterkiefer rechts, speziell beim Kauen. Schmerz auch beim wurzelbehandelten Zahn 25, VASM 7–8***	Vor 15 Monaten Titanimplantate an 46 und 47 (Unterkiefer rechts). Schmerz seit Einsetzen der Kronen vor 9 Monaten. Hat noch 5 weitere Implantate und 1 Wurzelbehandlung. Diverse erfolglose Abklärungen.	37 Belastungen, Amalgam, AH 26/AH Plus, Titan, 5 Implantate als Störfeld, 2 nicht

Therapien	Resultate	Erfolgs-bewertung
8 MORA-Therapien (9.18–2.19), Blütentherapie, Softlaser mit Frequenzen nach Nogier/Bahr. Seltsame Symptome während der Therapie wie Schmerzen in der Nierengegend, Schwitzen und Schwindel	VASM 0, Patient ist begeistert.	60–100%
28 MORA-Therapien (5.15–3.17), Neuraltherapie, Softlaser mit Frequenzen nach Nogier/Bahr. Verschiedene Komposite werden darauf im kinesiologischen Test verträglich. Dann zahnärztliche Sanierung, Ersetzen der Goldkronen und Brücken durch Zirkon.	3.17: Pathologie hat sich zurückgebildet. Gemäß Universität Zürich sind keine Nachkontrollen mehr nötig, VASM 1, fühlt sich 30 Jahre jünger. Mit ca. 3 MORA-Therapien/Jahr blieb die Situation bis heute stabil (März 2020).	60–100%
8 MORA-Therapien (6.13–9.14), Darmsanierung	Keine Blutung mehr. Titan als Belastung bleibt. Mit ca. 2 MORA-Therapien/Jahr bleibt die Situation stabil (2019). Der Fall wurde publiziert.	60–100%
9 MORA-Therapien (10.18–2.19), Neuraltherapie	VASM 0, Schmerzen völlig verschwunden	60–100%

Ergebnis

Obwohl die Patient:innen als Einzelfall behandelt wurden, abhängig von Pathologien, Wünschen und Finanzen, gibt es Gemeinsamkeiten:

1. Im Einzelfall können bei scheinbar therapieresistenten Patient:innen mit unkonventionellen Therapiekonzepten Erfolge erzielt werden. Von den 40 Patient:innen mit ganz unterschiedlichen chronischen Erkrankungen haben 12 sehr gut, 12 gut, 11 positiv und 5 klinisch nicht relevant auf die Therapien angesprochen. Für Patient:innen mit teilweise jahrelangen Vorgeschichten ist das Resultat beachtenswert.
2. Die Anzahl von über 1000 mit dem kinesiologischen Muskeltest gefundenen Belastungen bei 40 Personen, was durchschnittlich 26 potenziellen Risikofaktoren entspricht, scheint bemerkenswert. Dabei ist zu berücksichtigen, dass ich von den vermutlich 100 000 chemischen Verbindungen, die uns umgeben, nur etwa 1800 testen konnte.
3. Die erste Beobachtung der Patient:innen nach einigen MORA-Therapien war oft, dass sie wieder mehr Energie haben. Dies ging parallel mit der Abnahme der Belastungen. Außerdem verringerte sich oft auch die Störwirkung von implantierten Materialien. Obschon es bei der Therapie Rückschritte geben kann, kam es zu keinen bleibenden schädlichen Nebenwirkungen.[21]

1.5 Das Problem Ethikkommission

2014 entschloss ich mich, die Frage nach der besten Therapie bei schwierigen Erkrankungen umfassend wissenschaftlich anzugehen. Dabei war wichtig, ein interdisziplinäres Gremium zusammenzustellen, was mit folgenden Persönlichkeiten gelang:

- *Prof. Daniel Wyler* (Physiker, ehem. Prorektor Universität Zürich)
- *Prof. Regula Doggweiler* (Urologin, Hirslandenklinik)
- *Prof. Luigi Gallo* (Ingenieur und Schmerzforscher am Zentrum für Zahnmedizin, Universität Zürich)
- *Prof. Michael Hässig* (Veterinär und klinischer Epidemiologe, Universität Zürich)
- *Prof. Konrad Hungerbühler* (Chemiker, ETH Zürich)
- *Prof. Jess Snedeker* (Ingenieur, ETH Zürich)
- *Dr. med. Brigitte Ausfeld* (Hausärztin und ehem. Dozentin für Akupunktur, Universität Bern)
- *Dr. med. Thomas Holzknecht* (Privatpraxis, Vizepräsident Ohr-Akupunkturgesellschaft)
- *Dr. phil. Christa Merzeder* (Autorin und international tätige Pflegefachfrau)
- *Dr. med. Rodolfo Roth* (Privatpraxis, ehem. Oberarzt Bircher-Benner Klinik, Zürich)
- *Dr. med. Stefan Schindler* (Privatpraxis, bis 2015 CEO, CMO Santémed, ehem. Oberarzt Aeskulap Klinik Brunnen)
- *Dr. med. Bruno Weber* (Privatpraxis, Vorstandsmitglied Int. Ärztegesellschaft für Lüscher-Color-Diagnostik)
- *Dr.med. Hans-Jörg Bühler* (Privatpraxis für altern. Medizin)
- *Dr. jur. Christian Rahn* (Privatbank Rahn + Bodmer Co.)
- *Peter Küpfer* (Ingenieur ETH, Sekretär)
- *Stefan Kaufmann* (ehem. Stv. Direktor EGK-Gesundheitskasse, heute Generalsekretär FMH)
- *Alexandra Prenosil Roder* (Naturheilpraktikerin)
- *Markus Sigrist* (Business Developer bei Marexum, ehem. Managing Director Lasotronic AG)

Wir gründeten die gemeinnützige Stiftung Biophysikalische Medizin (*www.medizinzukunft.ch*), die schon mit ihrem Namen darauf hinweist, dass nebst der biochemischen auch physikalische Gesetzmäßigkeiten berücksichtigt werden sollten.

Als erstes Projekt der Stiftung wollten wir der zentralen Frage nachgehen: Welches ist im Einzelfall das beste Therapiekonzept bei schwierigen chronischen Erkrankungen? Dazu wollten wir nicht nur zwei spezifische Einzeltherapien miteinander vergleichen, wie das üblicherweise gemacht wird, sondern ganze Therapiekonzepte, wie sie von erfahrenen Praktiker:innen in Privatpraxen täglich angewendet werden. Um diese Frage umfassend zu beantworten, war eine neue Art von Studiendesign und Statistik erforderlich. Es stellten sich zwei wichtige Herausforderungen:

1. Kann man Patient:innen mit so vielfältigen Pathologien in vergleichbare Gruppen einteilen und was ist die beste Diagnose?

Im ersten Beispiel aus Kapitel 1.1 kann man schulmedizinisch relativ einfach von einem unklaren Schmerzsyndrom sprechen und mit einfachen, vergleichenden Studien herausfinden, ob Schmerzmittel, Psychopharmaka, Kortison, Nervendurchtrennung oder etwas anderes die Schmerzen reduziert. Doch schon die Nebenwirkungen können kaum noch umfassend festgehalten werden.

Die komplementäre Diagnose unter Berücksichtigung der Herd-Störfelddiagnostik lautet: »Multifaktorielle Belastung mit verschiedensten Störfeldern«, die zu den Symptomen »Schmerzen« und »Depression« führt. Dabei hängt die Genauigkeit der Diagnose vom Können der Therapierenden und den technischen Möglichkeiten ab. Man findet kaum je zwei genau gleiche Fälle.

Eine möglichst objektive Diagnose könnte man stellen, indem man mit einem Voltmeter die Spannungsunterschiede von Akupunkturpunkten zur Umgebung misst, was reproduzierbar möglich ist. Bei einer Vereinfachung – der Punkt ist positiv, negativ oder neutral gegenüber der Umgebung geladen – ergibt das bei 120 Akupunkturpunkten 3^{120} theoretische Möglichkeiten für eine Patienteneinteilung und Diagnose. Das ist praktisch nicht realisierbar.

2. Welche Therapien wollen wir berücksichtigen?

Es gibt vermutlich keine Studie, die in einem Land alle praktizierten Therapien miteinander vergleicht. Für Betroffene wäre aber genau dies der springende Punkt: Was hilft mit welchem Aufwand in meinem Einzelfall? Hier wollten wir erste Daten sammeln, indem wir keine Therapie oder Therapiekonzepte von vornherein ausschlossen oder bevorteilten, die von den Patient:innen gewünscht wurden.

Die vier vorgesehenen Therapiekonzepte waren:

1. Schulmedizin
2. »Klassische« Komplementärmedizin wie Homöopathie, Akupunktur, anthroposophische Medizin etc.
3. Störfeldbasierte Medizin; wie in den besprochenen Beispielen hätte man mit komplementären Methoden Belastungen gesucht und mit entsprechenden Techniken saniert
4. Weitere Therapieformen, mit denen wir auch keine praktischen Erfahrungen haben, wie Heiler, Time Waver, verschiedene Scanverfahren etc., zu denen es aber glaubhafte Heilberichte gibt

Den Patient:innen wäre es erlaubt gewesen, jederzeit das Konzept zu wechseln. Die einzige Möglichkeit, diese Therapiekonzepte objektiv zu beurteilen, besteht darin, in regelmäßigen Zeitintervallen vergleichbare Befunde zu erheben, die möglichst verschiedene Aspekte des Organismus beschreiben. Wir entschlossen uns für drei schulmedizinische und drei komplementärmedizinische Verfahren, die zusammen eine umfassende Systemanalyse ermöglicht und in einem bezahlbaren Preis-Leistungs-Verhältnis gestanden hätten. Das waren:

1. Das subjektive Festhalten der Beschwerden mit der visuellen Analogskala (VAS 1–10). Für Praktiker:innen und Patient:innen ist das generell das Wichtigste und kann als Zielvariable betrachtet werden.
2. Laboruntersuchung. Bestimmen der Senkung des Hämoglobins, der Leukozyten und des C-reaktiven Proteins ultrasensitiv.
3. S-F 12. Das ist ein standardisierter Fragebogen, um die Beeinträchtigungen der Lebensqualität festzuhalten.
4. Lüscher-Farbdiagnostik: Das Festhalten der momentanen emotionalen Situation durch Auswählen von Farben, die man bevorzugt bzw. ablehnt. Farben setzen sich aus bestimmten elektromagnetischen Wellenlängen zusammen, die je nach körperlicher Situation anders empfunden werden. Wenn man sich zum Lüscher-Rot hingezogen fühlt, einer sehr frischen Farbe, ist man eher aktiv und direktiv, als wenn man ein beruhigendes Blau wählt, wie das ruhebedürftige Personen tun. Das erlaubt auch Rückschlüsse auf die Stoffwechsellage, etwa ob man eher in einer sympathikotonen Phase ist oder in einer parasympathikotonen.[22]
5. BTA, Bioelektronische Terrainanalyse nach Prof. Louis-Claude Vincent: Das Einschätzen der chemisch-physikalischen Grundstruktur des Organismus mittels Messung des pH-Wertes, des elektrischen Widerstands und des Redoxpotenzials in Blut, Speichel und Urin. Das erlaubt Rückschlüsse auf die Funktionsfähigkeit des Bindegewebes und des Entropiezustands (Ordnungszustands) des Körpers. Es ist möglich, dass es hier ein Optimum für physiologische Reaktionen gibt, ein optimales »Terrain«. Die wenigen vorhandenen Studien deuten darauf hin, dass sich bei Änderungen dieses Optimums je nach Art der Veränderung eher andere Krankheiten entwickeln können. Das ist, wie wenn man einen anderen Nährboden wählt, dann werden sich darauf auch andere Phänomene entwickeln.[23]
6. Kinesiologischer Regulationstest an 25 Körperregionen und Akupunkturpunkten zur Bestimmung von Regulationsstö-

rungen. Diese können jeweils durch verschiedenste Beeinträchtigungen verursacht werden. Hier interessiert der Zusammenhang zwischen Art und Anzahl der Störungen, die auf ein labiles Verhalten des Organismus gegenüber den diversesten Belastungen hindeuten können. Eine lokale Pathologie kann evtl. als ein örtliches Symptom von mehreren Regulationsstörungen erkannt werden.[24]

Wir wollten alle neun Monate diese Befunde erheben und jeweils mit einer 10er-Einteilung bewerten, analog der VAS-Skala. Mit diesen Daten hätte man dann neue statistische Zusammenhänge suchen können, beispielsweise zu einem möglichen Zusammenhang von Therapiehindernissen und der psychischen Situation oder der chemisch-physikalischen Grundkonstellation von Patient:innen. Man akzeptiert dabei, dass die komplexen Wechselwirkungen bis heute nur erahnt werden können. Nach Cramer könnte man sagen, dass wir Therapiekonzepte aller drei Komplexitätsstufen miteinander vergleichen wollten.

Aus der Forschung weiß man, dass oft die Therapie am besten wirkt, über die Patient:innen informiert sind und hinter der sie einen Sinn erkennen können. Daher wollten wir mit einer ausführlichen Patienteninformation die verschiedenen Konzepte vorstellen. Erst dann hätten die Patient:innen selbstbestimmt ihr Therapiekonzept wählen können. Das wäre aus unserer Sicht der ethisch beste Weg gewesen.

Die praktischen Hürden

Der zeitintensive bürokratische Aufwand erschwert Forscher:innen ihre Arbeit, bevor sich die Ethikkommission überhaupt mit der Thematik des Projekts befasst.

Zuerst musste ich an zwei Tagen relativ teure Kurse zu »Good Clinical Practice GCP 1 & 2« absolvieren. In denen wird inhaltlich nur die subklinische Komplexität behandelt. Es fehlten auch jegliche Hinweise, wie hochkomplexe Systeme untersucht werden müssten. Meine Fragen dazu wurden im Kurs höchst unbefriedigend beantwortet. Die Referentin hatte sich diese Fragen scheinbar noch nie gestellt. Zusätzlich muss bei einer Studie immer auch ein Absolvent von GCP-Stufe 3 am Projekt beteiligt sein, was in unserem Fall dank der mitarbeitenden Professoren erfüllt worden wäre.

Ende 2018 haben wir unseren Antrag eingereicht. Verfasst wurde er von Prof. Michael Hässig, Prof. Luigi Gallo, Prof. Daniel Wyler und mir. Im Januar 2019 bekamen wir den Bescheid, dass die Studie nicht bewilligt wird. Das Hauptargument war, dass unsere Vorstellungen nicht ins Schema der üblichen Statistik passten. So wären beispielsweise die Outcome-Parameter nicht genau definiert. Am Entscheid beteiligt waren zwei Medizinprofessoren und eine Historikerin. Die Rechnung über CHF 1200 war betitelt mit »Ethisches Gutachten«.

Wir konnten das nicht verstehen und baten um die Beantwortung folgender Fragen:

1. Ist es richtig, dass Sie keine Gefährdung für die Patient:innen und keine Gefahr der Datenmanipulation bei unserem Projekt sehen?
2. Ist es richtig, dass in Ihrer Kommission keine Expert:innen für die von uns erwähnten komplementären Verfahren sitzen?
3. Mathematisch versuchen wir ein System mit Tausenden von Freiheitsgraden zu untersuchen. 100 000 chemische Verbindungen, (epi-)genetische Faktoren, psychische und emotionale Faktoren, Elektrosmog, Mikrobiom etc. Sie verlangen, dass wir da im Voraus bestimmte Zusammenhänge als Outcome-Variablen definieren und somit eine Auswahl treffen. Aufgrund welcher Studien kommen Sie dazu und warum sind Sie der Meinung, dass auf diese Weise die von uns gesuchten komplexen Zusammenhänge besser verstanden werden können? Besteht so nicht eher die Gefahr, dass andere übersehen werden?
4. Sie bezeichnen unseren Versuch als Interventionsstudie. Was genau ist Intervention bei unserer Studie? Der Stich

bei der Blutentnahme (der wegen schulmedizinischer Überwachung evtl. sowieso gemacht werden muss), der Lüscher-Farb-Test, der kinesiologische Test, der S-F-12-Fragebogen oder die Aufklärung?
5. Sie scheinen unser Projekt nur aus einer klassischen Sichtweise und daher sehr einseitig zu beurteilen. Warum?

Leider bekamen wir darauf keine Antworten.

Zudem legten wir Rekurs beim Regierungsrat des Kantons Zürich ein. Michael Hässig und ich wurden daraufhin zu einem Gespräch mit drei Vertretern der Ethikkommission Zürich eingeladen. Das war für mich Ernüchterung pur. Ich musste feststellen, dass diese Vertreter über Dinge entschieden haben, von denen sie eigentlich nichts verstehen. Ich musste beispielsweise erklären, was Kinesiologie und andere bioenergetische Testungen überhaupt sind, ein essenzielles Element unserer Studie. Die von uns als wesentlich eingestuften Theorien schienen sie auch nicht zu kennen, geschweige denn zu verstehen. Sie zeigten uns Wege auf, wie bei einer Neueinreichung vielleicht eine Bewilligung erfolgen könnte. Doch diese hätten alle zu einer Verschlechterung des Projekts geführt, da sie nur Kriterien der subkritischen Komplexitäten (nach Cramer) berücksichtigten, wie beispielsweise das Beschränken auf Zahnschmerzen. Es hätte eine simplifizierte klinische Studie mit Reduktion auf zwei bis drei Faktoren gegeben; genau das, was wir nicht wollten.

Auf unsere Fragen, wie man das mögliche Interagieren von Toxinen, implantierten Fremdstoffen, emotionalen Belastungen, externen Beeinflussungen von elektromagnetischen Feldern oder Strukturschäden wie Narben etc. in ein von ihnen bewilligungsfähiges Studiendesign bringen kann, erhielten wir keine Antwort. Am schockierendsten war für mich als Praktiker das fehlende Interesse an den von uns vorgestellten, erfolgreich therapierten Patient:innen. An eine multifaktorielle toxikologische Problematik konnten oder wollten sie nicht glauben.

Im März 2020 bekamen wir die Stellungnahme der Ethikkommission zu unserem Rekurs [→ Anhang, S. 386ff.]. Hier wurde sogar behauptet, dass unsere Studie zu keinem Erkenntnisgewinn führen könne und sie deshalb aus wissenschaftlichen, juristischen und ethischen Gründen abgelehnt werden müsse.

Der eigentliche Skandal liegt meiner Meinung nach darin, dass durch solche staatlichen Auflagen und Verbote die Tendenz besteht, nur noch eine bestimmte Denkrichtung in der Forschung zuzulassen. Mit diesen Einschränkungen können multiple Störfeldsituationen wie bei der (fundamental-)kritischen Komplexität vermutlich nie methodisch vollständig erforscht werden, obwohl sie Praxisrealität sind. Ich habe in verschiedenen Gesprächen von Forschenden gehört, dass es sinnvoll wäre, dieses und jenes zu untersuchen, die notwendigen Projekte jedoch kaum durch Ethikkommissionen bewilligt werden würden.

Weltweit leiden viele innovative Forscher unter diesem Problem. Steven Pinker, Professor für Psychologie an der Harvard University, beschreibt die Situation im Buch »Aufklärung jetzt: Für Vernunft, Wissenschaft, Humanismus und Fortschritt. Eine Verteidigung« (2018) folgendermaßen: *»Die Stigmatisierung der Wissenschaft setzt zudem den Fortschritt der Wissenschaft selbst aufs Spiel. Heutzutage muss jede Person, die Forschung über den Menschen betreiben möchte, und sei es nur ein Interview über politische Einstellungen oder ein Fragebogen zu unregelmäßigen Verben, vor einem Ausschuss unter Beweis stellen, dass er oder sie nicht Josef Mengele ist. Selbstverständlich sind Versuchspersonen vor Ausbeutung und jedwedem Schaden zu schützen, aber die Bürokratie institutioneller Begutachtungen hat man weit über dieses Maß aufgebläht. Kritiker haben darauf hingewiesen, dass sie zu einer Bedrohung der freien Rede geworden ist, zu einer Waffe, mit der Fanatiker Menschen zum Schweigen bringen können, deren Meinung ihnen nicht passt, und zu einer Papierkriegsmaschinerie, die die Forschung zum Stocken bringt, während sie zugleich versäumt, Patienten und Probanden zu schützen, und ihnen zuweilen sogar schadet. Der Mediziforscher Jonathan Moss, der eine neue Wirkstoffklasse entwickelt* *hatte und zum Leiter des Gutachterausschusses für Forschung an der University of Chicago gewählt worden war, sagte bei der Ansprache zu einer Examensfeier: ›Ich bitte Sie, kurz über drei medizinische Wunder nachzudenken, die für uns selbstverständlich geworden sind: Röntgenstrahlen, Herzkatheter und Vollnarkose. Ich behaupte, für alle drei wäre es aussichtslos, sie im Jahre 2005 entwickeln zu wollen.‹«*[25]

Katastrophal an dieser Situation ist, dass Privatpraktiker:innen praktisch keine Möglichkeit mehr haben, ihr Wissen und ihre Praxiserfahrungen in Studien zu publizieren. Somit haben sie auch kaum Gelegenheit, an Forschungsgelder zu kommen, und ihr teilweise großes Fachwissen droht verloren zu gehen. Speziell im komplementärmedizinischen Bereich haben die Universitäten keine überzeugenden Lehrkonzepte. So bietet das Institut für komplementäre und integrative Medizin der Universität Zürich zwar klassische Akupunktur/TCM, Mind Body Medicine und Phytotherapie an, doch damit kann man keinen der bisher beschriebenen Fälle ursächlich therapieren, weil sie keine Störfeldabklärungen im beschriebenen Sinne durchführen. An den erwähnten Diagnose- und Therapieverfahren besteht auch dort kein Interesse.

Ist Medizinforschung Natur- oder Geisteswissenschaft?

2

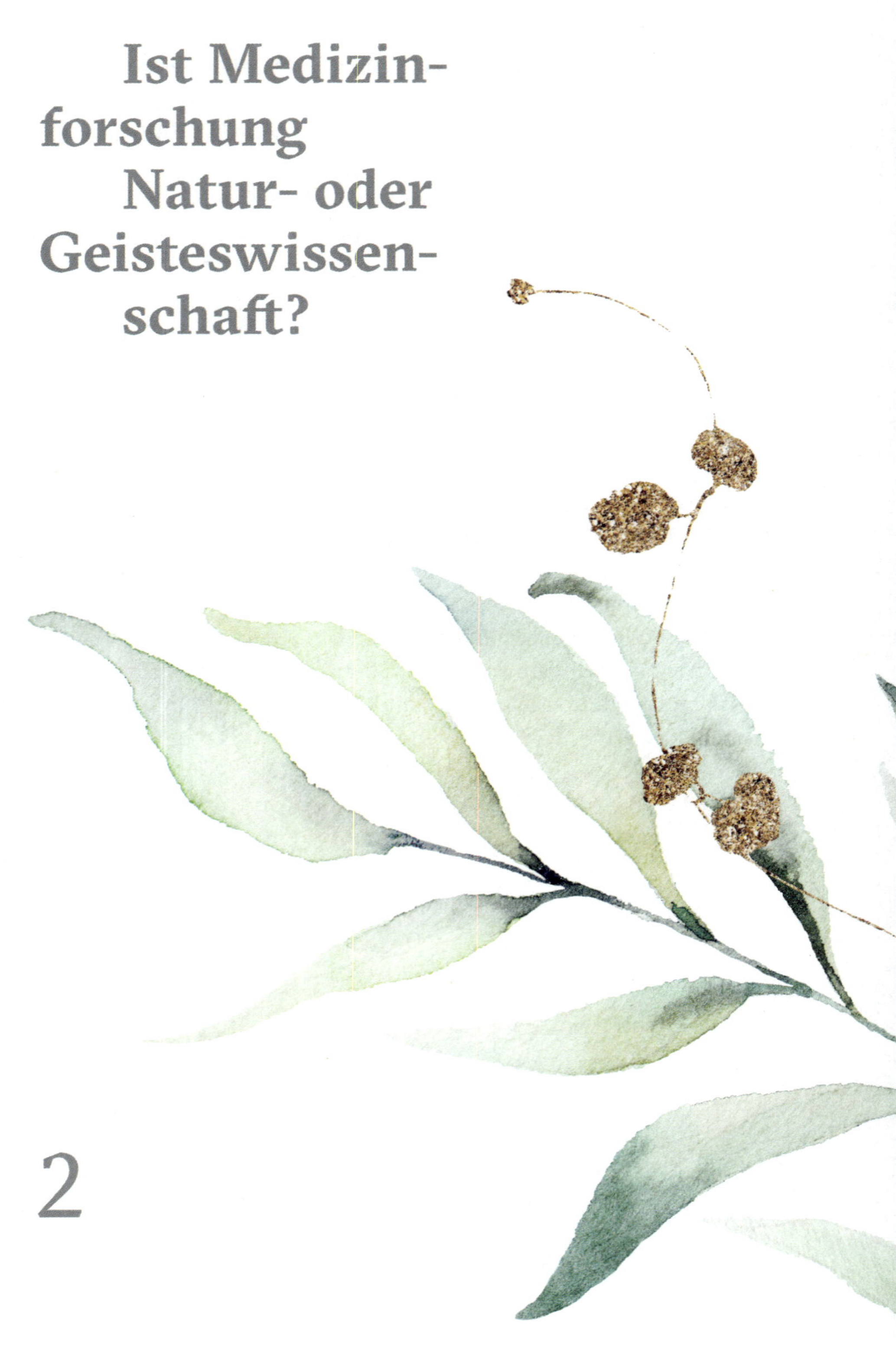

Niedergelassenen Ärztinnen und Ärzten wurde in den letzten Jahren in universitären Kursen vermittelt, Forschung in der Medizin bedeute vorwiegend Doppelblindstudien, möglichst randomisiert, oder reproduzierbare Einzelfallbeschreibung. Das heißt genau genommen, dass ein Organismus kein Gedächtnis haben darf und immer gleich auf einen Reiz reagieren muss.

Eine weitergehende Definition über wissenschaftliche Methodik findet sich in der Brockhaus-Enzyklopädie von 1999: »*Wissenschaft ist der Inbegriff menschlichen Wissens einer Epoche, das systematisch gesammelt, aufbewahrt, gelehrt und tradiert wird; eine Gesamtheit von Erkenntnissen, die sich auf einen Gegenstandsbereich beziehen und in einem Begründungszusammenhang stehen. Methodisch kennzeichnet die Wissenschaft ein gesichertes, in einen Begründungszusammenhang von Sätzen gestelltes und damit intersubjektiv kommunizierbares und nachprüfbares Wissen, das bestimmten wissenschaftlichen Kriterien (z.B. Allgemeingültigkeit, Systematisierbarkeit) folgt [...]. Die wissenschaftliche Methode richtet sich nach den jeweiligen Gegenständen, wobei sich v.a. zwei methodisch getrennte Wissenstraditionen herausgebildet haben. Kennzeichnend für die Naturwissenschaften sind Beobachtung, Hypothesenbildung, Experiment und Theoriebildung. Im Unterschied hierzu bezieht sich die geisteswissenschaftliche Methode (Hermeneutik) auf die niemals gänzlich zu erschöpfende und in der Beobachtung einholbare Deutung individueller Phänomene, auf Bedeutungszuweisung und Sinnverstehen im Rahmen historisch-kultureller Zusammenhänge.*«[1]

Gemäß dieser Definition würden beispielsweise wissenschaftliche Untersuchungen von Schmerzen bedingen, dass sämtliche bekannten Schmerztherapien mitberücksichtigt werden müssten. Dazu gehören nebst Chirurgie und pharmazeutischen Mitteln auch die psychische Situation, Akupunktur, Neuraltherapien, Störfeldbehandlungen, (Soft-)Laser, Homöopathie, Elektro- und Magnetfeldtherapien, Ernährungskonzepte, die Berücksichtigung stummer chronischer Entzündungen etc. Diese Forderung erfüllt keine einzige bisher bewilligte Studie, obwohl es zu all diesen Therapien gute Literatur gibt.

Physiker wie Thomas Görnitz (*1943) kommen zum Schluss, dass uns die moderne Physik zwingt, diese jahrhundertealte Trennung der Wissenschaftstraditionen neu zu überdenken: »*Dennoch kann ich mich als Physiker aber oft des Eindrucks nicht erwehren, dass sich bisher nur die einfachen Zusammenhänge mit solchen mathematischen Methoden erfassen lassen. Nur das, was etwa so einfach ist wie die physikalischen Zusammenhänge, lässt sich mit den bis heute bekannten mathematischen Modellen hinreichend gut beschreiben.*

In vielen Bereichen der Wissenschaft ist heute eine Annäherung an naturwissenschaftliche Forschungsmethoden zu bemerken. Wenn aber in geisteswissenschaftlichen Forschungen der ›exakte‹ Aspekt überbetont wird, so werden sie dabei das verlieren, was ihre eigentliche Bedeutung für die Menschen ausmacht, ohne dass sie jedoch den Grad von Genauigkeit erhalten könnten, der die Naturwissenschaft auszeichnet. Je näher eine Wissenschaft an mich als Person herantritt, desto weniger werden für mich allgemeine Gesetze interessant sein. Wenn ich krank bin, dann will ich wissen, ob ich selbst wieder gesund werde, der Prozentsatz der Heilungen allein sagt dazu für mich recht wenig aus. Auf der naturwissenschaftlichen Seite sehe ich jetzt eine Bewegung, die ein Korrektiv zu dem bisherigen Vorgehen dieser Wissenschaft darstellt.«[2]

Als Folge müsste das Festhalten am klassischen naturwissenschaftlichen Denkmodell auch bei den medizinischen Studien zu unbefriedigenden Ergebnissen führen, was auch diskutiert wird:

- 2005 schrieb John P. A. Ioannidis (*1965), griechisch-amerikanischer Gesundheitswissenschaftler, Statistiker und Professor für Epidemiologe an der Stanford University, in der Fachzeitschrift »PLoS Medicine«, dass die meisten publizierten Forschungsergebnisse falsch seien.[3]
- Eine der ältesten Fachzeitschriften für Medizin, »The Lancet«, vertrat 2014 die Ansicht, dass wohl 85 % der biomedizinischen Forschung Müll [Wortwahl in »Spektrum der Wissenschaft«] sei.[4]

- 2016 führte die Zeitung »Nature« eine Umfrage bei ungefähr 1600 Forscher:innen durch. Dabei gab etwa die Hälfte der biomedizinischen Forscher:innen an, die Versuche der Kolleg:innen und auch die eigenen nicht reproduzieren zu können. Es zeigte sich: Je einfacher die untersuchten Systeme sind, je weniger beteiligte Faktoren man berücksichtigt wie in Laborversuchen der Physik und Chemie, desto mehr lassen sie sich reproduzieren.[5]

In seinem Beitrag »Metaforschung. Kulturwandel in der Biomedizin« analysierte 2020 der deutsche Neurologe Ulrich Dirnagl (*1960) diese Problematik. Er kam zum Schluss, dass viele biomedizinische Studien Mängel aufweisen und dass auch gestandene Forscher:innen Resultate oft falsch interpretierten. Weiter erwähnte er, dass erfolgreiche Laborergebnisse oft nicht mehr reproduziert werden können, sobald man die Versuchsanordnung auf komplexere Lebewesen mit mehr beeinflussenden Faktoren überträgt. Außerdem werden negative Resultate kaum veröffentlicht. Sehr viele Forscher:innen sähen daher das Fach Medizin in einer Krise.[6]

Die Folgerung von Dirnagl, einfach noch restriktivere Einschränkungen für Studien zu fordern, geht in die falsche Richtung, da damit die komplexe Praxisrealität immer noch weniger abgebildet würde. Wenn man sich vor Augen hält, seit wie vielen Jahren bzw. Jahrhunderten diskutiert wird, wie man medizinische Ergebnisse objektivieren will, ist das Resultat sehr ernüchternd! Ein neuerer Versuch, diese teilweise widersprüchlichen Daten für die Praxis in einen sinnvollen Kontext zu bringen, unternimmt die sogenannte Evidenzbasierte Medizin.

2.1 Evidenzbasierte Medizin (EBM) & Guidelines

Das Prinzip der EBM, die vor rund 30 Jahren eingeführt wurde, will wissenschaftliche Erkenntnisse mit den Erfahrungen und dem Können des Arztes sowie den Bedürfnissen des Patienten möglichst optimal zusammenfügen. Die verschiedenen Aspekte wurden am Herbstsymposium 1999 der SAMW (Schweizerische Akademie der Medizinischen Wissenschaften) zum Thema »Von der Evidenz zur Guideline. Wieviel Evidenz und wie viele Guidelines erträgt und braucht die Praxis?«[7] wie folgt besprochen:

PD Dr. med. Johann Steurer, Oberarzt am Universitätsspital Zürich, sagte, dass Guidelines aus einer verschieden großen Anzahl von Empfehlungen zusammengesetzt seien. Diese Empfehlungen basierten entweder auf Evidenz, also auf den Resultaten wissenschaftlicher Untersuchungen, oder auf dem Konsens verschiedener Experten, oder auf einer Mischung aus beidem.

Zusätzlich zu jeder Empfehlung wird meist der entsprechende »Evidenzgrad« angegeben. Je nach verwendeter Klassifizierung wird die Evidenz in den Stufen A bis E oder I bis IV angegeben. Diese Klassifizierung beruht auf der Unterschiedlichkeit wissenschaftlicher Studien bezüglich Aussagekraft. Diese Unterschiedlichkeit bezieht sich in erster Linie auf das Studiendesign. Es gibt verschiedene Faktoren, die die Glaubwürdigkeit von Studienresultaten beeinflussen. Die zwei wichtigsten sind der systematische Fehler (Bias) und Störvariablen (Confounders).

Die größte Aussagekraft wird Übersichtarbeiten (systematische Reviews) aus mehreren randomisiert kontrollierten Studien, gefolgt von der einzelnen randomisiert kontrollierten Studie, beigemessen. In der Rangordnung folgen darauf die Kohortenstudie (Beobachten einer definierten Patient:innengruppe) und dann die Fall-Kontroll-Studie (Kranke werden mit einer Kontrollgruppe retrospektiv verglichen). Am Schluss der Reihe liegt der Fallbericht (Einzel- oder Serienfallbericht). Eine eigene Kategorie bilden die Expertenmeinungen. Das Ziel dieser Klassifizierung ist es, die einzelnen Empfehlungen in einer möglichst transparenten Form darzustellen.

Dr. med. Jürg P. Bleuer, Epidemiologe und damals Leiter der Abteilung Evidence-based Medicine des Dokumentationsdienstes der SAMW, sprach von einem Paradigmenwechsel dank EBM, der zu einer patientenorientierten Medizin führen sollte, bei der Erfolge nicht nur anhand von Laborwerten und Röntgenanalysen beurteilt würden.

Der kanadische Mediziner und Mitbegründer der EBM, David Lawrence Sackett (1934–2015), definierte die EBM wie folgt: *»Evidence-based medicine is the conscientious, explicit, and judicious use of current evidence in making decisions about the care of individual patients.«*[8] Gemäß Bleuer decke diese Definition aber nur eine Facette der EBM ab. Zahlreiche weitere existierten und rückten jeweils einen anderen Aspekt in den Vordergrund.

Die Vielfalt an Stoßrichtungen habe der Bewegung insbesondere zu Beginn Kritik von verschiedensten Seiten eingebracht und zu heftigen Diskussionen geführt. So wurde und wird der EBM vorgeworfen, sie sei ein alter Hut, in der Medizin hätte man schon immer nach bester Evidenz gehandelt. Dass dieser Vorwurf nicht zutreffe, lasse sich bereits aus der Vielfalt parallel existierender therapeutischer und diagnostischer Prozedere bei gleicher Problemstellung ableiten.

Gegen diese Beurteilung von therapeutischen Verfahren aus epidemiologischer Sicht haben Kritiker angeführt, dass dabei wesentliche, zahlenmäßig nicht erfassbare Aspekte wie die Gesamtsituation der Patient:innen ignoriert würden. Gemäß Bleuer stimme das Argument, es spreche jedoch nicht gegen EBM als Methode; es zeige lediglich ihre Grenzen auf und damit auch ihren Stellenwert, nämlich als Methode der Wahl zur Beantwortung quantitativer Fragen.

Dr. med. Niklaus Egli, Lehrbeauftragter für Hausarztmedizin, stellte zum Thema »Was erwartet der Praktiker von EBM?« an der Universität Zürich folgende Fragen: Welche Bedeutung hat klinisch-epidemiologische Forschung in der täglichen Arzt-Patienten-Beziehung in der Allgemeinpraxis? Bei welchen Entscheidungen in der Hausarztpraxis kann EBM überhaupt helfen? Hat der Hausarzt überhaupt Zeit, Evidenzen zu suchen und während der Konsultation verfügbar zu machen? Sind die

Patient:innen bereit, EBM-Überlegungen und -Ergebnisse (z.B. bezüglich des Sinns von diagnostischen Abklärungen) zu akzeptieren? Sind EBM-basierte Leitlinien in der täglichen Arbeit anwendbar bei hausärztlichen Entscheidungen? Ändert EBM das Fortbildungsverhalten der Grundversorger; sind herkömmliche Fortbildungsveranstaltungen und das Lesen von Fachzeitschriften noch sinnvoll?

PD Dr. med. Heiner C. Bucher, Oberarzt am Kantonsspital Basel mit Zusatzausbildung in klinischer Epidemiologie, erwähnte im Vortrag »Was kann EBM dem Privatpraktiker bieten?«, dass einige in EBM *das* Werkzeug zur Umsetzung des »Gatekeeping« zu erkennen meinten, andere fürchteten neues Expertentum von neuen oder alten Autoritäten. Dies beruhe aber auf Missverständnissen.

Für ihn bedeute EBM ein äußerst spannendes und brauchbares Instrument zur Umsetzung einer selbstkritischen, patientenbezogenen Betreuung. EBM könne unsere Neugier für neue Fragestellungen stimulieren und sei eine gute Methode, in der Ausbildung und Weiterbildung wichtige von weniger wichtigen Informationen zu unterscheiden und bezüglich ihrer Qualität bewerten zu lernen. Das hauptsächliche Missverständnis um EBM sei ausgeräumt, wenn man EBM als ein Werkzeug und nicht als eine Panacea – ein Universalheilmittel – zu betrachten bereit sei.

Dr. med. Beat Künzi, Präsident der Arbeitsgruppe Forschung der Schweizerischen Gesellschaft für Allgemeinmedizin (SGAM), fragte: »Wie verbessern EBM und Guidelines die Behandlung der Patienten?« Für ihn sei Gesundheit das Resultat hochkomplexer Prozesse und Interaktionen verschiedener Systeme, zwischen Molekularbiologie und globaler Ökologie. Viele dieser Systeme entzögen sich jedoch dem direkten Einfluss der EBM. So zeichne sich das heutige Gesundheitssystem durch zunehmende Arbeitsteilung und damit Schnittstellen aus, zudem durch oft unerklärte Variationen der erzielten Resultate. Er erwähnte, dass mindestens 20 systematische Reviews zur Wirksamkeit von

EBM-Guidelines bisher nur bruchstückhafte Erkenntnisse gebracht hätten und die bisher von den Ärzt:innen angewandten Strategien zur Implementierung wissenschaftlicher Evidenz in der Praxis meist nur wenig oder nicht wirksam gewesen seien.

Dr. med. Johannes G. Schmidt, Klinische Epidemiologie am Centre for Clinical Epidemiology and Biostatistics der Universität Newcastle/Australien und Institut für klinische Epidemiologie in Einsiedeln sowie Gründer der Stiftung Paracelsus Heute, sprach über EBM und Komplementärmedizin. Für ihn bedeute EBM methodisch gut dokumentierte und klinisch relevante Patientenwirkungen für eine gut umschriebene Patientensituation, und zwar in der Schul- und Komplementärmedizin. Dem stellte er gegenüber, dass vorher zu oft quantitative Messwerte als Surrogatparameter, die die Wirklichkeit nur begrenzt darstellen, verwendet wurden. Damit bekommt auch die Einzelfallbeschreibung, trotz tieferem Evidenzgrad, eine entscheidende Bedeutung.

Darüber hinaus sei die Treffsicherheit der Diagnostik und nosologischer Systeme (Krankheitseinteilung) zu einer Gretchenfrage geworden, die viel mehr auf den Kopf zu stellen beginne, als man es heute schon ahnen möge. Beispiele sind die anderen Diagnosen in anderen Medizinsystemen; wie Yin- oder Yang-Mangel in der chinesischen Medizin oder multifaktorielle Intoxikationen und Störfelder wie bei den im Kapitel 1 erwähnten Fällen.

Das Erkennen von Täuschungen und Fehlern im herkömmlichen medizinischen Denken führt nach Schmidt paradoxerweise dazu, dass am Schluss die eigenen praktischen Erfahrungen des Arztes sowie Vorlieben und Möglichkeiten des Patienten wieder einen viel wichtigeren Platz bekämen, als dies heute der Fall sei. EBM bedeute höchstens am Rande Kommunikation zwischen Forschung und Praxis. Evidence-based Medicine sei vielmehr eine neue Dimension des kritischen Hinterfragens und Denkens und werde durch Guidelines oft mehr gefährdet als gefördert.

Prof. Dr. med. Ewald Rudolf Weibel (1929–2019), damals Präsident der SAMW, wies auf einen Aufsatz des Philosophen Karl Jaspers über die »Idee des Arztes« von 1953 hin, gemäß dem das ärztliche Handeln auf zwei Säulen steht: Einerseits auf der naturwissenschaftlichen Erkenntnis und dem technischen Können, andererseits auf dem »Ethos der Humanität«. Allerdings wüssten wir, dass die beiden Säulen unterschiedlich stark seien. Man werfe der Medizin vor, sie betone zu sehr die technischen Aspekte, und dies auf Kosten des »Mitmenschlichen«. Der Medizin gelinge es zwar, Herzen zu transplantieren, aber die Herzen der Patienten erreiche sie nicht. Wir alle wüssten, dass dieser Vorwurf zumindest teilweise berechtigt sei, und klar sei auch, dass man der Persönlichkeit des Patienten mit EBM und Guidelines bestimmt nicht näherkommen könne.

Einige fürchteten denn auch, dass EBM und Guidelines zu einer weiteren Betonung rein materialistischer Aspekte in der Medizin führen würden, dass die Säule des Ethos der Humanität weiter geschwächt werde. Das soll nicht sein und muss auch nicht sein.

Gemäß Weibel verstünden sich EBM und Guidelines nicht als Vorschriften, sondern als Hilfestellungen bei den verantwortungsvollen Entscheidungen des Arztes mit dem Ziel, dem Patienten die bestmögliche Behandlung zukommen zu lassen. Sowohl EBM als auch Guidelines seien denn auch primär Instrumente der Qualitätssicherung der medizinischen Versorgung. Die letzte Verantwortung bleibe immer beim Arzt.

Leider kam es anders: Der »Ethos der Humanität« wurde immer mehr zugunsten eines reinen »Ingenieursdenkens« geschwächt. Ein Höhepunkt dieser Entwicklung war für mich das Positionspapier der SAMW »Potenzial und Grenzen von ›Individualisierter Medizin‹«[9] von 2012. Da steht, dass die Akademie unter IM (individualisierte oder personalisierte Medizin) ein medizinisches Vorgehen versteht, bei dem Daten eines Individuums auf molekularer Ebene erhoben und diese mit Mitteln der Informationstechnologie im Hinblick auf eine individualisierte Prognose, Beratung und/oder Therapie ebendiesen Individuums ausgewertet werden.

Grundsätzlich bedeutet das eine Reduzierung der Medizin auf die vier Nukleinbasen der DNA (Adenin, Guanin, Cytosin, Thymin) mit der Idee, komplexe Organismen so berechnen zu können. Völlig unverständlich war für mich, dass damit all die engagierten Praktiker:innen mit ihrer wirklich individualisierten Medizin, der Berücksichtigung der verschiedenen externen und internen Belastungen und ihren erfolgreichen Behandlungen, einfach ignoriert werden.

Aus dieser Sicht ist auch das Positionspapier »Nachhaltige Entwicklung des Gesundheitssystems« der SAMW von 2019 kritisch zu betrachten. Einigkeit herrscht wohl nur in der Analyse: *»Aus der Krise der Medizin ist in der Zwischenzeit eine Krise des Gesundheitssystems geworden. Gleichzeitig wirkt das Gesundheitssystem in der Schweiz orientierungslos. Zwar hat der Bund Anfang 2013 die Strategie ›Gesundheit 2020‹ veröffentlicht; die zahlreichen Akteure im Gesundheitswesen zeigten sich davon allerdings nur beschränkt beeindruckt. Ein ähnliches Schicksal erlitt der 2017 erschienene Bericht einer Expertengruppe, der zahlreiche interessante Maßnahmen zur Entlastung der obligatorischen Krankenpflegeversicherung skizzierte. Die relevanten Akteure vertreten völlig unterschiedliche Interessen und ziehen entsprechend alle in unterschiedliche Richtungen. Lediglich in der Ablehnung des Expertenberichts waren sich für einmal fast alle einig.«*[10]

Von den 21 Autor:innen des Berichts von 2019 haben neun Medizin studiert. Davon arbeiten zwei als Allgemeinpraktiker (einer viel mit Telemedizin), einer als Journalist, zwei an Instituten für Biomedizinische Ethik und Medizingeschichte, eine als Pathologin, eine als Altersforscherin, einer ist ehem. Anästhesist, einer ehem. Generalsekretär der SAMW und Politiker. Es gibt trotz Verfassungsartikel keine:n Komplementärmediziner:in mit Erfahrung bei Störfeldbehandlungen in dem Gremium, dafür zwei Pflegefachfrauen, zwei Krankenkassenvertreter:innen, Ökonomen, Juristen, einen Architekten etc. Es mögen alles ausgezeichnete Fachleute sein, aber ich glaube, es fehlt ihnen die Faszination für den mit den großen Statistiken nicht erfassbaren medizinischen Einzelfall, für die fundamentalkritische Komplexität. Drei Stimmen sollen diese Entwicklung der letzten Jahre kritisch beleuchten.

Der deutsche Gesundheitsökonom Prof. Dr. Dr. med. Reinhard Rychlik (*1952): »*Zum Teil wollen die jungen Ärzte auch gar nicht mehr mit den Patienten sprechen, und viele Jüngere sind komplett in einem Dienst nach Vorschrift gefangen. Sie sind in einer mechanisierten Medizin groß geworden, in der Leitlinien alles beherrschen. Sie halten sich daran und sind damit immer auf der sicheren Seite, auch wenn der Patient sich beschwert oder die Therapie nicht wirkt.*

[Interviewer:] Sie zeichnen das Bild einer relativ verbürokratisierten Ärztejugend.

Ja, und das hat Konsequenzen für die spätere ärztliche Tätigkeit. Ein Arzt verbringt ein Drittel seiner Zeit mit bürokratischem Aufwand. Es braucht wieder den Typ, der sich auf seine Erfahrungen verlässt. Viele Ärzte, die sich der Ganzheitsmedizin zuwenden, spüren, dass das wichtig ist. Auch die Bevölkerung wünscht sich nach wie vor einen Betreuer und Versorger, der sich um ihre Erkrankung und auch um sie selber kümmert.«[11] Der bürokratische Aufwand hat seit dem Interview 2013 nochmals stark zugenommen.

Der zahlenmäßige Rückgang dieser breit ausgebildeten Mediziner:innen ist dramatisch. So gab es um 2008 noch über 1400 Ärzt:innen mit komplementärmedizinischem Fähigkeitsausweis der UNION, inzwischen sind es noch rund 1000, vor allem ältere. Auch bei den komplementärmedizinisch tätigen Zahnärzten wurden viele pensioniert, sodass sich ihre Zahl in den letzten 15 Jahren von rund 70 auf etwa 30, meist Ältere, reduzierte. Dadurch geht enormes Wissen verloren.

Dr. med. Johannes G. Schmidt, inzwischen pensioniert, schrieb 2014 in seiner Publikation »Wissenschaftliche Evidenz, der Patient und die ärztliche Kunst«: In der Medizin habe sich ein gedankenloser Gebrauch von Statistiken eingebürgert, der in akademischer Routine die »störende« große Vielfalt wegglätte und die großen natürlichen Abweichungen vom Durchschnitt verberge, die in Wirklichkeit jeder gut beobachtende Arzt mit der Zeit feststelle. Denn auch Resultate aus guten Studien stellten immer nur Halbwissen dar und Behandlungen nach Richtlinien könnten im Einzelfall eher negativ wirken. Und er stellt nach 25 Jahren Erfahrung mit EBM fest: »*Doch die ärztliche Berufserfahrung führt auch zum eigenen Erkennen und Verstehen, das die variierende Gesundungskompetenz der Patienten sehen lernt und die Sicht des Patienten ernst zu nehmen beginnt. Tatsächlich wissen (eigensinnige) Patienten gelegentlich besser als wir Ärzte, wie sie gesund werden – selbst in ›gefährlicher‹ Abkehr vom ›richtigen‹ medizinischen Vorgehen. Bei der Gesundung gibt es ›viele Wege nach Rom‹. Für eine Medizin zum Nutzen des (individuellen) Patienten brauchen wir Erfahrung und differenzierte Menschenkenntnis – und eine differenzierte Betrachtung der ›wissenschaftlichen Evidenz‹.*«[12]

Eine befreundete schulmedizinische Psychiaterin aus Zürich, Dr. med. Therese Augsburger, schrieb mir 2023 einen persönlichen Brief zum Thema »Angst vor Guidelines?«: »*Ein Mensch kommt in meine Praxis, vermutlich hat er schon eine längere Wartefrist in Kauf nehmen müssen, weil ich so überlastet bin. Was möchte er? Gesehen werden, verstanden werden. Das ist weder einfaches Zuhören noch sofort eine Lösung Anbieten, die entsprechend den Guidelines in der Regel sofort medikamentös ist. Gesehen werden heißt, auch anzuerkennen, was der Mensch schon alles unternommen hat, um wieder zu seinem Wohlbefinden zurückzukehren. Gesehen werden heißt auch zu sehen, wonach ein Mensch sucht. Viele leiden daran, nicht Menschen sein zu dürfen, sondern auf ihre Funktion reduziert zu werden. Guidelinegeführte Medizin will auch so rasch wie möglich wieder Funktion herstellen. Das wird nach spätestens 6 bis 8 Wochen auch der Gutachter der Taggeldversicherung überprüfen wollen. Was kann dieser überprüfen? Ob die Guidelines eingehalten wurden. In einer einmaligen Untersuchung wird eben nicht der Mensch gesehen, sondern versucht abzuschätzen, ob er wieder arbeitsfähig ist. Die meisten Menschen möchten dann wieder arbeiten, wenn sie sich leistungsfä-*

hig fühlen. Es sind die besten, die unter dem Druck der ernst genommenen Forderungen einbrechen, dann geraten sie unter den Druck der Guidelines, die im Grunde vor allem ein praktisches Werkzeug in den Händen der Versicherer sind.

Medizin ist eine Kunst, besonders in der Psychiatrie. Kunst inspiriert, weil wir darin etwas sehen, das mit uns in Resonanz tritt. Wenn Arzt und Patient, Ärztin und Patientin auf eine beflügelnde Weise miteinander in Resonanz kommen, entsteht der Mut, über Grenzen hinauszugehen, das Wagnis Leben einzugehen. Wie, ist jedes Mal anders. Das Resultat immer dasselbe: Der Mensch, ob Behandler oder Behandelter, ist wieder ein Individuum. Dabei gilt es auszuhalten, dass es keine Sicherheit gibt, wenn ich wage, mich zu sein. Versicherungen spielen mit unserem Bedürfnis nach Sicherheit. Nebst der Prämien, die wir bezahlen, geben wir auch in vielen Bereichen unser Recht auf Selbstbestimmung ab. Das macht unmündig, kindlich. Leben ist ein Wagnis, der Tod auch. Wollen wir für das Wesentliche gewappnet sein, müssen wir dem Leben vertrauen, nicht Guidelines.

Angst vor Guidelines, Angst vor dem Leben? Guidelines fordern Gehorsam, das Leben fordert die Demut, sich mit seiner Großartigkeit zu verbinden, unseren Teil mitsamt den technischen Errungenschaften einzubringen, aber den Teil nicht mit dem Ganzen zu verwechseln.«

2.2 Johannes G. Schmidt – mögliche Fehlinterpretationen von Statistiken

Beispiel vegetarische Ernährung

Der Epidemiologe Johannes G. Schmidt schrieb zu Statistiken, die eine höhere Lebenserwartung bei Vegetarier:innen zeigen, dass diese auch bedeuten könnten, dass Vegetarier trotz pflanzlicher Kost statistisch länger lebten. Eventuell würden sie mit Fleisch aber noch älter!

Wenn man aus Sicht der TCM (Traditionelle Chinesische Medizin) argumentiert, brauchen Leute mit einer starken angeborenen Vitalität, mit einem »starken Yang-Lebensfeuer«, kaum Fleisch. Sie werden alt, ob sie Fleisch essen oder nicht. Hingegen sei für Menschen mit »wenig Yang« Fleisch die beste Medizin, um dieses Defizit abzubauen. Schmidt sieht daher die Mode »Vegetarianismus« auch als Überinterpretation von ungeeigneten Studien, die zu einer statistischen Täuschung führt, einem »Confounding Bias« (ein systematischer Fehler, der durch nicht berücksichtigte Drittvariablen entsteht), der im Einzelfall schädlich sein kann.[13]

Beispiel chronische Erkrankungen und der Wirt – Gesundung am Beispiel von Patienten mit Multipler Sklerose

Unter diesem Titel beschrieb Schmidt 2013 zwei Beispiele von erfolgreicher Behandlung bei der als unheilbar geltenden Krankheit MS. Zuerst erklärte er am Beispiel Grippe, dass Symptome wie Fieber, Schwitzen, Müdigkeit etc. die angeborene Fähigkeit des Körpers sei, einen Erreger zu bekämpfen und somit zu einer vollständigen Heilung zu kommen. Würden diese Symptome unterdrückt, könne es zu unerkannten Regulationsstörungen im Körper kommen, die später einmal die Grundlage für chronische Erkrankungen sein könnten. Das führe zur paradoxen Situation, dass der »Gesunde« Symptome entwickle, die man mit einfacher Statistik als Krankheit deuten würde. Andererseits werde ein Symptomloser zum Risikopatienten für chronische Erkrankungen, wenn er nicht mehr adäquat auf einen Erreger reagieren könne. Zu dieser blockierten Reaktion könnten auch die schon besprochenen Belastungen beitragen. Kranksein ist nach Schmidt nicht einfach Folge einer Erkrankung, sondern das Resultat von Erkrankung und Wirtszustand.

Zur MS schrieb er, dass der schubweise Verlauf der Krankheit interessant sei. Sorgfältige klinische Beobachtungen und gute Verläufe wiesen darauf hin, dass es nicht entscheidend sei, Schübe zu verhindern. Entscheidend sei die Fähigkeit des Patienten, Schübe überwinden zu können. Diese gehörten zu den klinisch vielfältigen »Aufräum-Phänomenen«, die der Körper bei genügender Gesundungskraft spontan beginne. Aus Sicht der TCM bräche die als MS bezeichnete Krankheit daher aus, wenn der Körper beginne, während Jahren angesammelte Kälte/ Nässe aus dem vitalen Zentrum des Körpers hinauszuschaffen. Die MS-Symptome seien daher zweitrangig und zuerst einmal ein Heilungsversuch. Eine erfolgreiche Therapie solle daher den Wirt stärken und nicht Symptome unterdrücken.

Für Schmidt ist MS in der Regel eine Folge von lange andauernden Verdauungsproblemen, Schlafstörungen, Frieren und/ oder Hitze, Belastungen durch Umweltfaktoren etc., bei denen in der Folge neurale Schädigungen auftreten – zuerst passagere und dann dauerhafte.

Wenn man die neurologische Störung als das zentrale Element der Krankheit betrachte, bestehe die Gefahr einer zu reduktionistischen Sicht auf Therapieziele, die falsche »Erfolge« vortäusche. Wenn man hingegen die unspezifischen Störungen von Verdauung, Schlaf und »Lebenswärme« als die zentralen Merkmale verstehe und die neurologischen Störungen als peripheres passageres Detail, dann könnten viele MS-Betroffene gesund werden. Weiter schrieb er: »*Wie gesagt sind Schübe Ausdruck davon, dass der Körper noch in der Lage ist, die Kältebelastung aus dem Zentrum wegzuschieben. Schübe sind ein Vitalitätszeichen. Deshalb ist die nur geringe und klinisch irrelevante Schubprophylaxe, die mit MS-Medikamenten möglich ist, eine Pyrrhus-Medizin. Interferon kennt als Nebenwirkungen ein Grippesyndrom, Anorexie und Verdauungsstörungen, Schlafstörungen, Kopfschmerzen usw. An diesen Nebenwirkungen erkennt man die Wirkung von Kälte. Mit Interferon wird also die noch vorhandene Vitalität so ›kaltgestellt‹, dass weniger Schübe erfolgen können, was einen fatalen Verlauf am Ende wahrscheinlich beschleunigt. Die wichtigen Regenerationsmotoren wie Verdauung und Schlaf werden beeinträchtigt. Die Zahl der Schübe ist kein valides Erfolgskriterium; geeignet [für die Beurteilung der Therapie; Anm. des Verfassers] sind erst die längerfristige Lebensqualität mit den dazugehörigen Fähigkeiten der Mobilität sowie Schlaf, Verdauung, innere Ruhe, Lebensfreude und allenfalls die*

Mortalität. Systematische Analysen in seriösen Reviews (Cochrane Collaboration) kommen denn auch zu dem Ergebnis, die vorliegenden Studien seien nicht in der Lage, einen Nutzen von Interferon zu dokumentieren. Trotzdem wird Interferon heute den Patienten von den Neurologen aufgedrängt, weil der hilflose Helfer-Arzt und der Zeitgeist offenbar Strohhalm-Medizin verlangen […]. Gut CHF 20 000 kostet das nebenwirkungsträchtige und letztlich nutzlose Medikament pro Jahr.«[14]

Nach diesen Vorbemerkungen beschrieb Schmidt ausführlich aus TCM-Perspektive zwei Patientenfälle. Beim einen handelte es sich um eine 29-jährige Frau, bei der mit 23 die ersten Symptome – Gefühllosigkeit in den Fingerspitzen und später Sehstörungen – auftraten. Auffallend war, dass sie immer kalte Hände und Füße hatte und Bettsocken brauchte. Außerdem hatte sie fast nie Fieber und konnte kaum schwitzen, hatte oft breiigen Stuhlgang und einige weitere Symptome.

Die Therapie bestand im Wesentlichen aus chinesischen Kräutern (Phytotherapie), die das Schwitzvermögen aufbauten, ergänzt mit Mitteln gegen Kälte und Nässe. Dadurch verbesserte sich ihre Kälteempfindlichkeit, sie hatte keine kalten Füße mehr. Im heißen August sei dann noch einmal ein heftiger Schub aufgetreten, mit Taubheitsgefühlen auch an den unteren Extremitäten und bis zum Bauchnabel. Nach diesem Schub sei der Schlaf besser geworden, was zeige, dass die schlafstörende Kälte im Zentrum abgenommen habe. Für Schmidt war damit die MS überwunden, auch wenn er zur Konsolidierung noch für drei Winter Kräuter vorsah. Für den Verlauf wichtig gewesen sei das adäquate Verhalten der Patientin, die die wohltuende Wirkung einer das Yang stärkenden Ernährung spürte und ebenso, dass Vitamine und Power-Drinks, die sie gut gemeint bekommen hatte, ihre Verdauung störten; diese seien Yin-lastig und entsprechend kraftlos.

Im zweiten Beispiel beschrieb Schmidt einen 60-jährigen Patienten, der seit 14 Jahren mit altchinesischen Kräutern therapiert wurde. Die Diagnose MS erfolgte vor 20 Jahren, und der

Verlauf in den ersten sechs Jahren habe zu invalidisierenden Gehstörungen, Blasenfunktionsstörungen, Dauerschwindel sowie Appetit- und Schlafstörungen geführt. Früher sei er immer gesund gewesen. Dank der Therapie habe sich die Krankheit stabilisiert; es trat keine Progression mehr auf, der Appetit wurde besser, der Schwindel seltener, wobei die peripheren Paresen und andere Beeinträchtigungen nicht alle überwunden werden konnten. Markant habe sich die Lebensfreude verbessert.[15]

Die publizierten Fälle dokumentieren ähnliche Erfahrungen, wie ich sie mit meinen Patient:innen machte, obwohl sie aus einem völlig anderen Medizinverständis (TCM) stammen. Wird der Wirt gestärkt, können unglaubliche Prozesse in Gang gesetzt werden.

Beispiel Grippeimpfung

Ebenfalls zur Grippe schrieb Johannes Schmidt in der »Neuen Zürcher Zeitung« vom 9. Januar 2016, dass Impffachleute an einen Impfschutz glauben, wenn die Antikörperbildung danach erhöht sei. Zahlreiche systematische Studien-Analysen bestätigten das aber nicht (z.B. von der Cochrane Collaboration). Beobachtungsstudien kommen vielmehr zu folgenden Schlüssen:

1. Grippefälle werden etwas reduziert, ohne Auswirkungen auf Absentismus (weniger Krankheitstage) oder Hospitalisation.
2. Gesunde Kinder zeigen eine geringe Reduktion, wobei grippeähnliche Erkrankungen gleich bleiben.
3. Nebenwirkungen sind bekannt, werden aber nicht richtig untersucht.
4. Bei älteren Menschen und Kindern unter zwei Jahren zeigt sich keine Schutzwirkung.
5. Wird das Pflegepersonal geimpft, führt das zu keiner Reduktion der Erkrankungen bei den Behandelten.[16]

Als direkte Reaktion gab es zahlreiche empörte Leserbriefe, die auf die statistisch erfassbare Erhöhung der Antikörper hinwiesen. Zu diesen Einwänden schrieb Prof. Renato Galeazzi in einem Leserbrief, dass Schmidt nach den Regeln der Wissenschaft recht habe, indem er Surrogatmarker und klinische Endpunkte unterscheide. Die Aussage, dass die reale Immunität nicht mit dem Auftreten von spezifischen Antikörpern gleichzusetzen sei, sondern von »unspezifischen Abwehrkräften, die die Medizin nicht kennt«, abhänge, könne nicht als unwissenschaftlich abgetan werden.

2.3 Ronald Grossarth-Maticek – systemische Epidemiologie

Einen neuen Weg, komplexe klinische Zusammenhänge zu erkennen, schlug der deutsche Medizinsoziologe Prof. Ronald Grossarth-Maticek (*1940) in seinem Buch »Systemische Epidemiologie und präventive Verhaltensmedizin chronischer Erkrankungen« von 1999 vor. Darin beschrieb er den Versuch, das Zusammenspiel verschiedener Negativ- und Positivfaktoren auf die Gesundheit von rund 35 000 Personen statistisch zu erfassen.

Ich lernte Prof. Grossarth an einem Kongress der Deutschen Gesellschaft für Ganzheitliche Zahnmedizin kennen und konnte ihn 2002 zum 20-Jahr-Jubiläumskongress der SAGEM (Schweizerische Ärztegesellschaft für Erfahrungsmedizin) in die Schweiz einladen. Das Faszinierende an seiner Forschung ist, dass sie die täglichen Praxiserfahrungen bestens abbildete und prospektiv war.

Im Gegensatz zu vielen Studien, in deren Rahmen Personen untersucht werden, die wegen psychischer oder physischer Faktoren zu bestimmten Krankheiten neigen, und deren Resultate mit anderen Gruppen verglichen werden, befragte Grossarth-Maticek gesunde Probanden. Er hielt mittels Fragebogen Risikofaktoren fest, extrapolierte solche aus Antworten auf den Fragebogen, beobachtete die Leute während zehn und mehr Jah-

ABBILDUNG 4: Nachfolgend ein Beispiel für die Risikokonstellation, an Krebs zu sterben, die Grossarth-Maticek anhand einer Subpopulation von 3944 Personen gefunden hatte. Aus heutiger Sicht fehlen Elektrosmog, Geopathie und neue Chemikalien.

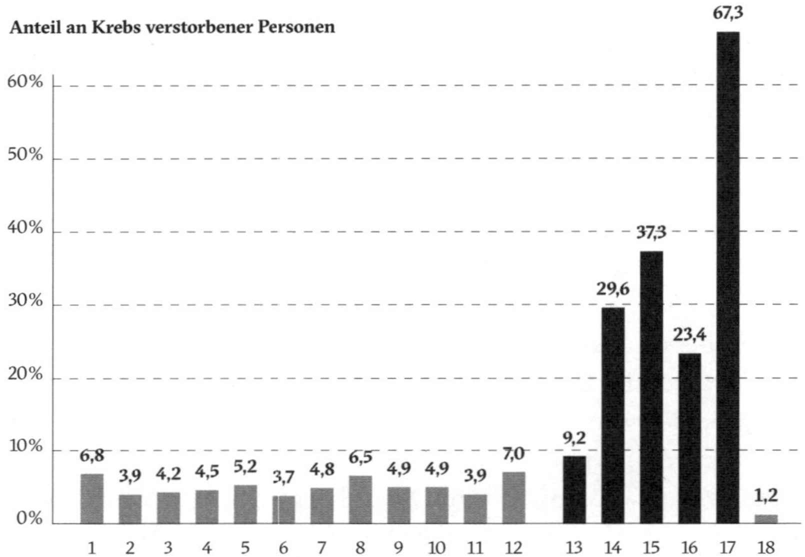

1 Familiär-genetische Disposition
2 Starkes Zigarettenrauchen
3 Hoher Alkoholkonsum
4 Ungesunde Ernährung
5 Organvorschädigungen, z.B. chronische Entzündungen
6 Dauerhafte Einnahme von ZNS-dämpfenden Substanzen
7 Organmissbildungen
8 Therapeutische Bestrahlung
9 Mehr als 50 diagnostische Röntgenbestrahlungen
10 Hoher Kaffeekonsum
11 Kontakt mit Umweltgiften (Asbest, Chemikalien, Luftverschmutzung)
12 Stress (gehemmte Selbstregulation und Erschöpfung)
13 Alle physischen Risikofaktoren (2–11)
14 Alle physischen Risikofaktoren + familiär-genetische Belastung (1–11)
15 Alle physischen Risikofaktoren + Stress (2–12)
16 Stress und familiär-genetische Belastungen (1 + 12)
17 Alle Faktoren (1–12)
18 Kein Faktor

ren und hielt dann gegebenenfalls fest, woran sie erkrankt oder gestorben waren.

Die Daten wurden 1973–1975 erhoben und änderten mein Verständnis von chronischen Krankheiten grundlegend. Während die »konventionelle« Epidemiologie vor allem den Einfluss von Einzelfaktoren untersucht, zeigten diese Daten, dass man damit ein komplexes Geschehen kaum erfassen kann. [→ Abbildung 4] Die gewonnenen Daten wurden in drei Gruppen eingeteilt:

1. Familiär-genetische Belastung mit 6,8 % Risiko. Hier mussten alle sechs Familienmitglieder in gerader Linie (Eltern und Großeltern) vor dem 65. Lebensjahr an Krebs verstorben sein. Aus heutiger Sicht ist nicht klar, ob es sich um einen genetischen, epigenetischen oder anderen Belastungsfaktor handelte, dem die ganze Familie ausgesetzt war. Es könnten auch geopathische Felder gewesen sein, Trinkwasserbelastungen, Parasiten, emotionale Spannungen in der Familie und vieles mehr. [→ Abbildung 4, Risiko Nr. 1]
2. Physische individuelle Faktoren bedeuteten 9,2 % Risiko. Die wurden hier in zehn Kategorien unterteilt, von denen drei näher erklärt werden. Ungesunde Ernährung wurde definiert als »kein frisches Obst oder Gemüse, keine Vollkornprodukte, keine Zufuhr von Vitaminpräparaten, viel Fett, Fleisch und Industriezucker«. Dauerhafte Einnahme von das Zentralnervensystem dämpfenden Psychopharmaka, z.B. Diazepam, Schlafmittel, blutdrucksenkende Mittel. »Berührung von Umweltgiften« hieß, länger als 20 Jahre Arbeit mit bestimmten Chemikalien, Asbest oder in Räumen mit starker Umweltbelastung. [→ Abbildung 4, Risiko Nr. 2–11 oder 13]
3. Stress wirkt nach Ansicht von Grossarth-Maticek über die Unterdrückung von Selbstregulationsmechanismen. Das führte zu wiederkehrender seelisch-körperlicher Erschöpfung und zu 7 % Risiko. [→ Abbildung 4, Risiko Nr. 12]

Interessant ist, dass die Kombination dieser drei verschiedenen Belastungsarten zu einem Gesamtrisiko von 67,3 % führt [→ Abbildung 4, Risiko Nr. 17]; das heißt, zwei von drei Betroffenen bekommen einen Tumor. Dabei scheint die Kombination von verschiedenen physischen Faktoren nicht dem additiven Effekt der Risiken zu entsprechen.

Grossarth-Maticek definierte: »*Die systemische Epidemiologie geht von der Kontextabhängigkeit, der gegenseitigen Beeinflussung und den Wechselbeziehungen zwischen unterschiedlichen Risiko- und Positivfaktoren aus und bezieht systematisch die experimentellen Interventionen als Methode der Beweisführung mitursächlicher Zusammenhänge in das Forschungsprogramm mit ein.*«[17]

Das Ziel der systemischen Epidemiologie sei es, interagierende Faktoren zu beschreiben und zu erfassen, die unter bestimmten Bedingungen Vorhersagen ermöglichten, sowie systematische Interventionen durchzuführen, die das System in die gewünschte Richtung veränderten. Die systemische Epidemiologie zeige ferner, dass bei der Erfassung von Wechselwirkungen, besonders im psycho-physischen Bereich (Stress), klinisch bessere Resultate zu erwarten seien, als bei der Konzentration nur auf einzelne Risikofaktoren. Die systemische Epidemiologie entspreche der interdisziplinären und systemischen Denkweise und setze sich somit kritisch von der monokausalen Konzeption in der medizinischen Ursachenforschung (an der sich die monokausale Epidemiologie ausrichtet) ab. »*Die systemische Epidemiologie ist eine neue Fachrichtung innerhalb der Epidemiologie, die von der Annahme ausgeht, dass die Erfassung der Wechselwirkung von Faktoren aus unterschiedlichen Bereichen genauso wichtig oder erheblich wichtiger ist als die monokausale Konzentration auf die Wirkung von einzelnen Faktoren. Dabei wird angenommen, dass unterschiedliche, in Interaktion tretende Faktoren Effekte aufweisen, die weitgehend die additive Wirkung der einzelnen Faktoren übersteigen. [...] Die Gründung einer solchen Disziplin ist dringend nötig, weil sie der Komplexität von Prozessen, die zu Krankheit führen, gerechter wird.*«[18]

Für Grossarth-Maticek ist der Organismus ein komplexes Vielteilchensystem, das dauernd von unzähligen Faktoren beeinflusst wird. Relativ stabile Systeme seien dadurch charakterisiert, dass sie konstante und effektive Steuerungsfaktoren aufwiesen, während labile Systeme schlecht, widersprüchlich oder nur schwach gesteuert seien. Dann könnten minimale Einwirkungen gravierende Veränderungen bewirken.

Im persönlichen Gespräch bestätigte Ronald Grossarth-Maticek, dass z. B. Belastungen von zahnärztlichen Materialien oder anderen Umwelttoxinen nur in Studien, die multifaktoriell arbeiteten, richtig erfasst würden. Sonst gäbe es die bekannten widersprüchlichen Resultate, wie wir sie von fast allen Belastungsrisiken, von Glyphosat bis Elektrosmog, kennen. So können relativ geringe Mengen eines Stoffes, die für sich allein unbedeutend sind und statistisch bei Gesunden nicht auffallen würden, bei einem labilen Patienten als Co-Faktor große Wirkung erzeugen.

Laut Grossarth-Maticek seien zur Beweisführung in komplexen Systemen Interventionen geeignet. Bezüglich der rund 150-jährigen Amalgamdiskussion heißt das, dass die unzähligen Studien, die eine Besserung der verschiedensten Symptome nach Entfernen der Füllungen aufzeigen, von ihrer Wertigkeit her sehr bedeutend sind, auch wenn es oft »nur« Einzelfälle sind. In den meisten schulmedizinischen Abhandlungen wurden diese Arbeiten aber ignoriert und anhand großer epidemiologischer Studien gezeigt, dass es statistisch keine signifikanten Zusammenhänge zu bestimmten Krankheiten gibt, wie beispielsweise in der letzten großen Monografie über Amalgam in der Zeitung der Schweizer Zahnärztegesellschaft (SSO).[19] Es gibt dabei oft die abstruse Situation, dass es den Patient:innen nach der Sanierung ihrer Zähne besser geht, dass das aber wissenschaftlich nicht sein darf!

Als praktische Folge teste ich bei chronischen Patient:innen immer kinesiologisch, ob das Problem struktureller, chemischer, psychischer oder informativer Natur ist, wie es verschiedene Kinesiolog:innen schon vor 25 Jahren lehrten. Außerdem wollten wir mit dem Lüscher-Farbtest bei unserer Studie die emotionale Stress-Situation als wesentliches Element mit den physischen Werten in einen Zusammenhang bringen.

Bedauerlich ist, dass es meines Wissens keine neuen vergleichbaren Untersuchungen zur systemischen Epidemiologie gibt, mit der neu hinzugekommene Risikofaktoren der letzten Jahre erfasst werden könnten.

2.4 Stephen Hawking, Leonard Mlodinow – Modellabhängiger Realismus

Es wurde am Beispiel von MS gezeigt, dass die Anwendung eines völlig anderen Denkmodells, dem der TCM, zum Erfolg führen kann. Das steht im Widerspruch zu unserer heute weitverbreiteten Modellvorstellung, alles mit einer Einheitstheorie erklären zu wollen: Dabei wird meistens nicht berücksichtigt, dass gerade in der Physik die Überzeugung von einer einzigen richtigen Theorie kaum mehr vertreten werden kann. Zum jahrhundertealten Wunsch nach einer »Weltformel« publizierten der britische Physiker und 13-fache Ehrendoktor Stephen Hawking (1942–2018) und der amerikanische Physiker Leonard Mlodinow (*1954) in ihrem Aufsatz »The Elusive Theory of Everything« im Jahr 2010, dass das kaum realisierbar sei: *»Physicists have long sought to find one final theory that would unify all of physics. Instead they may have to settle for several.«*[20]

Sie verglichen Physiker mit Goldfischen in einem runden Aquarium, die die Welt außerhalb des Glases beschreiben wollen. Dabei können sie sich aufgrund der vom Glas erzeugten optischen Verzerrungen nie sicher sein, ob ihre Wahrnehmung der wirklichen Realität entspricht. Und niemand weiß, ob wir nicht in einer ähnlichen Situation sind. Denn die klassische Wissenschaft basiert auf der Prämisse, dass eine externe Welt existiert, deren Eigenschaften unabhängig von einem Beobachter, der sie wahrnimmt, definiert sind. In der Philosophie nennt man dies Realismus.

Hawking und Mlodinow erwähnten aber auch den amerikanischen Psychologen Timothy Leary (1920–1996), der in den

1960er-Jahren auf eine andere mögliche Form der Realität hingewiesen hatte. Diese ist abhängig von der Wahrnehmung des Beobachters und wird als Antirealismus, Instrumentalismus oder Idealismus bezeichnet. Gemäß dieser Doktrin ist die Welt, die wir kennen, nur ein Konstrukt unseres Gehirns [heute auch als Konstruktivismus bezeichnet]. Diese Sicht mag schwer zu akzeptieren sein, ist aber nicht schwierig zu verstehen, denn es gibt keinen Weg, den Beobachter aus unserer Wahrnehmung der Welt auszuschließen.

Es sei daher heute schwierig, den Realismus zu verteidigen. In der klassischen Physik sind Begriffe wie »Objekt« und »Position« in Übereinstimmung mit unserem Alltagsverständnis. Jedoch nehmen wir die Welt mittels unserer Sinnesorgane unterschiedlich wahr. Beispielsweise besteht das Licht, dank dem wir Objekte sehen, aus Teilchen wie Photonen und Elektronen, die wir nicht direkt wahrnehmen können. Diese gehorchen nicht den Gesetzen der klassischen Physik, sondern jenen der Quantenmechanik.

Die Realität der Quantenmechanik ist radikal verschieden von jener der klassischen Physik. Im Rahmen der Quantentheorie haben Teilchen weder einen definierten Ort noch eine definierte Geschwindigkeit, bevor ein Beobachter diese Eigenschaften misst. In einigen Fällen haben Teilchen nicht einmal eine eigene Existenz, sondern nur eine im Zusammenhang mit anderen. Selbst Vergangenheit und Zukunft sind undefiniert und existieren nur in einem Spektrum von Möglichkeiten. Lichtteilchen oder Lichtwellen treffen auf unsere Augen, werden in Impulse umgewandelt und über den optischen Nerv zum Gehirn geleitet. Dieses kombiniert Informationen von beiden Augen und ergänzt irgendwie die Stellen des blinden Flecks auf der Retina. Das Gehirn ist gut im Herstellen eines Modells der Realität, das bestimmt, wie wir die Welt interpretieren.

Für Hawking und Mlodinow gibt es auch bei der Interpretation der Erkenntnisse der modernen Physik kein theorieunabhängiges Konzept der Realität. Sie sprachen vielmehr von einem modellabhängigen Realismus, einer physikalischen Sicht der Welt, bei der ein (mathematisches) Modell und ein Set von Regeln die Beobachtungen mit dem Modell verbindet. Gemäß dem modellabhängigen Realismus sei es unwichtig zu fragen, ob ein Modell real ist. Man schaue nur, ob es mit den Beobachtungen übereinstimme. Stimmten mehrere Modelle mit den Beobachtungen überein, könne man dasjenige nehmen, das mehr zur Situation passe.

Hawking und Mlodinow fragen zudem, was denn die am weitesten entwickelte Einheitstheorie, die Stringtheorie, für Erkenntnisse gebracht habe. Doch da existierten nicht nur eine, sondern verschiedene, die jeweils einzelne Dinge unter bestimmten Voraussetzungen beschreiben würden. Außerdem seien fünf Stringtheorien zu einer sogenannten M-Theorie zusammengefasst worden, wobei aber niemand wisse, was »M« bedeute. *»No one seems to know what the ›M‹ stands for. It may be ›master‹, ›miracle‹ or ›mystery‹ or all three. People are still trying to decipher the nature of M-theory, but it seems that the traditional expectation of a single theory of nature may be untenable and that to describe the universe we must employ different theories in different situations.«*[21]

Aufgrund solcher und weiterer Überlegungen kamen Hawking und Mlodinow zum Schluss, dass wir Menschen bestimmte Eigenschaften der Natur nur mit einem jeweils passenden Modell beschreiben können, und folgerten daraus, dass das weder der traditionellen Erwartung der Physiker und Naturwissenschaftler noch unserer täglichen Idee von Realität entspreche. Aber es scheine der Weg des Universums und der Natur zu sein.[22]

Solche Überlegungen waren für mich sehr hilfreich, verschiedene Denkmodelle zur Medizin überhaupt akzeptieren zu können. Nebst der erwähnten TCM gehören dazu weitere wie das Homöopathie-Modell oder das der Skalarwellen, die in den folgenden Kapiteln beschrieben werden. Zudem zeigen solche Überlegungen auch die Notwendigkeit eines Modell-Pluralismus in der Medizin auf.

Gibt es ordnende elektromagnetische Felder in Lebewesen?

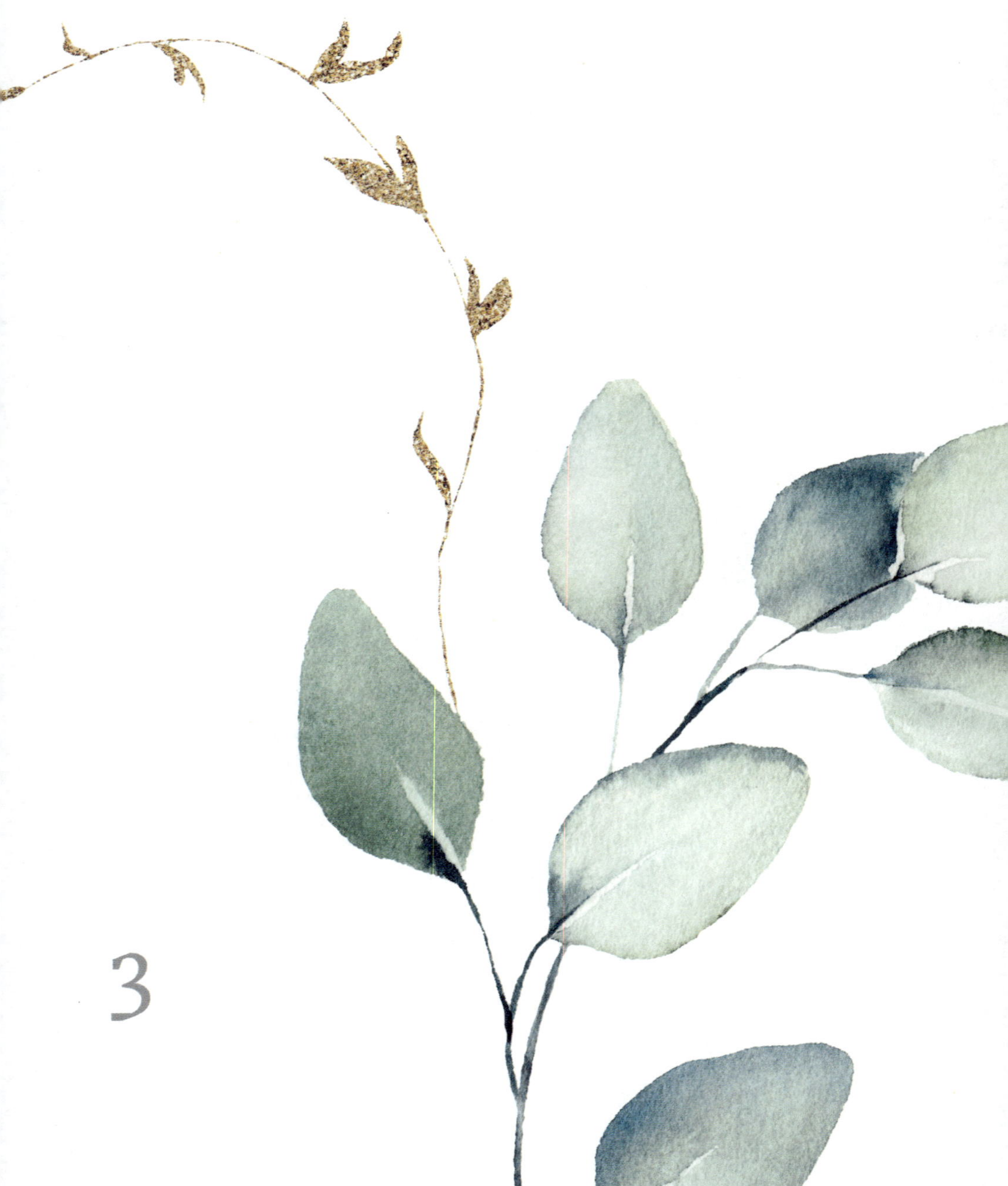

3

In den letzten 70 Jahren wurden chemische Systeme entdeckt, die selber Ordnung aufbauen. Das galt lange als unvereinbar mit den klassischen Gesetzen der Thermodynamik. In der Biologie versprechen diese chemischen Systeme Lösungsansätze für unverstandene Phänomene.

3.1 Wie Formen in der Biologie entstehen

Die Frage nach der Form von Lebewesen kann mit der konventionellen Genetik allein nicht beantwortet werden. Es kann nur aufgezeigt werden, wie Proteine entstehen, aber warum sie sich anschließend zu komplexen Strukturen wie Gewebe und Organismen entwickeln, ist nach wie vor ungeklärt.

Alan Turing – ein Vordenker

Die beiden Briten Peter Coveney (*1960), Professor für Physikalische Chemie am University College London, und Roger Highfield (*1958), Wissenschaftsjournalist, zeigen in ihrem Buch »Anti-Chaos. Der Pfeil der Zeit in der Selbstorganisation des Lebens« von 1992 faszinierende Facetten auf. Der Erste, der Möglichkeiten von Selbstorganisation in Lebewesen theoretisch erkannt hatte, sei der Mathematiker Alan Turing (1912–1954), einer der größten britischen Denker des 20. Jahrhunderts, gewesen. Der Chemie-Nobelpreisträger von 1977, Ilya Prigogine (1917–2003), erwähnt im Vorwort, dass dieses Buch eine hervorragende Einführung in eine neue Denkweise sei, die zu einer neuen Physik führen werde. Diese umfasse Gesetze mit nicht reproduzierbaren Ereignissen und solle zu einem besseren Verständnis der Welt führen, von der wir ein Teil sind. Solche Ereignisse, wie sie im Leben immer wieder vorkommen, können mit der klassischen Naturwissenschaftstheorie und deren Forderung nach immer möglicher Reproduzierbarkeit nicht berechnet werden.

Am Anfang stand Turings Interesse, eine chemische Erklärung dafür zu finden, wie Gestalt, Struktur und Funktion in lebenden Systemen entstehen. Wie schafft es ein Organismus, aus einer gleichförmigen Ausgangssubstanz hochkomplexe biologische Strukturen zu schaffen? Was sind die wissenschaftlichen Grundlagen für Symmetriebrechungen und was ist das Geheimnis der Morphogenese? Wie kann es sein, dass sich gewisse Zellen zu einem Kopf, andere aber zu einem Rumpf entwickeln? Turing schrieb 1952 in seiner letzten großen Arbeit, dass seine Abhandlung keine neuen Hypothesen aufstelle; sie mache nur deutlich, dass etliche wohlbekannte physikalische Gesetze ausreichten, um viele beobachtbare Tatsachen zu erklären.

Turing erkannte, dass der homogene Zustand (maximale Symmetrie) nahe am chemischen Gleichgewicht stabil ist. Entfernt man die chemische Reaktion von diesem Zustand, indem man dauernd die Ausgangsstoffe oder Energie zuführt, wird das System aufgrund allgegenwärtiger Fluktuationen instabil. Solche Fluktuationen entstehen etwa durch Reibung an anderen Molekülen und dürfen in der Realität nicht vernachlässigt werden.

Coveney und Highfield würdigten Turing folgendermaßen: *»Turing hatte die bedeutende Entdeckung gemacht, dass chemische Substanzen ihre Konzentrationen ändern und dabei räumliche Muster bilden können, wenn einige farbige Stoffe mit verschiedenen Diffusionsraten in einer Flüssigkeit miteinander reagieren. Die Aussagen der Theorie widersprechen der Intuition: Man würde erwarten, dass jeder mögliche irreversible Mischungsprozess vorhandene Strukturen oder Muster ineinander verschwimmen und damit verschwinden ließe, so wie die Farbunterschiede bei der Mischung von Milch und Kaffee schließlich verschwinden. Weit seiner Zeit voraus, gelang es Turing, mathematische Bedingungen für stationäre Muster zu formulieren, die zeitlich konstant bleiben, und für oszillierende Muster, die in chemischen Uhren als wellenartiges Farbenspiel sichtbar werden. Der kritische Punkt, an dem das System sich weit genug vom Gleichgewicht entfernt hat und diese Muster zum ersten Mal auftreten, heißt Turing-Instabilität.«*[1]

Turing konnte also theoretisch angeben, unter welchen Bedingungen Selbstorganisation entstehen kann. Weil damals aber noch keine leistungsstarken Rechner vorhanden waren, konnte er das jeweilige System nur bis zum ersten Entscheidungspunkt berechnen, sobald dieses aus der Gleichgewichtssituation gedrängt wurde.

Weil man noch keine solchen chemischen Reaktionen kannte, wurden seine Arbeiten jahrelang kaum beachtet.

Die Belousov-Zhabotinsky-Reaktion – eine chemische Uhr

Eine rein zufällig entdeckte chemische Reaktion ist unter dem Namen Belousov-Zhabotinsky-Reaktion (BZR) bekannt. Ab 1949 experimentierte Boris Pavlovich Belousov (1893–1970), der an der ETH Zürich Chemie studierte und später Leiter des biophysikalischen Labors des sowjetischen Gesundheitsministeriums in Moskau wurde, mit chemischen Versuchsanordnungen, die zum besseren Verständnis des Krebs-Zyklus führen sollten. Diese Stoffwechselreaktion, bei der Zellen aus Nahrung Energie gewinnen, gilt als eine der wichtigsten biologischen Reaktionen. Seine vereinfachende Imitation enthielt Zitronensäure (die im Krebs-Zyklus vorkommt), Kalziumbromat (um das biologische Analogon zur Verbrennung der Zitronensäure zu schaffen), schweflige Säure und Cer-Ionen (als Vereinfachung des aktiven Zentrums von Enzymen) als Katalysatoren.

Zu seiner Überraschung begann die Lösung, regelmäßig wie eine Standuhr zwischen einem gelben und einem farblosen Zustand hin- und herzupendeln, abhängig vom Ladungszustand der Cer-Ionen. Vermutlich hatte er auch räumliche Strukturen beobachtet und damit als Erster eine chemische Reaktion entdeckt, bei der Selbstorganisation auftritt.

Die Reaktion war so seltsam, dass sein Manuskript 1951 von wissenschaftlichen Zeitungen mit der Begründung zurückgewiesen wurde, dass ein solcher Prozess unmöglich sei. Das wissenschaftliche Establishment war fixiert auf den zweiten Hauptsatz der Thermodynamik, der besagt, dass sich eine chemische Reaktion immer schnellstmöglich auf den strukturlosen Gleichgewichtszustand zubewegen muss und die Entropie

(Unordnung) bei einer chemischen Reaktion nur größer werden kann. Eine chemische Reaktion, die regelmäßig die Farbe wechsle, konnte ja nur bedeuten, dass sie sich zurückentwickle, und das war mit dem zweiten Hauptsatz nicht vereinbar. Belousov war nicht der Erste, der unter dieser Fehldeutung litt. 1921 hatte der kanadische Chemiker William Bray (1879–1946) von der University of California schon eine oszillierende Reaktion im Zusammenhang mit Wasserstoffperoxid beschrieben, die nicht beachtet wurde.

Es war der russische Physiker Anatoly Markovich Zhabotinsky (1938–2008), der in den 1960er-Jahren die Versuche wieder aufnahm und das Cer durch Eisen ersetzte, was zu Farbwechseln zwischen Blau und Rot führte. Erst dann begannen die Kollegen, sich langsam mit dem erstaunlichen Phänomen zu befassen, und 1980 wurden Belousov und Zhabotinsky für ihre Forschung mit dem Lenin-Preis geehrt. Die westliche Welt nahm erst ab 1968 von der BZR Kenntnis.[2]

Coveney und Highfield schrieben, dass die Untersuchung solcher chemischen Uhren in einem wörtlichen Sinn Leben in die anorganische Chemie gebracht habe – ein Gebiet, in dem es oft an tieferem Verständnis für Zusammenhänge mangle und in dem stattdessen die Sammlerleidenschaft gefordert würde; die Anhäufung von großen Mengen reinen Faktenwissens. Besonders faszinierend seien die Strukturen, die sich durch Konvektionsströme bilden können.

»Ohne Fluktuationen kann es keine Selbstorganisation geben. Nahe dem Gleichgewichtszustand treten in der Flüssigkeit nur kleine voraussehbare Konvektionsströme auf, deren Wirkung verschwindend gering ist. Wie leises Flüstern klingen diese Fluktuationen rasch ab. Doch aus einem Flüstern kann durch Rückkopplung ein Schrei werden. Fern vom Gleichgewicht, rufen die nicht linearen Eigenschaften des Systems makroskopische Konvektionsströme hervor, die die gesamte Flüssigkeit durchdringen und in eine flüssige Bienenwabe verwandeln. Manche Forscher versuchen, dieses Verhalten mit Begriffen zu erklären, die der Gleichgewichtsthermodyna-

mik entstammen. Zwar können solche Konzepte beispielsweise die monotone Regelmäßigkeit eines Kristalles richtig beschreiben, aber sie sind völlig ungeeignet zur Erklärung dynamischer, dissipativer Strukturen. […]

Die meisten Chemiker und Biologen bevorzugen eine Betrachtung, die die Aktivität der einzelnen Moleküle hervorhebt, ein Ansatz, der bei vielen Systemen im Gleichgewicht zu recht brauchbaren Ergebnissen führt. Man kann aber mit ihm die ›Kommunikation‹ zwischen Molekülen in einem sich selbst organisierenden Medium nicht verständlich machen. Die Kräfte, die es einem Wassermolekül in einem Eiskristall ermöglichen, ein anderes Wassermolekül zu beeinflussen, reichen normalerweise nur ein Hundertmillionstel eines Meters weit. Die Organisation, die in dissipativen Systemen auftritt, reicht hingegen über vergleichsweise riesige Entfernungen wie Zentimeter. Dies ist eine dynamische Struktur analog zu Tausenden von Kühlschränken, die im Gleichtakt Eiswürfel herstellen, oder zu allen Bewohnern New Yorks, die im selben Rhythmus Gymnastik treiben.«[3]

Coveney und Highfield verdeutlichen dieses völlig unerwartete Auftreten von Ordnung mit einem Vergleich von schwarzen und weißen Bällen in einem Lastwagen. Die Erwärmung einer Flüssigkeit entspricht dabei der Fahrt über eine holprige Straße, wobei die Bälle durcheinandergeschüttelt werden. Statt der erwarteten Durchmischung entstehen aber Ordnungsstrukturen, beispielsweise, dass alle weißen Bälle in einer Ecke landen. Das bedingt das koordinierte Verhalten einer riesigen Zahl von Molekülen sowohl im Raum wie auch in der Zeit. Es scheint, als würden sich die Bälle plötzlich eines einzigen, synchronisierten Zustands gewahr werden, der sie alle zur Bewegung im Gleichschritt veranlasst. Das System bekommt damit eine eigene Existenz, es kann nicht länger als unorganisierte Zusammenballung vieler sich regellos bewegender Moleküle betrachtet werden.

Zur aktuellen Forschung schrieb Irving R. Epstein, Professor für Chemie an der Bostoner Brandeis University, im Juni 2023, dass sich diese oszillierenden chemischen Reaktionen, die man zuerst als Kuriosität betrachtet habe, beschrieben von einer »obskuren Gruppe von Russen«, in den letzten Jahren zu einem wichtigen Bereich der wissenschaftlichen Forschung entwickelt hätten. Er hat mit seinem Team als Erster ein erfolgreiches Modell dazu entwickelt und konnte damit die zufällig entdeckte Reaktion auf Dutzende neuer schwingender Systeme erweitern. Diese zeigen Parallelen zu Lebewesen mit ihren vielen periodischen Veränderungen. In diesen Systemen würden beispielsweise plötzlich Strukturen wie konzentrische Ringe oder Spiralmuster entstehen, was ihn an die Musterentstehung bei der Embryonalentwicklung erinnere.

Zudem untersuchte er die überraschenden Phänomene, die beim Zusammenwirken solcher Systeme auftreten. Das könne zu einem »Oszillatortod«, zum plötzlichen Verschwinden der Schwingungen, oder zum Gegenteil, zu einer »Rhythmogenese«, einem nicht voraussehbaren Entstehen von neuen Schwingungen, führen. Momentan versuche er, mit diesen Erkenntnissen das Zusammenspiel von Nerven in neuronalen Netzwerken zu verstehen.[4] [→ Abbildung 5]

Der gleiche Irving R. Epstein schrieb schon 1989 zur Glykolyse, bei der die Zellen durch Verbrennung von Zucker Energie gewinnen, dass diese rhythmisch ablaufe und deshalb viel effizienter sei. Da solche Stoffwechselreaktionen von einer stattlichen Anzahl Enzyme gesteuert würden, seien sie abschreckend in ihrer Komplexität.[5]

Diese Erkenntnisse deuten auf neue Möglichkeiten in der Medizin hin, etwa bezüglich der Beeinflussung in der Effizienz von rhythmischen Prozessen durch geeignete Resonanzfrequenzen. Das beobachten wir in der Praxis bei Lasertherapien und Bioresonanz mit gepulsten Frequenzen seit Jahren.

Entropie – eine kaum beachtete Größe in der Medizin

Die Entropie ist eine vom deutschen Physiker Rudolf Clausius (1822–1888) in die Thermodynamik eingeführte Zustandsgröße, die ein Maß für den Ordnungszustand von Systemen ausdrückt, bzw. für die Irreversibilität der in ihnen ablaufenden thermo-

ABBILDUNG 5: Beispiel einer Belousov-Zhabotinsky-Reaktion. In einer ursprünglich homogenen Flüssigkeit bilden sich plötzlich makroskopische Ordnungszustände, wenn das System energieverbrauchend sowie »weit weg« vom thermischen Gleichgewicht ist und darin autokatalytische Prozesse vorkommen. Kommunikation innerhalb des Systems und leichte Beeinflussung (Erregbarkeit) sind zwei Haupteigenschaften dieses eigenartigen Verhaltens der Materie. Es erinnert an Prozesse, bei denen sich embryonale Zellen zu Zelltypen differenzieren.

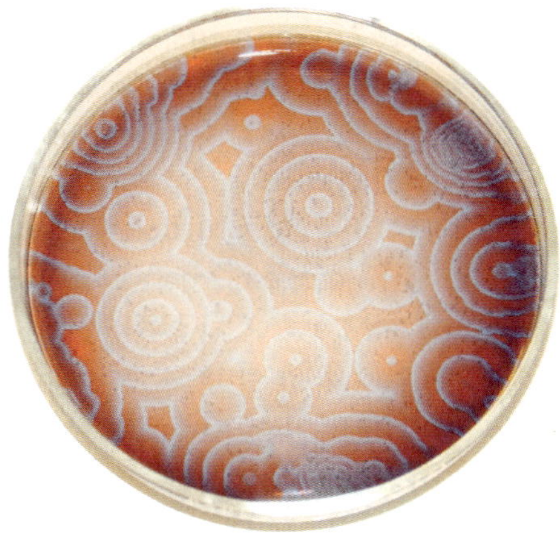

dynamischen Prozesse. Reaktionen müssen immer so ablaufen, dass die Entropie zunimmt.[6] Vereinfachend kann man auch von der Zunahme von Unordnung sprechen. Es war das erste Mal in der Geschichte, dass ein Zeitpfeil in die Wissenschaft eingeführt wurde, dessen Bedeutung bis heute umstritten ist.

Wenn Sie ein Glas vom Tisch stoßen, es auf dem Boden zersplittert und die Umgebung dabei leicht erwärmt wird, hat die Unordnung, die Entropie, zugenommen, da die beteiligten Moleküle nun ungeordneter sind. Es ist nicht möglich, dass die Scherben wieder in Glasform auf den Tisch zurückfliegen und die dazu notwendige Energie aus dem Abkühlen der Luft gewonnen wird, weil die Gesamtentropie dabei abnehmen würde.

In der statistischen Mechanik ist die Entropie ein Maß für die Zahl der möglichen verschiedenen Mikrozustände bei gleichem Makrozustand des Systems und somit ein Maß für die subjektive Unkenntnis des Mikrozustands.[7] Veranschaulichen lässt sich das, indem man aufzählt, auf wie viele Arten man Teilchen anordnen kann, ohne dass sich die äußere Form ändert. Nehmen wir als Beispiel die oben erwähnten Bälle. Wenn Sie beispielsweise einen Buchstaben, wir nehmen A, mit schwarzen Bällen darstellen, haben Sie viel weniger Möglichkeiten, die Bälle zu positionieren, als wenn sie wild durcheinanderliegen dürfen. Gleichzeitig kann mit dem Buchstaben A Information gespeichert werden. Ihre Unkenntnis, wo die schwarzen Bälle liegen, ist daher bei der ungeordneten Verteilung größer, also ist auch die Entropie größer. Das informationstheoretische Verständnis des Begriffs »Entropie« geht auf den amerikanischen Mathematiker Claude E. Shannon zurück und existiert seit Mitte des 20. Jahrhunderts. In diesem Verständnis ist die Entropie ein Maß für die noch fehlenden Ja-Nein-Entscheidungen zur vollständigen Information über eine vorgegebene Nachricht.[8]

Wir haben die Tatsache, dass die ca. 100 000 chemischen Reaktionen im Körper, pro Sekunde und Zelle, gemäß Thermodynamik in Richtung Unordnung, also Entropiezunahme, erfolgen müssen. Trotzdem bleiben wir eine Einheit. Der österreichische Physiker und Nobelpreisträger von 1933, Erwin Schrödinger (1887–1961), hat im Buch »Was ist Leben?« schon 1944 im Kapitel »Ordnung, Unordnung, Entropie« auf dieses Problem aufmerksam gemacht: *»Ein Organismus erscheint deswegen so rätselhaft, weil er sich dem raschen Verfall in einen unbeweglichen Gleichgewichtszustand entzieht, und dieses Rätsel hat der Menschheit so viel zu schaffen gemacht, dass sie seit den frühesten Zeiten des philosophischen Denkens, und teilweise auch heute noch, behauptet, im Organismus sei eine unkörperliche, übernatürliche Kraft wirksam (vis viva, Entelechie). […] Jeder Vorgang, jedes Ereignis, jedes Geschehen – man kann es nennen, wie man will – kurz, alles, was in der Natur vor sich geht, bedeutet eine Vergrößerung der Entropie. […] Damit erhöht ein lebender Organismus ununterbrochen seine Entropie – und strebt damit auf den gefährlichen Zustand maximaler Entropie zu,* *der den Tod bedeutet. Er kann sich ihm nur fernhalten, d.h. leben, indem er seiner Umwelt fortwährend negative Entropie entzieht – welche etwas sehr Positives ist. […] Der Kunstgriff, mittels dessen ein Organismus sich stationär auf einer ziemlich hohen Ordnungsstufe (einer ziemlich tiefen Entropiestufe) hält, besteht in Wirklichkeit aus einem fortwährenden Aufsaugen von Ordnung aus seiner Umwelt.«*[9]

Aus thermodynamischer, physikalischer Sicht kann man sich daher vorstellen, dass Krankheiten mit einer Veränderung der Entropie des Systems »Körper« zusammenhängen. Kann die verloren gegangene Ordnungsstruktur in einem Tumor eventuell als thermodynamisches Problem betrachtet werden?

Leider gibt es kein Gerät, um Körperentropien direkt zu messen. Die vermutlich besten indirekten Methoden sind die Regulationsdiagnostik von Prof. Fritz-Albert Popp und die bereits erwähnte bioelektronische Terrainanalyse des französischen Hydrologen Prof. Louis-Claude Vincent (BE-T-A). Bei dieser zweiten Methode wird der pH-Wert als Maß der freien Wasserstoff-Ionen, das Redoxpotenzial als Maß der freien Elektronen und der Widerstand als Maß der freien Elektrolyte in Blut, Speichel und Urin gemessen. Dabei gibt es Werte, innerhalb derer ein Organismus optimal funktionieren kann. Man spricht von einem »optimalen Terrain«.[10]

Spannend ist, dass man von diesen Messwerten vermutlich auf die Entropie eines Organismus schließen kann. Wenn man fast keine Elektronen (Redoxpotenzialmessung) mehr im Blut findet, diese aber mit dem Urin ausgeschieden werden, vermuten Forscher, dass der Körper damit auch die Möglichkeit verliert, aktiv Ordnung aufzubauen. Dazu möchte ich drei Arbeiten anfügen.

BE-T-A bestimmt den entropischen Zustand des Menschen

Michael Galle schrieb 2005: »*Die Aufnahme von Negentropie (ordnungsschaffende Kraft) und die Abgabe von Entropie (Unordnung) bestimmen primär die Vitalität lebender offener Systeme, also auch des Menschen. Krankheit bedeutet in dieser physikalischen Sprache einen zu hohen Entropiegehalt des Menschen. Viele naturheilkund-*

liche Therapien forcieren den Entropieexport und verringern den inneren entropischen Zustand des Menschen. Die BE-T-A misst den entropischen Zustand des Menschen und eignet sich damit als Therapieverlaufskontrolle und Therapieindikator.«[11]

Aus dieser Sicht ergeben ältere Studien Sinn, die charakteristische Veränderungen in der BE-T-Analyse bei Tumoren und Entzündungen aufzeigten:

Die Diagnostik nach Vincent – eine Methode zur Früherkennung und Therapiekontrolle maligner Erkrankungen?

In der Aeskulap Klinik in Bad Rappenau, Deutschland, wurde die bioelektronische Funktionsdiagnostik nach Vincent an über 1000 Personen durchgeführt. Nach einigen hundert Messungen zeigten sich deutliche Unterschiede zwischen Karzinompatient:innen aller Stadien und gesunden Vergleichspersonen, die man in einer kleinen Studie statistisch festhalten wollte. Dabei wurden die Werte von 220 Karzinompatient:innen mit 100 Normalpatient:innen verglichen. Die Mittelwerte waren hoch signifikant verschieden und deuteten darauf hin, dass Tumore auch als lokale Phänomene bei einer allgemein veränderten physikalisch-chemischen Grundsituation gedeutet werden können. [→ Tabelle 4]

Der deutsche Mediziner Dr. Einar Göhring kam zum Schluss: *»Geht man jedoch von Krebs als einer chronischen und Milieuerkrankung aus, gibt die Vincent-Methode als empfindliches Instrument einen Weg vor, der zum Therapieerfolg führen könnte, da sie ja Milieuuntersuchungen durchführt und kein lokalistisches Verfahren darstellt, das in aller Regel an die Mindestgröße eines Tumors gebunden ist. Aus diesem Grund haben wir an verschiedenen Stellen auch schon Förderungsanträge eingereicht.«* Doch weder staatliche Stellen noch Krebsorganisationen waren und sind bis heute an dieser Diagnostik interessiert. Für Göhring war dies umso unverständlicher, da die Vincent-Analyse ein schnell durchzuführendes, wenig invasives und seiner Erfahrung nach sehr zuverlässiges Diagnosesystem mit sehr guter Kosten-Nutzen-Bilanz darstellt.[12]

TABELLE 4: Die gefundenen Werte werden dahingehend interpretiert, dass es bei Karzinompatient:innen eine Verschiebung der freien Wasserstoff-Ionen und der Elektronen aus Blut und Speichel in den Urin gibt. Durch diese Ausscheidung verliert der Körper zunehmend die Möglichkeit, Ordnung aufzubauen, wodurch die Entropie erhöht wird.

Gefundene Werte mit Standardabweichung (in Klammern)	*pH**	*rH***	*R-Wert****	*Anzahl*
Blut Normalgruppe	7,34 (0,07)	22,89 (1,16)	188,64 (16,21)	100
Blut Karzinomgruppe	7,57 (0,05)	26,35 (1,17)	147,99 (14,79)	220
Speichel Normalgruppe	6,78 (0,23)	22,68 (1,53)	199,46 (22,11)	100
Speichel Karzinomgruppe	6,99 (0,23)	25,36 (1,59)	192,71 (23,57)	90
Urin Normalgruppe	5,82 (0,41)	20,51 (1,10)	42,25 (9,06)	100
Urin Karzinomgruppe	5,32 (0,20)	19,32 (1,15)	84,48 (17,62)	220

***pH** = Negativer Logarithmus der Protonenkonzentration. Je höher der Wert, desto weniger Wasserstoff-Ionen sind vorhanden.
****rH** = Redoxpotenzial. Je höher der Wert, desto weniger freie Elektronen sind vorhanden.
*****R-Wert** = Elektrischer Widerstand, Hinweis auf die Gesamtmenge der Elektrolyte.

Der Einfluss der extrazellulären Matrix auf die parodontale Erkrankung

In einer Masterarbeit konnte gezeigt werden, dass auch bei Parodontitis, der weltweit vermutlich häufigsten chronischen Entzündung, die Elektronen im Blut abnahmen, was im beschriebenen Sinne als Entropiezunahme interpretiert werden kann. Der Autor Karl Mosshammer folgerte daraus, dass der Verlust von Elektronen bedeute, dass der Körper verschiedene Funktionen nicht mehr optimal ausführen könne. Mögliche Ursachen seien eine gestörte Atmungskette und abnehmende Mitochondrien. Auch eine Verschlackung des Bindegewebes mit abnehmender elektrischer Leitfähigkeit werde diskutiert. Als Therapieziel angezeigt sei, die Transmitterfunktion der extrazellulären Matrix wiederherzustellen, beispielsweise durch Darmsanierung, Ernährungsumstellung, Toxine ausleiten, aufbauende Therapien etc.[13]

Als ich in der Aeskulap Klinik in Brunnen arbeitete, forderte der Chefarzt Dr. Marcel Brander, dass sich Therapien an der BE-T-A orientieren sollten, auch wenn es zuerst eher Symptomverschlechterungen gäbe. Das kommt bei verschiedenen komplementären Therapien manchmal vor. Gedeutet wird das als positives Zeichen dafür, dass der Organismus aktiv beginnt, chronifizierte Prozesse zu reaktivieren, was die Voraussetzung für eine Heilung ad integrum ist. Ähnliches wurde schon im Zusammenhang mit MS besprochen. Brander hatte oft recht.

Prof. Fritz-Albert Popp, dessen Biophotonentheorie später besprochen wird, wies auf Entropie-Unterschiede bei Nahrungsmitteln hin. Er konnte zeigen, dass sich die Lichtabstrahlung von Bioprodukten, beispielsweise Eier von Hühnern, die viel an der Sonne waren, zu konventionellen Produkten von Eiern aus Stallhaltung, unterscheidet. Er interpretierte das als höhere Ordnung von Molekülen in Bioprodukten. Diese könnten dann im Körper, im Sinne von Schrödinger, der Entropiezunahme entgegenwirken, wären somit gesünder. Dies wäre eine physikalische Ergänzung zur klassischen Ansicht, wonach Lebensmittel nur Energielieferanten sind.[14]

3.2 Ilya Prigogine – das Wunder der dissipativen Strukturen

Es waren die Forschungen des russisch-belgischen Chemie-Nobelpreisträgers von 1977, Ilya Prigogine (1917–2003), die zu einem neuen Verständnis von oszillierenden chemischen Reaktionen führten und zeigten, dass das Auftreten von Ordnung nicht im Widerspruch zum zweiten Hauptsatz der Thermodynamik stehen muss.

1968 veröffentlichte er mit dem Physiker René Lefever ein Modell, das aufbauend auf Turings Berechnungen die grundlegenden chemischen Bedingungen für Selbstorganisation beschreibt. Es wurde ihnen zu Ehren Brüsselator genannt. Coveney und Highfield hielten fest, dass der Brüsselator ein idealisiertes Modell sei, in dem zwei chemische Substanzen A und B zu zwei Produkten C und D umgeformt würden. Aber die Umwandlung geschehe nicht in einer einzigen Reaktion; damit interessante nicht lineare Effekte auftreten könnten, bedürfe es vier, allerdings einfacher Zwischenstufen, bei denen zwei neue Stoffe X und Y beteiligt seien. Entscheidend sei, dass es dabei Rückkopplungen gebe. Das heißt, dass ein Molekül an seiner eigenen Entstehung beteiligt ist. Zudem werden die Ausgangsstoffe A und B dauernd zugeführt, wobei sie aus dem Gleichgewichtszustand gedrängt werden.

Will man das mathematisch beschreiben, führt das zu einer Folge von gekoppelten Differenzialgleichungen, was sehr kompliziert wird. Die Resultate lassen sich hingegen farblich gut darstellen, wenn man annimmt, dass X rot und Y blau ist. Praktisch bedeutet das, dass wir eine violette Mischfarbe sehen, wenn die Reaktion am Ende im stabilen Gleichgewicht ist. Erhöht man die Konzentrationen von A und B wieder über einen kritischen Wert, oszillieren die Farben erneut zwischen Rot und Blau.

Dieses Verhalten ist erstaunlich, bedeutet es doch, dass alle Moleküle im Brüsselator scheinbar in der Lage sind, mit allen anderen auch über große Entfernungen hinweg zu kommunizieren: Sie »wissen« alle, wann sie wieder in Blau oder in Rot zu erscheinen haben. Dabei ist dieses seltsame Verhalten nur von einigen physikalischen Eigenschaften des Reaktionssystems abhängig.[15]

Mit »dissipativ« wollte Prigogine ausdrücken, dass sich solche Ordnungsstrukturen plötzlich über das ganze System ausbreiten und durch ihre Organisation sogar zu noch mehr Ordnung führen können. Er beschrieb es 1981 so: *»Die Wechselwirkung eines Systems mit der Außenwelt, seine Einbettung in Nichtgleichgewichtsbedingungen, kann so zum Ausgangspunkt für die Bildung von neuen dynamischen Zuständen der Materie, von dissipativen Strukturen,* *werden. Dissipative Strukturen stellen tatsächlich eine Form von supramolekularer Organisation dar. Können die Parameter, welche den Aufbau eines Kristalls beschreiben, aus den Eigenschaften der Moleküle abgeleitet werden, aus denen der Kristall besteht, und insbesondere aus der Reichweite der Anziehungs- und Abstoßungskräfte der Moleküle, so sind die Bénard-Zellen – wie alle dissipativen Strukturen – im Wesentlichen ein Ausdruck der globalen Nichtgleichgewichtssituation, durch die sie hervorgebracht werden. Die Parameter ihrer Beschreibung sind makroskopisch; sie sind nicht von der Größenordnung von 10^{-8} cm wie der Abstand zwischen den Molekülen eines Kristalls, sondern von der Größenordnung von Zentimetern. Ähnlich unterscheiden sich die zeitlichen Maßstäbe: Sie entsprechen nicht der molekularen Zeit (wie etwa die Schwingungsperioden einzelner Makromoleküle, die ca. 10^{-15} sec betragen können), sondern makroskopischen Zeiten – Sekunden, Minuten oder Stunden.*«[16]

Fast 20 Jahre später zeigte er, dass die Größenordnungen fast keine Rolle spielen. Er nannte als einfaches Beispiel für eine dissipative Struktur eine Stadt. In ihr können einzigartige Strukturen entstehen, gleichzeitig unterscheidet sie sich von dem sie umgebenden Land. Die Wurzeln ihrer Individualisierung liegen in der Beziehung, die sie zum angrenzenden Land unterhält. Unterbände man diese, würde die Stadt verschwinden.[17]

Zusammenfassend lässt sich sagen: Es gibt in offenen physikalischen Systemen, die weit entfernt vom thermischen Gleichgewicht sind und in denen autokatalytische Prozesse auftreten, Ordnungsstrukturen, die noch bis vor 70 Jahren als undenkbar galten. Diese Strukturen sind im Allgemeinen nicht reproduzierbar.

Zu dieser neuen Art der Naturbetrachtung gibt es eine erstaunliche Aussage des britischen Mathematikers Sir Michael James Lighthill (1924–1998), Präsident der »International Union of Theoretical and Applied Mechanics«: »*Hier muss ich innehalten und im Namen der großen Bruderschaft der Praktiker der Mechanik sprechen. Wir sind uns heute der Tatsache durchaus bewusst, dass die Begeisterung, die unsere Vorgänger für den phantastischen Erfolg der newtonschen Mechanik empfanden, sie auf diesem Gebiet der Vorhersagbarkeit zu Verallgemeinerungen verleitet hat, die wir inzwischen als falsch erkannt haben. Wir möchten uns gemeinsam dafür entschuldigen, dass wir das gebildete Publikum in die Irre geführt haben, indem wir bezüglich des Determinismus von Systemen, die den newtonschen Bewegungsgleichungen genügen, Ideen verbreitet haben, die sich nach 1960 als inkorrekt erwiesen haben.«*[18]

Es ist ganz und gar außergewöhnlich, dass Fachleute zugeben, sich 300 Jahre lang in einem wesentlichen Punkt ihres Wissenschaftszweigs geirrt zu haben!

Es stellt sich nun die Frage, ob man Lebewesen auch als dissipative Systeme betrachten kann. Die Antwort scheint offensichtlich:

- Sie brauchen dauernd Zufuhr von hoch geordneter Energie (Negentropie) in Form von Nahrungsmitteln, Strahlung etc. Sie sind daher offene Systeme, weit weg vom thermischen Gleichgewicht. Versiegt die Zufuhr, fallen sie zurück ins Gleichgewicht, was den Tod bedeutet.
- Sie führen autokatalytische Prozesse aus. Beispielsweise sind rote Blutkörperchen, die Sauerstoff transportieren, auf diese Weise an ihrer eigenen Entstehung beteiligt.
- Sie bilden Strukturen, die nicht aus der Form ihrer Bestandteile (Atome, Moleküle) hergeleitet werden können.
- Sie bestehen aus einer Riesenzahl von Teilchen, die geordnet miteinander funktionieren.
- Sie zeigen rhythmisches Verhalten, beispielsweise in Bezug auf Biorhythmen.

Erstaunlich ist nun, dass sich aus diesen hoch geordneten Strukturen ab einem gewissen Entwicklungspunkt plötzlich unberechenbares, chaotisches Verhalten entwickeln kann. Für mich wurde diese Grenze zwischen Ordnung und Chaos als »physikalische Gratwanderung« zwischen dissipativer Ordnung und unberechenbarem Verhalten als Optimum für das Funktionieren von Lebewesen immer wichtiger. Das soll mit einem Feigenbaum-

ABBILDUNG 6: Feigenbaumdiagramm

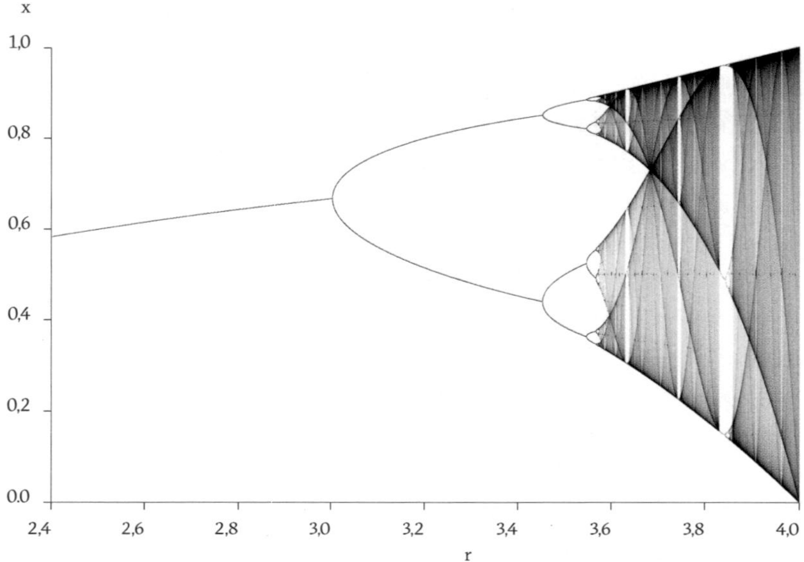

diagramm [→ Abbildung 6], das grafisch die Entwicklung eines Systems vom gleichförmigen – über den dynamisch geordneten – bis zum chaotischen Zustand zeigt, veranschaulicht werden.

Der Titel einer neueren Arbeit »Vergesst den Pi-Tag, feiert lieber den Feigenbaum-Tag« weist darauf hin, wie wichtig für einige Mathematiker die wenig bekannte Größe der Feigenbaumkonstante ist. Sie taucht bei allerlei dynamischen Prozessen auf wie beim Herzschlag, bei der Vermehrung von Tieren und vermutlich auch bei Bakterien und Viren.

1976 beschrieb der australische Biologe und Physiker Robert May (1936–2020) die Populationsdynamik von Kaninchen mit einer logistischen Gleichung. r repräsentiert die Wachstumsrate. Wenn diese kleiner als 1 ist, wird die Population (x) verschwinden. Liegt r zwischen 1 und 3, ist die Population relativ stabil. Wird r größer als 3, zeigt sich die Auffälligkeit, dass die Population ab einem Bifurkationspunkt zwischen zwei »Verhalten« zu pendeln beginnt. In einem Jahr können also 70 % der maximal möglichen Population leben, im nächsten nur 30 %. Diese intermittierenden Lebenszyklen kennt man von verschiedenen Tierarten wie auch dem Maikäfer.

Liegt r zwischen 3,45 und 3,54, gibt es gar vier verschiedene Werte, zwischen denen die Populationsgröße hin- und herpendelt. Wird r noch größer, folgen in immer kürzeren Intervallen Periodizitäten von 8, 16, 32, 64 etc., sodass ab einem bestimmten Wert die Populationsentwicklung völlig unberechenbar wird. Dann spricht man von determiniertem Chaos. In den Übergangsbereichen können ganz kleine Änderungen von r bestimmen, ob das System hoch geordnet oder chaotisch ist.[19]

Der amerikanische Physiker Mitchell Jay Feigenbaum (1944–2019) erkannte, dass die Abstände zwischen den Periodenverdoppelungen gewissen Regeln folgen, woraus er die nach ihm benannte Feigenbaum-Konstante abgeleitet hat. Für manche Forscher hat sie für dynamische Systeme den gleichen Stellenwert wie Pi (π) für die Kreisberechnung.[20]

Aus obigem Diagramm wird ersichtlich, dass die Größe des Kontrollparameters r bestimmt, ob sich ein System deterministisch oder chaotisch verhält. So kann zum Beispiel bei der Belousov-Zhabotinsky-Reaktion ein regelmäßiger Farbwechsel auf eine hohe Ordnung hinweisen; würde man r aber erhöhen, kann es plötzlich zu unberechenbaren Wechseln kommen.

Es ist sehr interessant, mit welchen Worten Forscher diese Erkenntnisse erklären, wie beispielsweise Ilya Prigogine: *»[…] wir spüren, dass wir uns in einer Phase der Verzweigungen (Bifurkationen) befinden, auf die der klassische Begriff des Naturgesetzes nicht anwendbar ist; es fällt uns schwer, im Begriff des Ereignisses nichts als eine Illusion zu sehen. Das war jedoch der Standpunkt der klassischen Physik, und er war dermaßen tief in uns verwurzelt, dass man am Ende jedes Ereignis als etwas Antiwissenschaftliches betrachtet.«*[21] – *»Aus klassischer Sicht waren stabile Systeme die Regel, instabile Systeme die Ausnahme. Diese Perspektive kehren wir jetzt um.«*[22] – *»Je höher der Komplexitätsgrad – Chemie, Leben, Gehirn –, desto offenkundiger ist der Zeitpfeil. Das entspricht genau der konstruktiven Rolle der*

Zeit, die in den eingangs beschriebenen dissipativen Strukturen so offenkundig ist. [...] Sie belegen, dass die Wissenschaft von heute sich erweitert hat und Phänomene einbezieht, die von der klassischen Wissenschaft in den Bereich der ›Phänomenologie‹ verwiesen wurden, für uns aber das Wesentliche an der Natur darstellen.«[23]

Auch Coveney und Highfield wiesen auf die Besonderheit von biologischen Systemen hin. Anorganische, selbstorganisierende Systeme bestünden aus vielen einfachen Bausteinen, und die jeweilige Chemie mache einen eher planlosen Eindruck. Es gebe wenig Besonderheiten, jedes in einer Lösung herumschwimmende Molekül könne mit einem anderen in gewissem Ausmaß reagieren. Lebende Organismen hingegen würden zum anderen Ende des Möglichkeitsspektrums tendieren. Bei ihnen sei die Biochemie hochkomplex und fein abgestimmt, jede Reaktion sei hochspezifisch und geschehe mit erstaunlicher Effektivität. Sie sprachen von Chemie mit einem Zweck, vom Wunder des Lebens: *»Das kann kaum ein Zufall sein. Hier begegnen wir einem ursprünglichen Element, das auf den grundsätzlichen Unterschied zwischen Physik und Biologie verweist. Biologische Systeme haben eine Vergangenheit. Die sie konstituierenden Moleküle sind ihrerseits das Ergebnis einer Evolution; sie wurden selektiert, um in den autokatalytischen Mechanismen mitzuwirken und um sehr spezifische Formen der Selbstorganisation hervorzubringen.«*[24]

Diese neue Betrachtung führt dazu, dass man eigentlich von zwei Traditionen in der Wissenschaft sprechen müsste: Die erste kann man als »klassische« bezeichnen. Die ihr zugrunde liegenden newtonschen Gesetze gelten aber nur idealisiert für reibungsfreie, ungestörte Bewegung. Das heißt nicht, dass die bisherigen Gesetze ungültig geworden wären. Auf den unverzweigten Strecken des Feigenbaumdiagramms, die unter Umständen sehr lang sein können, gelten sie nach wie vor, aber eben nur bis zum nächsten Bifurkationspunkt.

Lassen wir Prigogine über die zweite Tradition selbst sprechen: *»Nach der klassischen Auffassung war ein Naturgesetz mit einer deterministischen und zeitlich reversiblen Beschreibung ver-*

bunden, in der Zukunft und Vergangenheit dieselbe Rolle spielten. Die Einführung des Chaos zwingt uns, den Begriff des Naturgesetzes um die Konzepte der Wahrscheinlichkeit und der Irreversibilität zu erweitern. Das ist ein radikaler Wandel, heißt es doch, unsere fundamentale Beschreibung der Natur zu überprüfen. [...] Das Chaos ist stets die Folge von Instabilität. [...] Was uns hier interessiert, ist die Auswirkung der Instabilität auf fundamentale Begriffe: den Determinismus, die Irreversibilität und selbst die Grundlagen der Quantenmechanik. [...] Deshalb kann man bei Berücksichtigung des Chaos von einer Umformulierung der Naturgesetze sprechen. [...] In den Naturwissenschaften strebt man seit jeher nach der Gewissheit, die mit einer deterministischen Beschreibung gegeben ist. Auch die Quantenmechanik folgt noch diesem Ideal. In den Humanwissenschaften sind dagegen Begriffe der Ungewissheit, der Wahl, des Risikos maßgebend. Was die beiden Kulturen unterscheidet, ist die Art und Weise, wie der Ablauf der Zeit beschrieben wird. [...] Es war ein ungeheurer Schritt, als die Zeit in das Begriffsschema der klassischen Wissenschaft einbezogen wurde. Dadurch wurde der Zeitbegriff jedoch ärmer, weil nicht mehr zwischen Vergangenheit und Zukunft unterschieden wurde. Bei allen Phänomenen, die wir um uns herum beobachten, sei es in der makroskopischen Physik, der Chemie, der Biologie oder den Humanwissenschaften, spielen Zukunft und Vergangenheit dagegen eine unterschiedliche Rolle. Überall finden wir einen Zeitpfeil [...] und andererseits ist der Begriff der Irreversibilität grundlegend sowohl für die Thermodynamik als auch für die Biologie.«[25]

Die neue Naturbeschreibung kennt also einen Zeitpfeil. Wenn man im Feigenbaumdiagramm einen Zustand in Chaosnähe rückwärts (nach links) ablaufen lässt, und dann wieder nach rechts, erreicht er praktisch nie mehr den genau gleichen Ausgangspunkt. Das gilt grundsätzlich und ist keine Folge von Ungenauigkeiten und statistischen Schwankungen. Es ergeben sich neue, individuelle Prozesse und Formen. Die schlechte Reproduzierbarkeit bei medizinischen Versuchen ist ein Konsequenz davon.

ABBILDUNG 7: Mathematisch kann man chaotische Systeme als Systeme mit Rückkopplungen wie folgt darstellen:

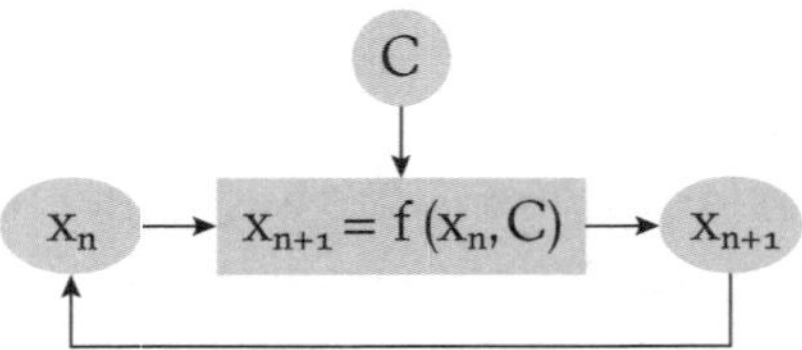

Abbildung 7 zeigt die mathematische Grundformel für dieses Verhalten. Der neue Zustand x_{n+1} ergibt sich aus der immer gleichen Veränderung C von x_n, der dann wieder zu x_{n+1} wird.

Das kann bei sehr vielen Wiederholungen zu völlig neuen Resultaten führen, wenn die Anfangswerte auch nur minim voneinander abweichen.

Chaostheorie und Biologie

Als »Chaos« bezeichneten die Griechen einen ursprünglichen, ungeordneten Zustand, aus dem unsere Welt hervorgegangen sein soll. Heute ist die Chaostheorie *»eine aus der Theorie dynamischer Systeme erwachsene, die Katastrophentheorie und die Theorie dissipativer Strukturen ergänzende, mathematisch-physikalische Theorie zur Beschreibung von Systemen, die durch ein determiniertes Zufallsverhalten und die Ausbildung chaotischer Strukturen gekennzeichnet sind. Die Chaostheorie sucht Vorgänge in solchen, an und für sich durch Bewegungsgleichungen u.a. determinierten Systemen rechnerisch zu beherrschen, in denen kleine Einwirkungen große Auswirkungen hervorrufen. […] Das Verhalten solcher Systeme ist zwar kurzfristig vorhersagbar, langfristig aber unvorhersagbar, da das Netz der kausalen Beziehungen zwischen ihren Teilsystemen so kompliziert ist, dass das resultierende Bewegungsmuster zufällig wird und sich chaotische Strukturen einstellen. […] Kennt man durch Messung den Zustand des Systems, so überdeckt nach kurzer Zeit die (nach der Quantentheorie prinzipielle) Ungenauigkeit der Messung mehrere Attraktionsgebiete, so dass jede Vorhersagbarkeit verloren geht.«*[26]

Für die Entwicklung der Chaostheorie maßgebend waren die Arbeiten des amerikanischen Mathematikers und Meteorologen Edward Lorenz (1917–2008). Er berechnete 1963 mithilfe eines einfachen Digitalrechners Wetterdaten und vereinfachte die Bewegungsgleichungen für Fluide auf ein Modell mit nur drei Freiheitsgraden. Trotz dieser Vereinfachung zeigten seine Berechnungen bei Wiederholungen immer andere Verläufe; ein unberechenbares, chaotisches Verhalten. Er entdeckte, dass mikroskopische Störungen in solchen Systemen so verstärkt werden können, dass sie das makroskopische Verhalten beeinflussen. Die Differenzen waren auf winzige Ungenauigkeiten zwischen den vom Rechner verarbeiteten Zahlen und den aufgerundeten ausgedruckten Zahlen zurückzuführen. Das Phänomen ist als »Schmetterlingseffekt« bekannt und veranschaulicht, wie der Flügelschlag eines Schmetterlings im Einzelfall eine Großwetterlage beeinflussen kann. Wichtig ist, dass dieses determinierte Chaos nicht mit bloßem zufälligen Verhalten verwechselt werden darf.[27]

In den letzten 40 Jahren wurde an verschiedensten Stellen auf die mögliche vielfältige Bedeutung dieser Gesetzmäßigkeiten hingewiesen. Hier einige Beispiele aus der Biologie:

- Ein Beutetier kann mit chaotischen Ausweichmanövern seinem Jäger entkommen[28]
- An- und Abschalten von Genen und Muskelkontraktionen[29]
- Die Populationsdynamik von Räubern und Beute[30]
- Verständnis des Sekundenherztodes[31]
- Ordnungsstrukturen im Cortex[32]
- Musterentstehung bei Fellen von Leoparden, Giraffen, Zebras etc.[33]
- Die Rolle des Zufalls bei der Genexpression: Französische Forscher wie die Biologen Thomas Heams, Dozent an der AgroParisTech, und Jean-Jacques Kupiec vom Centre Cavaillès in Paris wiesen in verschiedenen Publikationen auf Unklarheiten hin. So schrieben sie 2010: »*Neuerdings wankt das zentrale Dogma der Biologie. Die DNA scheint kein fixes*

genetisches Programm zu enthalten, das die Funktion des Organismus bestimmt, sondern einen Zufallsgenerator zur Produktion unterschiedlichster Proteine, die dem Selektionsdruck ihrer Umgebung unterworfen sind.« Sie folgerten daraus, dass lokale Schwankungen von Transkriptionsfaktoren, die zum Ablesen eines Gens nötig sind, so komplex seien, dass sie nicht berechenbar wären. Dazu komme eine spontane Selbstorganisation des Chromatins, die durch externe Faktoren beeinflusst würde.[34]

- Das optimale Steuern der Herzfunktion: Ein chaotisches System definiert sich dadurch, dass bei Messungen der nächste Wert nicht berechnet werden kann. Das gilt beispielsweise auch beim Puls. Je regelmäßiger und berechenbarer der Abstand zum nächsten Herzschlag ist, desto problematischer kann das sein. Eindrücklich zeigt sich das nach einer Herztransplantation. Zuerst schlägt ein solches Herz sehr regelmäßig. Bei einer erfolgreichen Annahme des neuen Organs nimmt die Variabilität der Herzfrequenz wieder zu, es wird chaotischer.[35] Für Prof. Chrisoph Letellier (*1966) von der Universität Rouen ist das ein Zeichen, dass das Herz seine Regulierungsfunktion für eine optimale Sauerstoffversorgung des Blutes wieder erfüllen kann. Denn das bedingt, dass die abgetrennten Nerven sich wieder verknüpfen und die feinen Steuerungsimpulse des autonomen Nervensystems wieder die Grundfrequenz beeinflussen können. Es ist daher gesünder, wenn das Herz etwas chaotisch schlägt![36] [→ Abbildung 8]
- Beispiel Epilepsie: Bei geeigneten Aufzeichnungen elektromagnetischer Impulse der Hirntätigkeit mit einem Elektroenzephalogramm (Phasenraumrekonstruktion von Zeitreihen) kann man jeweils Rückschlüsse auf die Berechenbarkeit des nächsten Impulses ziehen. Dabei zeigt sich immer wieder, gegen jede Intuition, dass der eher chaotische Zustand der EEG-Ableitungen Gesundheit bedeutet. Der deutsche Physiker Prof. Bruno Eckhardt (1960–2019) von der

ABBILDUNG 8: **Mit Herzfrequenzanalyse versuchte man herauszufinden, ob ein transplantiertes Herz vom Spender angenommen wird. Trägt man das Zeitintervall t zwischen zwei Herzschlägen auf der x-Achse und das nächste t + 1 auf der y-Achse ein, ergibt das einen Punkt. Wiederholt man das immer wieder, ergibt sich unten stehende Grafik. Die linken Bilder zeigen großflächige Ausdehnungen, weil die Intervalle kaum berechenbar sind. Sie zeigen ein chaotisches Verhalten, und man spricht von einem »seltsamen« Attraktor [S. 106ff.], was auf gesunde Verhältnisse hinweist. Die rechten Bilder zeigen ein viel regelmäßigeres Verhalten, wobei man eher von einem »Punkt«-Attraktor spricht, was eine ungünstige klinische Situation bedeutet.**

»Seltsamer« Attraktor

»Punkt«-Attraktor

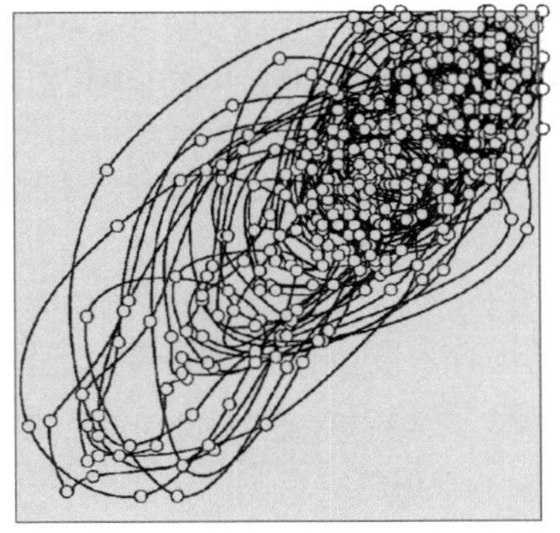

Gesundes Herz

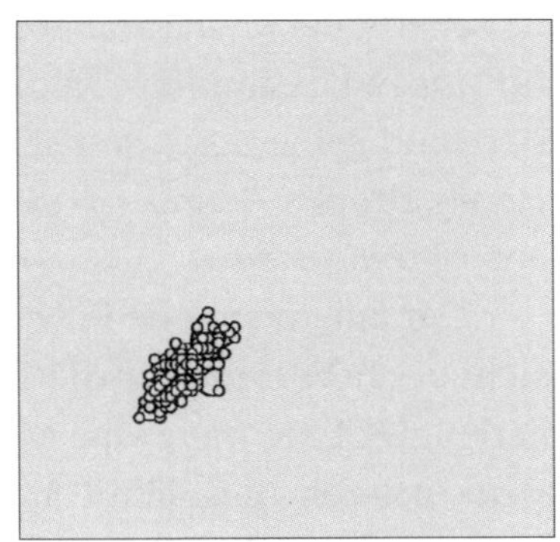

1 Woche nach Transplantation

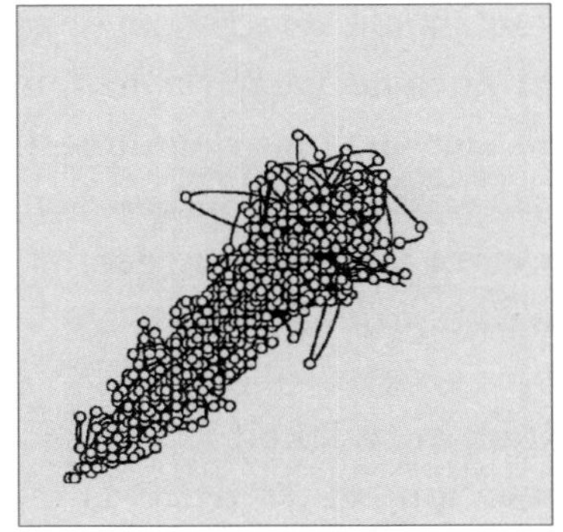

4 Wochen nach Transplantation im erfolgreichen Fall

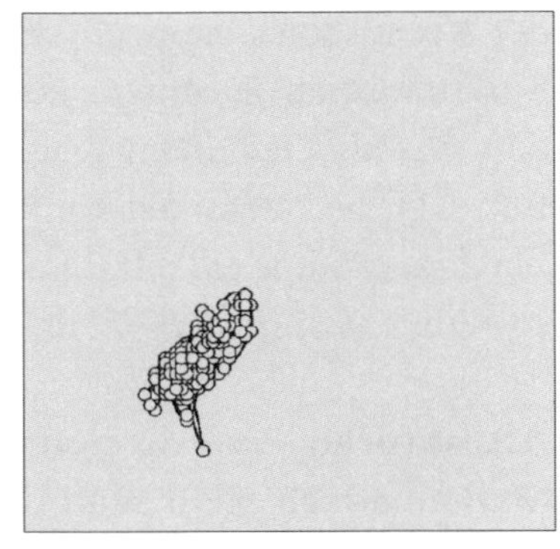

8 Wochen nach Nicht-Annahme des Transplantats

Universität Marburg interpretierte das so, dass epileptische Anfälle mit dem Ausfall lokalisierter Gebiete im Gehirn zusammenhingen. Dabei verändere sich die Aktivität der Hirnströme von vielfältig strukturierten Variationen hin zu einfachen (niederdimensionalen) Oszillationen. Diese ohne erkennbaren Auslöser auftretenden Zustände bewirkten dann krampfartige Anfälle. Eckhardt schrieb, dass die Modellierung solcher Prozesse wegen nicht linearer Eigenschaften der beteiligten Nervenzellen und der Reaktion auf periodische Stimuli, wegen ihrer Komplexität und ihrer vielen Dimensionen im Phasenraum auf absehbare Zeit nicht möglich sein werde.[37]

Es scheint daher, dass Chaos in der Natur überall verbreitet und für uns in bestimmtem Maße lebensnotwendig ist. Eckhardt zitierte auf seinem Buchumschlag den amerikanischen Historiker Henry Brooks Adams (1838–1918): *»Chaos often breeds life, when order breeds habit.«*

Der amerikanische Physiker Prof. James P. Crutchfield (*1955) sieht auch Vorteile für die Evolution, die ja genetische Vielfalt verlangt. Chaos biete eine Möglichkeit, zufällige Änderungen zu strukturieren und damit auch Vielfalt unter die Kontrolle der Evolution zu bringen. Er schrieb, dass selbst intellektueller Fortschritt neue Ideen brauche. Es könne sein, dass die Ursprünge der Kreativität chaotische Prozesse seien, die selektiv zufällige Fluktuationen zu einem kohärenten Zustand verstärkt hätten, den wir als Gedanken wahrnähmen, der auch zu Handlungen führe. Diese Gedanken können wir als »Freien Willen« ansehen. *»In diesem Sinne enthält Chaos wieder einen Mechanismus, der freien Willen in einer deterministischen Welt zulässt.«*[38]

Attraktoren – wohin sich ein System entwickelt

Mathematisch stellt man die Entwicklung eines Systems im Phasenraum dar und nennt die geometrische Figur, der sich ein System annähern sollte, Attraktor. Dabei gibt es Verläufe, die sich auf einen Gleichgewichtszustand hin entwickeln, was mit einem Punkt, also einem Punktattraktor, dargestellt wird. Das kann beispielsweise ein Ball in einer Schüssel sein. Wie auch immer man ihn darin bewegt, er wird am Schluss immer am tiefsten Punkt zur Ruhe kommen. Speziell an dieser Darstellung ist, dass es nicht darauf ankommt, wie man den Ball in die Schüssel bringt, also ins Gleichgewicht, das Schlussresultat ist stets dasselbe.

Andere Systeme zeigen ein rhythmisches Verhalten in der Zeit, beispielsweise Herzschläge, chemische Uhren oder ein Ball, der in einem Hutrand kreist. Hier spricht man von einem Grenzzyklus-Attraktor.

Ein Beispiel zur Veranschaulichung: Wenn zwei Planeten, die um zwei Sonnen kreisen, beide am gleichen Ort starten, können sie über längere Zeit fast die gleiche Bahn wählen, bis sich die Bahnen an einem Bifurkationspunkt für immer auseinanderentwickeln. Der erste Planet kreist plötzlich um die andere Sonne als der zweite. Entscheidend ist, dass an diesem Bifurkationspunkt das ganze System mit minimstem Aufwand für immer verändert werden kann. Wenn man dieses Verhalten im Phasenraum grafisch darstellt, ergibt das eine schwer verständliche Darstellung von einem Attraktorgebilde; man spricht daher bei diesen chaotischen auch von »seltsamen« Attraktoren. Hier soll nur darauf hingewiesen werden, dass eine solche Darstellung die Bahn von Teilchen abbilden muss, die exponentiell auseinanderdriften in einem System, das sich nicht entsprechend vergrößern kann. Das löst man in der Darstellung so, dass man den Phasenraum faltet.[39] [→ Abbildung 9]

Betrachten wir noch einmal die erste Patientin aus Kapitel 1.4. Bei ihr wurde eine Wurzelbehandlung durchgeführt, die invalidisierenden Schmerzen traten aber erst Monate später auf. Das ist außerordentlich und kann wohl nur mit Rückkopplungen in einem dynamischen System erklärt werden. Die Zeitdauer wird dabei sekundär; wichtiger ist, nach wie vielen Zyklen das System chaotisch wird. Ich vermutete schon damals, dass Schmerz bei

ABBILDUNG 9: Die Grafik verdeutlicht das Prinzip des determinierten Chaos; dass sich zwei Körper, die um zwei Gravitationszentren kreisen, nach einer nicht berechenbaren Zeit auseinanderbewegen. Ein chaotischer oder seltsamer Attraktor, der Lorenz-Attraktor, zeigt ein ähnliches Bild. Während bei den klassischen Attraktoren beliebige Bahnen auf einen Punkt- oder Grenzzyklus zulaufen, zeigt sich hier eine ungefähre Form, die von unberechenbaren, divergierenden Bahnen verursacht wird. Man erkennt auch den Unterschied zu rein zufälligem Verhalten, das grafisch dargestellt keine Struktur, wie ein chaotischer Attraktor das tut, bilden würde.

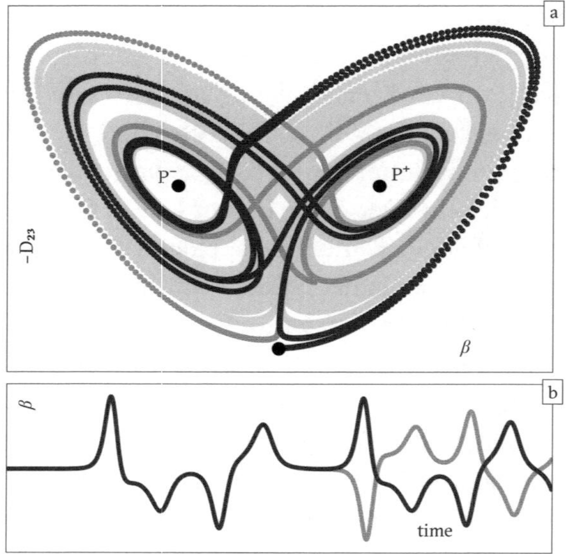

dieser Patientin als Warnsignal vor weiteren Gefäßschädigungen verstanden werden muss und als Hinweis, dass das körpereigene Informations- und Kommunikationssystem verändert war. Gemäß meiner damaligen Nachfragen am zahnärztlichen Institut gab es keine Studien, die ein solches Verhalten erklärt hätten. Dass dann eine schwache Bioresonanztherapie mit einem kinesiologisch gefundenen Stressor eine positive Reaktion ergab, kann für mich ebenfalls nur mit dem Ansatz der Chaostheorie und einem seltsamen Attraktor gedeutet werden, der sehr empfindlich auf den positiven elektromagnetischen Reiz reagierte.[40]

Es finden sich in der heutigen medizinischen Literatur kaum Publikationen zu dieser Problematik. Damals ermutigte mich Prof. George Graber, ehemaliger Präsident der wissenschaftlichen Kommission der SSO, dazu. Das Beispiel zeigt auch, dass ein Einzelfall über gewisse Zusammenhänge manchmal mehr aussagen kann als große Studien, bei denen nicht reproduzierbare Einzelfälle als statistisch unbedeutend ignoriert werden.

Benoît Mandelbrot – die fraktale Geometrie der Natur

Der französische Mathematiker Benoît B. Mandelbrot (1924–2010) konnte zeigen, dass Formen in der Natur mit einer neuen Art von Geometrie viel besser beschrieben werden können als mit den klassischen Formen der euklidischen Geometrie. Er schrieb 1987 in seinem Hauptwerk: »*Warum wird die Geometrie oft als nüchtern und trocken bezeichnet? Nun, einer der Gründe besteht in ihrer Unfähigkeit, solche Formen zu beschreiben wie etwa eine Wolke, einen Berg, eine Küstenlinie oder einen Baum. Wolken sind keine Kugeln, Berge keine Kegel, Küstenlinien keine Kreise. Die Rinde ist nicht glatt – auch der Blitz bahnt sich seinen Weg nicht gerade.*

Überhaupt gehe ich davon aus, dass viele Naturerscheinungen in ihrer Unregelmäßigkeit und Zersplitterung nicht einfach einen höheren Grad an Komplexität gegenüber Euklid (Standardgeometrie), sondern ein völlig anderes Niveau darstellen. Sie besitzen praktisch unendlich viele verschiedene Größenbereiche. […] Als Antwort darauf werden wir eine neue Geometrie der Natur entwickeln und ihren Nutzen auf verschiedenen Gebieten nachweisen. Diese neue Geometrie beschreibt viele der unregelmäßigen und zersplitterten Formen um uns herum – und zwar mit einer Familie von Figuren, die wir Fraktale nennen werden. Die nützlichsten Fraktale enthalten den Zufall sowohl in ihren Regularitäten als auch in ihren Irregularitäten. Außerdem sind die meisten der hier beschriebenen Formen skaleninvariant. Sie besitzen in allen Größenbereichen denselben Grad an Irregularität und/oder Zersplitterung. […] Manche der fraktalen Mengen stellen Kurven

ABBILDUNG 10: Beispiele von Selbstähnlichkeiten und fraktaler Geometrie, wie sie in der Natur überall anzutreffen sind und mit der klassischen euklidischen Geometrie nicht dargestellt werden können. Sie sind auch, wie beim determinierten Chaos, bei scheinbar genau gleichen Ausgangsbedingungen nicht reproduzierbar herstellbar.

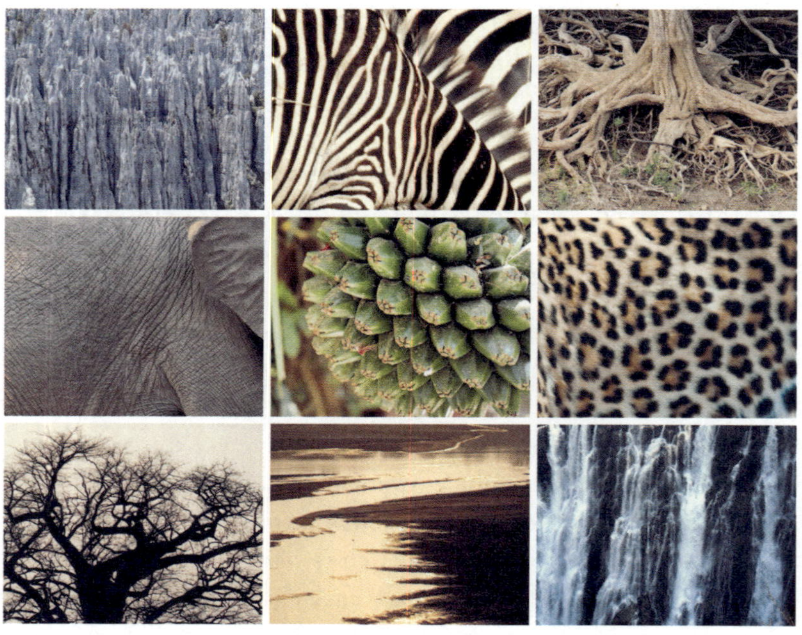

oder Flächen dar, andere unzusammenhängenden ›Staub‹, und wieder andere sind so seltsam geformt, dass es weder in den Naturwissenschaften noch in der Kunst eine passende Bezeichnung für sie gibt.«[41]

Auf die Medizin bezogen schrieb Mandelbrot beispielsweise, dass der Rand eines jeden Moleküls nicht glatt sei, sondern eine selbstähnliche fraktale Kurve darstelle.[42] Friedrich Cramer ergänzte, dass sich für Proteine die Dimension 2,2 ergebe. Für die Berechnung von Proteinwechselwirkungen und für die Mechanismen der Enzymwirkungen, und damit für viele Lebensprozesse, resultierten völlig neue Möglichkeiten, die noch fast gar nicht bearbeitet worden seien.[43]

ABBILDUNG 11: Beispiel eines Mandelbrot-Menge-Fraktals. Zu den bekanntesten Fraktalen gehören die Mandelbrot- und die Julia-Menge, die mit komplexen Zahlen berechnet werden und selbstähnliche, sehr leicht beeinflussbare Formen darstellen, wie man sie in der Natur findet.

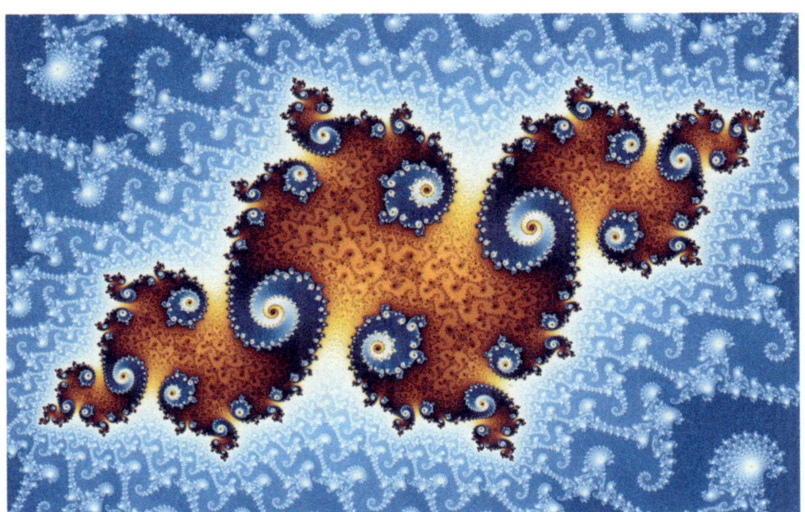

Prigogine folgerte, dass nach der Entdeckung von Attraktoren mit fraktalen Dimensionen nicht nur die Folgen für die Form, sondern auch für die Zeit berücksichtigt werden sollten. Ein fraktaler Attraktor sei eine außerordentlich feingliedrige Struktur mit einem sehr komplexen zeitlichen Verhalten. Während die Existenz eines klassischen Attraktors (Fixpunkt- oder Grenzzyklus-Attraktor) gleichbedeutend sei mit Stabilität und Reproduzierbarkeit, da das System unabhängig von Anfangsbedingungen auf die Rückkehr zum »Gleichen« zustrebt, determinierten die seltsamen Attraktoren nun Verhaltensweisen, die weder vorhersagbar noch reproduzierbar seien. In jedem beliebigen kleinen Gebiet eines Systems, in dem sich ein fraktaler Attraktor befände, müsse das berücksichtigt werden. Die Anfangsbedingungen mochten einander beliebig ähneln, sie führten dennoch zu divergenten Entwicklungen. Die geringste Differenz oder Störung in den Anfangsbedingungen werde daher durch den Attraktor nicht gedämpft, sondern verstärkt.[44]

Das Mitberücksichtigen all dieser strukturbildenden Faktoren in der Medizin hilft zu verstehen, dass und wie kleinste Reize, seien es negative wie bei Toxinen und gewissen Störfeldern oder positive wie bei der Bioresonanz, Akupunktur, Homöopathie, Laser- und Musiktherapie etc., im Einzelfall wirken können. Sonst kann es zu Fehleinschätzungen kommen, wie z. B. die von einem Impfexperten in einer Fernsehdiskussion, der sich Nebenwirkungen von Impfzusatzstoffen nicht vorstellen konnte, weil die Dosis so klein sei! Ähnliches erlebte ich nach dem Gespräch mit Vertretern der Ethikkommission, als ein Mitglied beim Verabschieden sagte, er glaube nicht, dass geringe Dosen von Toxinen so negativ wirken könnten.

Das Leben kann auch aufgefasst werden als eine hoch geordnete, dissipative Struktur an der Grenze zu chaotischem Verhalten. Krankheiten können eingeteilt werden in »zu viel Chaos«, wie beispielsweise bei Allergien oder »zu viel Ordnung«, wie bei Epilepsie. Ein mögliches Therapiekonzept kann zum Ziel haben, einen Patienten auf diese Übergangssituation zurückzuführen, um ihm eine optimale Regulationsfähigkeit gegenüber diversen Außenreizen zu ermöglichen. Christophe Letellier zeigte in seiner bereits erwähnten Publikation zu Herztransplantationen auch die theoretischen Möglichkeiten auf, wie man mit kleinstem Energieaufwand durch Beeinflussung der Regelkreise das Chaos in Grenzen halten kann.[45]

3.3 Herbert Fröhlich – elektromagnetische Kohärenz im Organismus

Der deutsche Physiker Herbert Fröhlich (1905–1991), Mitarbeiter am Joffe-Institut in Sankt Petersburg und ab 1935 an der Universität Bristol, wurde 1948 Professor für Theoretische Physik an der Universität Liverpool. Er war Mitglied der britischen Royal Society und Träger der Max-Planck-Medaille der Deutschen Physikalischen Gesellschaft. Er wies als Erster auf erstaunliche elektromagnetische Vorgänge in Lebewesen hin.

1988 fasste er seine jahrelangen Forschungen zur Physik in biologischen Systemen im Buch »Biological Coherence and Response to External Stimuli« mit 23 Co-Autoren zusammen. Er schrieb im Vorwort, dass sich die Existenz von kohärentem Verhalten in biologischen Systemen in den letzten Jahren etabliert habe und das Buch einen Überblick über die diesbezügliche Vielfältigkeit biete. Das bedeute zwar noch nicht, dass seine Ansichten eine »vollständige Theorie der Biologie« darstellten, aber eine solche müsste diese Erkenntnisse berücksichtigen.

Aus seiner Sicht zeigen aktive biologische Systeme drei hervorstechende Eigenschaften:

1. Sie sind relativ stabil, aber weit weg vom Gleichgewicht.
2. Sie zeigen eine nicht triviale Ordnung.
3. Sie weisen außergewöhnliche elektrische Eigenschaften auf.[46]

Schon 1938 war Fröhlich aufgefallen, dass lebende Zellen an den Zellwänden eine Potenzialdifferenz von gegen 100 mVolt aufweisen. Rechnet man das um, ergibt das eine Feldstärke von 10 Millionen Volt auf einen Meter. Derart hohe Felder und ihre dauernden Schwankungen müssen einzelne Zellbestandteile, die man als Dipol auffassen kann, zum Schwingen bringen. Die Frequenz dieser Oszillation schätzte er wegen der Membrandicke und den anderen Faktoren, wie der Ausbreitung elektromagnetischer Wellen in wässrigen Lösungen, auf 10^{11} Hertz. Genau bei dieser Frequenz konnten sowjetische Forscher bei Zellen Effekte beobachten, die am Max-Planck-Institut prinzipiell bestätigt werden konnten. Zusätzlich gab es Hinweise auf kollektives Verhalten von Molekülen.

Fröhlich hat vermutlich wieder als Erster auf eine grundlegende Besonderheit des Lebens hingewiesen: Es gibt lang reichweitige, elektromagnetische Kopplungen mit sehr hoher Ordnung (Kohärenz), die biochemische Prozesse beeinflussen und durch diese wiederum beeinflusst werden. Das klassische Modell vom zufälligen Zusammentreffen von Molekülen und Wirkstoffrezeptoren wird durch steuernde Felder ergänzt. 1968 zeigte er, dass sein Modell mit den Charakteristiken von Prigogines dissipativen Systemen prinzipiell übereinstimmte. Wie bei Prigogines Brüsselator wächst auch in Fröhlichs Modell eine bestimmte Schwingung (auf Kosten von anderen Frequenzen) plötzlich autokatalytisch an, und auch da sorgen Rückkopplungen dafür, dass sich das System weit weg vom Gleichgewicht stabilisiert.[47]

Roger Penrose würdigte Fröhlich folgendermaßen: *»Der bedeutende Physiker Herbert Fröhlich (der in den 1930er-Jahren bahnbrechend zum Verständnis gewöhnlicher Niedrigtemperatursupraleitung beitrug) hatte schon lange vor der Entdeckung der Hochtemperatursupraleitung vermutet, dass in biologischen Systemen kollektive Quanteneffekte eine Rolle spielen könnten. Diese Vermutung stützte sich auf ein verblüffendes, schon 1938 in biologischen Membranen beobachtetes Phänomen; Fröhlich behauptete schließlich 1968, dass biologische Quantenkohärenz-Phänomene in aktiven Zellen zu Schwingungen führen sollten, die eine Resonanz mit elektromagnetischer Mikrowellenstrahlung von 10^{11} Hz zeigen sollten. Diese Effekte setzen keine niedrigen Temperaturen voraus, sondern kommen durch die großen Stoffwechselenergien zustande. Bei vielen biologischen Systemen wurden inzwischen bemerkenswerte Hinweise auf genau solche Effekte, wie Fröhlich sie 1968 vorhergesagt hatte, beobachtet.«*[48]

Auch aus heutiger Sicht ist die Zusammenstellung der Experimente, die auf Fröhlichs Theorie von 1988 basiert, lesenswert. So schrieben beispielsweise W. Grundler, U. Jentzsch, F. Keilmann und V. Putterlik zum Thema »Resonant Cellular Effects of Low Intensity Microwaves«, die wichtigste Folgerung aus ihren Experimenten und Zusammenstellungen sei, dass nach Mikrowellenbestrahlung biologische Resonanzeffekte aufträten. Sie wiesen auch auf die Versuche von L. Sevastyanova und R. Vilenskaya hin, die schon 1973 im Tierversuch zeigten, dass nach Vorbestrahlung mit spezifischen Frequenzen weniger Schäden als nach Röntgenbestrahlung auftreten.[49]

In der Ausgabe 4/2009 der Zeitung »Neural Network World« wurde Fröhlich von verschiedenen Autoren mit dem Hinweis geehrt, dass das Wesentliche an seinem Modell der kohärenten elektromagnetischen Kopplung sei, dass die Aufmerksamkeit von biologischen Strukturen auf die biologische Funktionalität und Dynamik gelenkt werde. Dabei können sich die Fröhlich-Frequenzen über das ganze elektromagnetische Spektrum erstrecken und stellen die Basis für intra- und interzelluläre Kommunikation dar.[50] Es wurde auch auf mögliche Auswirkungen in Bezug auf Krebserkrankungen hingewiesen. Der Verlust der Fähigkeit, kohärent zu agieren, könne bei Zellen zu unkontrolliertem Wachstum führen.[51] Leider kann man diese inter- und intrazellulären Wellen kaum darstellen. Diesem Problem widmete sich der deutsche Physiker Fritz-Albert Popp, dem es gelang, im sichtbaren Lichtspektrum von Zellen abgestrahltes Licht zu messen, das spezielle Merkmale aufweist.

3.4 Fritz-Albert Popp – Biophotonen, das Licht in den Zellen

Es ist das große Verdienst von Fritz-Albert Popp, durch neue Messungen Grundlagen für verschiedene ungeklärte medizinische Phänomene erarbeitet zu haben. Es gelang ihm, ein interdisziplinäres Forscherteam für seine Ideen zu begeistern, mit dem er jährlich eine Fortbildungswoche für Interessenten durchführte. Ich konnte zweimal an einer solchen Fortbildung teilnehmen, was mein Bild über Wissenschaft nachhaltig geprägt hat.

In einem interessanten Gespräch aus dem Jahr 1999, von dem nachfolgend einige Auszüge wiedergegeben werden, legte er dar, wie er als Experimentalphysiker zur Biophotonenforschung kam. Es beginnt mit der optischen Eigenschaft eines krebserregenden Moleküls.[52]

Das »gefährliche« Benzo[a]pyren-Molekül spiegelt also ultraviolettes Licht zurück und verfälscht es dabei. Wie ist das zu erklären?

»Es hat eine seltsame optische Eigenschaft, die man in der Quantentheorie ›Entartung‹ nennt, eine Entartung der entsprechenden Energieniveaus. Aber das wäre alles noch verkraftbar gewesen, oder man hätte gesagt, na gut, warum nicht. Doch parallel dazu fiel mir auf, dass das Benzo[a]pyren, diese stark krebserregende Substanz, in den 1930er-Jahren dadurch als krebserregende Substanz erkannt worden ist, indem ein englischer Wissenschaftler einige Tonnen Steinkohlenteer gekauft hat und diesen Steinkohlenteer mit ultraviolettem Licht, um 380 Nanometer, belichtet, angestrahlt hat – und dann immer die Substanz isolierte, die sehr eindrucksvoll und sehr absonderlich reemittierte. Und auf diese Weise hat er das Benzo[a]pyren gefunden. Keine Statistik der Welt kann dieses Ergebnis übertreffen, das hier aus dem Experiment her daraufhin deutet, es muss eine optische Eigenschaft sein. Stellen Sie sich mal vor, wie viele verschiedene Moleküle, unter anderen natürlich auch das Benzo[a]pyren, in diesem Steinkohlenteer vorkommen. Sie wenden eine Eigenschaft an, nämlich eine optische Eigenschaft, und finden die Stecknadel in diesem Heuhaufen genau durch diese optische Eigenschaft. Für mich war von diesem Zeitpunkt an glasklar, dass es einen Zusammenhang geben muss zwischen der karzinogenen Eigenschaft des Benzo[a]pyren und seinen optischen Besonderheiten.«

Dass Krebsentstehung etwas mit optischen Fragen, mit Licht, zu tun haben könnte, klingt erst einmal ungewöhnlich. Kommt der Optik hier tatsächlich eine so wichtige Rolle zu?

»Ja. Ich habe mich natürlich auch mit den anderen Tumorentstehungsmöglichkeiten beschäftigt und auch mit der chemischen Karzinogenese sehr intensiv befasst. Ich war damals Dozent an der Universität Marburg, hatte also viel Zeit und konnte mich wissenschaftlich sehr gründlich mit diesen Dingen beschäftigen. Ich konnte Doktoranden mit verschiedenen Themen betrauen. Im Laufe der Jahre wurde bei mir das Bild, dass hier irgendwelche Lichteigenschaften

für die Tumorentstehung verantwortlich sind, dieses Bild wurde immer klarer. Ich habe natürlich noch viele Anhaltspunkte gefunden, z.B. gibt es im Organismus einen sogenannten Fotorepair; Fotoreparatur nennt man das. Das funktioniert so: Sie bestrahlen Zellen der Zellverbände mit ultraviolettem Licht, um 380 Nanometer oder höher, und zerfetzen die DNA zu einem solchen Anteil, dass vielleicht nur noch zwei, drei Prozent davon ungeschädigt bleiben. Wenn Sie dann dieses Molekülgewirr anschließend mit dem gleichen Licht um 380 Nanometer, allerdings mit sehr schwacher Intensität, wieder bestrahlen, dann werden diese Schäden innerhalb eines Tages wieder behoben. Man nennt das Fotoreparatur. Damals wusste man es noch nicht genau, aber heute weiß man, dass diese Fotoreparatur von der einzelnen Zelle bis zum Menschen in allen Organismen funktioniert.«

Das hört sich an wie ein Wunder ...

»Bis heute kennt man die Mechanismen nicht, man weiß nur, dass es funktioniert.«

Hatten Sie sich damals schon mit der Möglichkeit, dass Zellen Licht aussenden könnten, beschäftigt?

»Ich hatte schon einmal etwas in der Richtung läuten hören, nicht allerdings etwas gewusst, und habe gesagt: ›Wenn ihr es mir ermöglicht, Forschungsmittel von der Deutschen Forschungsgemeinschaft zu erhalten, dann baue ich so ein Gerät, untersuche das und weise es nach.‹ Und so ist es dann auch gekommen. Ich habe die Mittel bekommen. Ich habe einen tüchtigen Doktoranden gefunden, der die Untersuchungen machte, und zwei Jahre später hatten wir dann das Gerät auch fertig gebaut. Es musste das empfindlichste Lichtmessgerät sein, das man bauen kann, denn der Doktorand meinte, es existiere kein Licht in Zellen, und um nun zu beweisen, dass es kein Licht gibt – auch damit hätte er natürlich promovieren können –, musste er das empfindlichste Gerät bauen. Und zwei Jahre später hatte er das wirklich stehen. Das Gerät ist heute noch eines der empfindlichsten Geräte, es misst 10–17 Watt; und zu seinem eigenen Erstaunen zeigte sich wirklich dieses Licht.«

Welche Art von Zellen haben Sie bei den ersten Messungen benutzt?

»Wir haben es zunächst an Gurkenkeimen gemessen, und der Doktorand sagte dann, ja, das ist Chlorophyll, was da leuchtet. Anschließend hat er Kartoffelkeime genommen, die ja völlig chlorophyllfrei sind, und zu unserem Erstaunen haben die sogar noch stärker geleuchtet als die Gurkenkeime. Auf diese Weise haben wir uns dann selbst überzeugt, dass das Licht existiert. Auch um 380 Nanometer, es waren aber auch andere Wellenlängen dabei, nicht nur 380 Nanometer; sondern es ging letztlich über den gesamten Bereich von UV bis in den Nahinfrarotbereich, bis etwa 800 Nanometer. Nach diesen Messungen im Jahr 1975 waren wir natürlich überzeugt, dass das Licht existiert, und es begannen dann gleichzeitig die Probleme, die heute, 25 Jahre später, in aller Deutlichkeit zu sehen sind.«

Verdanken wir die Entdeckungen heute dann letztlich dem ultrafeinen neuen Messgerät, das Ihr Doktorand mit Ihrer Hilfe konstruiert hat?

»Ich habe in dieser Zeit, ich glaube es war 1973, im ›Bild der Wissenschaft‹ einen Artikel über ein neueres Experiment von russischen Wissenschaftlern gelesen, die vermuteten, dass Strahlen, Lichtwellen, die Sprache der Zellen sind. Das stand im ›Bild der Wissenschaft‹, und während die Kollegen das gleich weggelegt haben und von Wundern aus der UdSSR gesprochen haben, von Spinnereien usw., habe ich diese Ergebnisse natürlich sehr ernst genommen, einfach deswegen, weil es genau in die Richtung lief, in die wir selbst gedacht hatten. Und im Zuge der Nachforschungen sind wir auch auf die Arbeiten von Alexander Gurwitsch gestoßen, dem eigentlichen Entdecker der Biophotonen. Ich kenne mittlerweile seinen Enkel, der Mitarbeiter in unserem Institut ist und den Lehrstuhl für Entwicklungsbiologie an der Moskauer Staatsuniversität hat. Er hat mir viel von seinem Großvater erzählt, sodass ich heute auch eine Menge über die damalige Entwicklung weiß. Und ich möchte aus der heutigen Sicht sogar sagen, dass ich Alexander Gurwitsch für das größte Genie des zu Ende gehenden Jahrhunderts halte. Er hat genau die rich-

tige Frage gestellt, die letztlich mit dieser Lichtemission verbunden ist. Warum z.B. wächst eine Leber, wenn man sie in Stücke schneidet oder wenn man Teile davon entfernt, warum wächst die Leber genauso nach, sodass die ursprüngliche Form wiederhergestellt wird? Woher weiß eine Zelle, dass sie aufzuhören hat zu wachsen oder dass sie zu wachsen hat, um ihre ursprüngliche Form wiederherzustellen? Und genial wie er war, und das ist der entscheidende Punkt, damit hebt er sich ab von 99,999 % seiner Kollegen, genial wie er war, hat er sofort gemerkt, durch Chemie ist so etwas nicht zu machen. Man kann nicht mit Chemie Informationen dieser Art übertragen, das ist unmöglich. Also ist er auch auf Felder gekommen, er ist der eigentliche Entdecker dessen, was wir heute morphogenetisches Feld nennen. Und er hat in seiner Genialität sogar vermutet, dass es Lichtwellen sein müssen. Er hat dann entsprechende Versuche, den sogenannten Zwiebelversuch, gemacht, bei dem er den Schaft einer Zwiebel der Spitze einer zweiten Zwiebel näherte und die Zahl der Mitosen auszählte, die an der gegenüberliegenden Seite der Spitze auf dem Schaft entstanden. Und wenn er eine Glasplatte dazwischenbrachte, eine normale Glasplatte, so verschwand der Effekt, nahm er aber eine Quarzglasplatte, dann konnte er den Effekt wieder erkennen.

Daraus zog er den Schluss, dass es UV-Licht ist, weil das UV-Licht durch Quarz hindurchgeht und durch normales Fensterglas abgehalten wird. Er hat diese Strahlung aufgrund seiner zellteilungsauslösenden Wirkung mitogenetische Strahlung genannt. Er hätte in der 1930er-Jahren fast den Nobelpreis bekommen; seine Versuche wurden damals von anderen Wissenschaftlern nachgemacht, zum größten Teil mit Erfolg. Einige wenige konnten das Ergebnis nicht verifizieren, und die haben ihn dann mehr oder weniger mundtot gemacht. Sie haben ihn schließlich so in die Enge getrieben mit ihrer Hetzpropaganda, man kann es wirklich so nennen, dass keiner mehr an ihn glaubte und er sogar als falscher Prophet gebrandmarkt wurde. Er ist vor etwa 50 Jahren [1954] gestorben, aber er war bis zu seinem Tod von der Richtigkeit seiner Überlegungen überzeugt und zuversichtlich, dass sich das durchsetzen würde.«

Glauben Sie, dass das Mobbing, das Gurwitsch damals mundtot machte, darauf zurückzuführen ist, dass das orthodoxe Weltbild der Wissenschaft, die mechanistische, molekularbiologische Baukastensicht des Lebens, durch seine Entdeckung ernsthaft ins Wanken geraten wäre?

»Dieser Streit spielt im Hintergrund natürlich eine große Rolle. Dazu kommt die Entwicklung, die immer den Mechanisten recht gibt, weil Mechanisten positivistisch eingestellt sind. Sie haben immer ein Substrat, das den Nachweis für ihre Idee liefert, und sie sind immer in der glücklichen Lage, dass sie nicht auf Hypothesen oder Theorien zurückzugreifen brauchen, um etwas zu demonstrieren. Andererseits hätte Gurwitsch eigentlich einen guten Nährboden in Russland gehabt. In Russland hat sich der Vitalismus viel stärker erhalten als hier in den westlichen Ländern. Gurwitsch hat – meiner Meinung nach – vorwiegend aus drei Gründen diesen Kampf, wenn man das so bezeichnen will, verloren.

Zum einen hat die aufkommende Biochemie seine Ergebnisse scheinbar überflüssig gemacht. Mit der Entdeckung des genetischen Codes, mit der Entwicklung der Molekularbiologie hat man geglaubt, man brauche keine elektromagnetischen Felder, um das Wachstum zu verstehen. Man hatte Wachstumshormone und viele andere Substanzen. Auch heute noch glaubt man ja, dass es nur chemische Kommunikation gibt. Dieser Streit wurde von Anfang an gegen Gurwitsch entschieden, er hatte keine Chance.

Zum Zweiten kam hinzu, dass Gurwitsch zwischen die Mühlsteine der Auseinandersetzung von Vitalisten und Mechanisten geraten ist.

Und der dritte Punkt: Zur damaligen Zeit hat man auch die Physik zu wenig verstanden. Gurwitsch hat es aus diesem Grund sogar abgelehnt, die mitogenetische Strahlung oder die morphogenetischen Felder als physikalische Felder zu betrachten. Das war meiner Meinung nach ein Fehler, aber dieser Fehler resultierte einfach aus der Enttäuschung, dass die damalige Physik selbst keine Erklärung liefern konnte. Heute kann sie das viel eher. Zur damaligen Zeit hat man z.B. von Lasern nichts gewusst, sie wurden erst in den 1950er-Jahren entwickelt. Man konnte das auch physikalisch nicht verstehen.«

Was die Biophotonen angeht, so sind sie in den 1920er-, 1930er-Jahren entdeckt und auch erforscht worden, dann aber, weil sich ein anderer Trend, eben der biochemische Erklärungsversuch, dominant durchgesetzt hat, fast 50 Jahre in der Versenkung verschwunden, bis Sie Mitte der 1970er-Jahre in Marburg dieses »unmögliche« Thema wieder auf die Tagesordnung gebracht haben durch Ihre Messung.

»Und unabhängig von Gurwitsch. Wäre ich nämlich über Gurwitsch darauf gestoßen, hätte ich wahrscheinlich genauso reagiert wie die Kollegen auch, ich hätte es für unmöglich gehalten. Aber dadurch, dass ich durch eine völlig andere Betrachtung auf die gleiche Richtung gestoßen bin, freute ich mich natürlich enorm, als ich sah, dass ich nicht der Einzige war, der solche ›Schnapsideen‹ hatte, sondern, dass das von anderer Seite, und zwar von sehr seriöser Seite, auch schon so gesehen worden war. Gurwitsch war für mich der Halt, den ich brauchte, um mich gegen die Widerstände, die natürlich auch unmittelbar nach unserer Entdeckung auftraten, zur Wehr setzen zu können. Es hieß damals gleich, ja, die Russen, das wissen wir ja, und man versuchte dann, Gurwitsch niederzubügeln. Und zu unserer Entdeckung hat man sofort gesagt, das sei Wärmestrahlung – und von da an ging es wie so oft bei Entdeckungen: Am Anfang sagt man, die Entdeckung gäbe es gar nicht; wenn sich dann herausgestellt hat, dass es sie gibt, sagt man, ja, es gibt sie zwar, aber sie ist unwichtig. Wenn sich dann die Wichtigkeit erwiesen hat, sagt man, sie ist zwar wichtig, aber sie ist nicht mehr neu.«

Was unterscheidet Ihre Theorie von Krebs von der herkömmlichen, und was führte dazu, dass Ihre Hypothesen bisher so wenig ernst genommen worden sind in der Krebsforschung?

»Das war ja Dreh- und Angelpunkt und der Anfang der ganzen Geschichte: Dass mir klar wurde – nachdem ich mich einige Jahre intensiv mit den herkömmlichen Anschauungen der Krebstheorie beschäftigt hatte –, diese Denkweise, dieser Denkansatz ist falsch. Der Denkansatz beginnt falsch zu werden von dem Punkt an, an dem ich von einer Tumorzelle spreche. Die Tumorzelle gibt es nicht. Das ist

genauso falsch, wie wenn ich sage, jemand ist asozial. Er kann sich in der einen Situation sozial, in einer anderen asozial verhalten. Das hängt nicht von ihm als Person allein ab, sondern es hängt von seiner Wechselwirkung mit der Umgebung ab. Das ist der entscheidende Ansatz. Aber wenn Sie sich die Tumorforschung ansehen bis heute – es erscheinen ja monatlich Hunderte neuer Arbeiten und Aufsätze darüber –, wird immer so getan, als ob die Eigenschaft, Krebs zu erzeugen oder Krebs zu sein, eine Individualeigenschaft der Zelle sei. Das kann natürlich so weit kommen mit dem Fortschritt einer Erkrankung, aber das A und O des Problems beginnt mit der Fragestellung, muss da beginnen: Gibt es überhaupt eine Eigenschaft in einem Individuum, sich sozial oder nicht sozial zu verhalten, ohne dass ich die Wechselwirkungen mit der Umgebung berücksichtige? Ein Beispiel: Während meiner Doktorarbeit habe ich Unterricht in der Schule gegeben; da war einer in der Klasse, der war in der ganzen Schule verschrien, man sagte, das ist der Schlimmste, mit dem kommt niemand aus usw., der muss von der Schule entfernt werden. Ich wurde vor ihm gewarnt, und gerade aufgrund meines Denkansatzes, weil mir klar war, diese Eigenschaften sind nicht in der Persönlichkeit allein verankert, sondern sie hängen von der Wechselwirkung mit der Umgebung ab, habe ich ihn ganz anders behandelt, als er normalerweise behandelt wurde. Ich habe ihm Verantwortung übertragen, habe gesagt, er soll die Versuche vorbereiten usw. Am Anfang war er sehr unwillig, aber später ist er hineingewachsen in diese Aufgabe, er hat sich gerade gegenteilig verhalten, als es normalerweise von ihm gesagt wurde. Ähnlich ist es auch in einem Gewebeverband. Ich habe manchmal den Eindruck, wenn man nach Krebseigenschaften fragt, dann ist das physikalisch betrachtet so, als würde man fragen, welche Temperatur ist jetzt in diesem Raum, und finge dann die einzelnen Moleküle ein und legte sie unters Mikroskop. So wird man nie herausfinden, wie hoch die Temperatur ist. Oder in einer Bevölkerung kann man nicht dadurch, dass man Frauen biochemisch untersucht, herausfinden, wie viele Kinder auf die Welt kommen werden. Das sind Eigenschaften, die sich in den Wechselwirkungen mit den anderen Individuen zeigen. Das gilt auch für die Frage des Wachstums von Zellverbänden und die Wachstumsregulation.

Und da bin ich wieder bei Alexander Gurwitsch, diesem genialen Denker, der eben z.B. in Lichtwechselwirkungen die Ursache für eine solche Regulation gesehen hat, und ich folge ihm hier hundertprozentig. Ich glaube, es muss nicht unbedingt nur Licht sein, es können auch andere elektromagnetische Wellen sein, aber die Frage, wer oder was steuert das Wachstum, kann nicht im molekularen Bereich beantwortet werden, nicht dadurch, dass man die Moleküle unters Mikroskop legt und irgendwelche Defekte in den Molekülen erkennt. Sie kann nur beantwortet werden, wenn ich das Gesamtspiel, wenn ich mir das Konzert anhöre und nicht die Musikinstrumente in Teile zerlege. Und die Theorie, die ich dann darauf gebaut habe, ist sehr einfach. Ich sage, solange eine Verständigung im Organismus möglich ist, wird es auch keinen Krebs geben, d.h. Krebs ist immer eine Störung dieser Verständigung zwischen den Zellen, in denen eben das Wachstum genau bestimmt wird. Und die elementare Verständigungsbasis von Lichtwellen ist von der Physik her betrachtet die Kohärenz, also die Fähigkeit, Informationen mit elektromagnetischen Wellen zu übertragen. Krebs ist also eine Kohärenzstörung, die in der Kommunikation über Licht stattfindet. Und diese Kohärenz kann auch messtechnisch nachgewiesen werden. Wir haben das getan in den letzten Jahren. Es hat sich immer wieder gezeigt im Experiment, dass Tumorzellen ebenso reagieren, dass die Kohärenz, die wir messen können, über eine bestimmte Schwelle hinweg gestört wird. Die Kohärenz geht verloren, die Zelle kann nicht mehr mit der anderen kommunizieren, und sobald dieser Kontakt abgeschnitten ist, sobald durch die Hinzunahme einer weiteren Zelle die Kommunikation nicht verbessert, sondern verschlechtert wird, entsteht ein Tumor.«

Das heißt, ohne die über die Lichtinformation stattfindende Zellkommunikation geschieht das Wachstum nicht mehr geordnet, in Absprache mit den Nachbarn, sondern »wild«?

»Die Philosophie geht noch ein bisschen weiter. Das können Sie auch im täglichen Leben sehen. Wenn Sie z.B. eine Gesellschaft betrachten, die sich bildet, einen Verein oder eine Ehe oder was auch immer, es kommt darauf an, dass durch die Hinzunahme eines neuen

Gruppenmitglieds die Informationsfähigkeit, die Informationskapazität des Gesamten nicht vermindert, sondern erhöht wird. Solange das funktioniert, funktioniert auch die Gruppe. Sobald aber durch die Hinzunahme eines neuen Mitglieds die Informationsbasis verschlechtert wird, bricht das Gesamtsystem durch Hinzunahme weiterer Störenfriede auseinander, dann funktioniert es nicht mehr. Das heißt, die Vergesellschaftung erfolgt über den Wert der Informationsfähigkeit im System. Und der ist in einem Organismus derselbe wie in jeder Gesellschaft. Die Basis dafür ist die Verständigung, die Verständigungsmöglichkeit, die Transparenz, die Möglichkeit, sich zu äußern, Informationsübertragung. Es ist nicht der Zwang, miteinander zu reden, sondern es ist die Fähigkeit, alles zu artikulieren, was man dem anderen mitteilen möchte. Und so ist es auch im Gewebeverband, und die physikalische Basis dafür ist die Kohärenz der Biophotonen bzw. elektromagnetischen Wellen, mit denen dieser Informationsaustausch stattfindet.«

Das heißt, wir haben hier in der üblichen Betrachtung des Krebses wieder jenen detaillistischen Blick, der das Geschehen in immer kleinere Einzelteile zu zerlegen versucht, in der Hoffnung, wenn ich erstmals die kleinsten Einzelbausteine gefunden habe, dann kann ich alles erklären, auch die Krankheit Krebs. Das ist ja das Credo der gesamten Molekularbiologie: Wir müssen nur noch die Gene richtig ausgezählt haben, das dauert noch ein paar Jahre, dann haben wir jeden einzelnen Baustein identifiziert und können das Leben insgesamt erklären. Ist das nicht dasselbe wie der untaugliche Versuch, ein Haus zu bauen aus einem Riesenberg von Einzelbausteinen, ohne dass ein Bauplan, eine Architektur, eine Vorstellung vom Ganzen da ist?

»In der Biologie ist alles miteinander verbunden. Wenn ich sage, wir dürfen nicht die Moleküle zum entscheidenden Kriterium für das Verständnis machen, dann heißt das nicht, dass die Moleküle unbedeutend sind. Worauf ich hinaus möchte: Wir müssen verstehen, wie in diesem Wechselspiel aus Materie und elektromagnetischem Feld sich etwas aufbaut, dem man die Eigenschaft der Kohärenz zuspre-

chen kann. Das Interessante ist Folgendes, und das ist gleichzeitig das Fatale: Je mehr meine Überlegungen stimmen sollten – ich drücke mich mal ganz bewusst im Konjunktiv aus –, umso fester wird der mechanistische Denker bei seinen Experimenten überzeugt davon sein, dass er recht hat, so paradox das klingt. Und zwar aus folgendem Grund: Wenn diese Eigenschaft der Kohärenz die entscheidende Eigenschaft ist, dann heißt das gleichzeitig, dass jedes Teilchen über dieses Feld mit jedem anderen Teilchen in einem solchen Verband verbunden ist. Und jeder, der jetzt nachweisen möchte, dass ein ganz bestimmtes Molekül Krebs auslöst, wird natürlich zum Erfolg kommen, weil er, egal, wo er hineinsticht, immer wieder ein Argument für seine falsche Theorie findet.«

Weil eben alle Moleküle miteinander vernetzt sind …

»Ja. Wenn ich in ein Stimmgabelkonzert hineingehe und nun an einer ganz bestimmten Stimmgabel etwas drehe, dann wird natürlich etwas passieren, ich werde, wenn ich so falsch denke, überzeugt davon sein, das kann jetzt nur die Stimmgabel gewesen sein. Der eine findet Kalzium, der andere findet DNA, der Dritte findet Viren, der Vierte Proteine, der Fünfte Membrane, und alle glauben, sie seien im Recht. Aber sie sind nur deshalb im Recht, weil eben alle Dinge über solche Wechselwirkungen miteinander verbunden sind und weil letztlich die integrative, integrale Funktion aller Teile darüber bestimmt, ob eine Kommunikationsbasis aufrechterhalten bleibt oder zusammenbricht. Deswegen ist es auch so schwer, im Einzelfall zu sagen, der Patient hat den Tumor aus genau dem und dem Grund bekommen. Es gibt nur selten monokausale Ursachen dafür. Da baut sich irgendetwas auf, das beginnt mit irgendeinem Schicksalsschlag und führt dann dazu, dass der Betreffende sich unvernünftig ernährt, und schon gerät er in einen Circulus vitiosus … Wo ist da die Ursache? Irgendwann konzentriert sich das auf die schwächste Stelle im Organismus, und das System sagt, was soll ich in dieser schrecklichen Welt, es ist ja viel besser, ich gehe zugrunde. Dann entsteht ein geplanter Selbstmord. Und auch aus dieser Sicht, aus dieser ethischen Sicht, ist natürlich die Behandlung völlig falsch.«

Man nimmt sich detaillistisch den einzelnen Tumor vor und lasert oder strahlt ihn weg oder bringt ihn mit chemotherapeutischen Medikamenten zum Verschwinden an einer Stelle, d.h., man versucht, die Symptome zu beseitigen. Doch die Ursache der Krankheit liegt ganz woanders, und wenn wir Ihrer Hypothese folgen, dann liegt sie in einer Kommunikationsstörung des organischen Systems, des Zellverbands untereinander, wo kohärente, geordnete Kommunikation nicht stattfinden kann.

»Kohärent muss nicht geordnet heißen. Geordnet ist etwas anderes als kohärent. Kohärent heißt im Grunde genommen ... Schauen Sie, ein Beispiel: Wenn alle Menschen die Nase in eine Richtung halten, dann würde man sagen, sie sind kohärent, oder man würde sagen, sie sind geordnet, und man würde den Schluss daraus ziehen, die wissen etwas voneinander. Aber wichtig ist nicht, dass sie die Nase in eine Richtung halten ... Sondern wichtig ist, dass sie etwas voneinander wissen. Und wenn sie etwas voneinander wissen, müssen sie die Nase nicht in eine Richtung halten. Das ist nur eine der Möglichkeiten. So ist es auch mit der Kohärenz. Kohärenz heißt nicht, dass das jetzt geordnete Laserbeams sind, die nur in eine Richtung gehen können. Geordnet heißt, dass die Fähigkeit besteht, in eine Wechselwirkung zu treten, in der jeder Teil mit jedem anderen Teil kommunizieren kann.«

Ein Vogelschwarm wäre kohärent, weil er in eine bestimmte Richtung fliegt und eine bestimmte Form einnimmt?

»Muss aber nicht. Und wahrscheinlich kommunizieren die Vögel auch dann, wenn sie nicht in eine Richtung fliegen. Oder sie könnten es zumindest.«

Wir hatten ja zum einen in den alten medizinischen Vorstellungen oder überhaupt in den Vorstellungen vom Menschen schon immer die Idee einer Lebenskraft, die als Prana oder als Ch'i auftaucht in den asiatischen Medizinsystemen. Wir haben die Vorstellung der Aura, dass jeder Mensch über eine Aura verfügt; in verschiedenen esoterischen Anschauungen steht das im Zentrum des Interesses. Die Biophotonen scheinen mir so etwas zu sein wie die feststoffliche Materialisierung dieser bisher nur feinstofflich bezeichneten Dinge. [...] Würden Sie dem zustimmen, dass wir heute mit der Biophotonik eigentlich den materiellen Beweis für diese alten, vitalistischen Lebensvorstellungen führen?

»Also dass solche Vorstellungen existieren und dass sie dann als Esoterik oder wie auch immer bezeichnet werden, ist natürlich überhaupt kein Argument dafür, dass sie falsch sein müssen. Das ist schon mal von Anfang an zu bedenken. Ich möchte auch als Physiker sagen, wenn solche Vorstellungen schon immer existiert haben, dann ist vermutlich etwas dran. Die Leute haben ja früher auch nachdenken können, und die Denkkapazität hat sich nicht merklich verbessert, sie ist nur etwas ineffektiver geworden, glaube ich. Aber wenn man dann wissenschaftliche Grundlagen für die prinzipielle Richtigkeit solcher Überlegungen findet, dann ist zunächst mal für mich gar nicht so wesentlich, mit wem man sich dann anlegt, sondern entscheidend für mich ist, ob man das auch wirklich belegen kann mit den wissenschaftlichen Methoden, die zur Verfügung stehen. Man hat umso mehr Probleme, wissenschaftliche Beweise zu führen, je weniger lokal die Ereignisse sind, mit denen man sich beschäftigt. Wenn Sie alles an einem Substrat aufhängen können, wenn Sie irgendein Molekül identifizieren können, ein lokales Ereignis mit einem Detektorsystem im positivistischen Sinne, dann ist das überhaupt kein Problem. Die Ereignisse sind dann zwar richtig und unbestreitbar, aber völlig uninteressant.

Aber wie will man nicht lokale Wechselwirkungen über lokale Ereignisse dokumentieren? Und hier hat die Quantentheorie enorm weitergeholfen, weil die Quantentheorie sich im Grunde genommen genau mit diesem Problem beschäftigt. Die Quantentheorie lokalisiert Felder, lokalisiert Erscheinungen, von denen sie gar nicht weiß, was sie sind. Sie weiß nur, dass ihr diese Erscheinungen, wenn sie ganz bestimmte experimentelle Anordnungen trifft, ganz bestimmte Antworten geben. Das beginnt schon beim Begriff Photon. Ich betrachte ein Photon nicht als Teilchen, obwohl es auch von den meis-

ten Quantenphysikern immer als Teilchen betrachtet wird. Photon ist eigentlich ein Prozess. Photon ist ein Wechselwirkungsprozess eines elektromagnetischen Feldes mit einem Detektorsystem in der Art, dass lokal eine bestimmte Energie übertragen wird in einer ganz bestimmten Zeit. Wenn dann das Produkt aus dieser übertragenen Energie, multipliziert mit der Zeit, die notwendig ist, eine ganz bestimmte Grenze, nämlich das plancksche Wirkungsquantum, zu überschreiten, dann macht es klick, und dann sagt man, aha, jetzt habe ich ein Photon nachgewiesen. Das ist kein Photon, das ist ein Prozess. Und was sich dahinter abspielt, ist und bleibt für alle Zeiten nicht erkennbar. Und allein die Einsicht, dass es eben Dinge gibt, die wir grundsätzlich nicht erkennen können, hat zu einer Veränderung unseres Weltbildes geführt, die uns dann auch die Möglichkeit gibt, über biologische Systeme in einem ganz anderen Sinne zu sprechen. Wir sind nicht gezwungen, jetzt im biologischen System jedes einzelne Molekül an der richtigen Stelle zum richtigen Zeitpunkt richtig zuzuordnen, das ist völlig unmöglich. Wir müssen uns viel mehr darauf konzentrieren, was wichtig ist zum Verständnis und was wir auch wirklich verstehen können. Und wichtig muss nicht sein, welche Reaktion im Organismus stattfindet, die vielen Moleküle, die da ständig herumschwirren und die irgendetwas miteinander machen, die sind nicht so entscheidend für das, was geschieht. Wichtig ist herauszufinden, warum geschieht eine Reaktion zu einem ganz bestimmten Zeitpunkt an einer ganz bestimmten Stelle. Darauf gibt uns die Biochemie keine Antwort. Darauf kann uns aber die Quantentheorie eine Antwort geben. Sie kann uns auch eine Antwort geben auf die Frage, warum laufen wir nicht als Molekülhaufen durch die Tür? Wenn ich durch die Tür gehe, bin ich kein Nebel aus Molekülen, sondern ich bin eine Ganzheit, die kompakt zusammen ist und bei der meine Fußzehe genauso wichtig ist wie mein rechtes Ohr. Die beiden gehören in diesem Zustand zusammen. Wie entsteht dieses Gefühl der Ganzheitlichkeit? Das kann ich nicht dadurch beantworten, dass ich sage, in jeder Zelle ist eine DNA, und da ist eine RNA, und da entstehen Enzyme usw., das kann ich nur beantworten über die ›Felder‹, die das Ganze zusammenhalten, die irgendwie dahin-

terstehen, hinter dem, was wir messen. Und das, was dahintersteht, ist ein komplexes Feld mit einer Unmenge von Informationen, die wir uns überhaupt nicht vorstellen können. Und dieses Gefühl der Ganzheitlichkeit, das entsteht nicht aus dem Ereignis des Wissens, sondern es entsteht eben aus diesem Feld der vielen Möglichkeiten, die sich dahinter verbergen. D.h., es ist ein Potenzialfeld, das uns zusammenhält. Die Erwartung, dass irgendetwas geschehen könnte, verbindet all diese Teilchen in diesem engen Informationsfeld, wie ein Leim, der das Ganze nicht auseinanderfallen lässt. Das sind Vakuumkräfte, Kräfte, die dadurch entstehen, dass hier unendlich viele Möglichkeiten so miteinander verzahnt werden, dass sie das Gefühl eines ganzheitlichen Bewusstseins ergeben. Das ist nicht das Wissen über etwas, sondern es ist das gemeinsame Unwissen, das die Dinge zu dem zusammenbringt, was wir Bewusstsein nennen. Das ist für das Verständnis von Leben von grundlegender Bedeutung. Das steht auch im Mittelpunkt unseres Erfahrungsschatzes.«

Der Frage, die Schrödinger gestellt hat – »Was ist Leben?« –, sind wir ja auch in den 1970er-Jahren ein Stück nähergekommen. Sie hatten Gelegenheit, mit dem Nobelpreisträger Ilya Prigogine zu diskutieren.

»Prigogine hat für nicht lebende Systeme zunächst mal – und das ist eine herausragende Erkenntnis gewesen, die fast die Bedeutung hat wie die Entdeckung Amerikas – erkannt, dass es außerhalb des thermischen Gleichgewichts stabile, sich gewissermaßen selbst stabilisierende Strukturen gibt. Das hat man vor Prigogine gar nicht für möglich gehalten, weil man gesagt hat, wenn etwas erwärmt wird, dann wird es immer formloser und chaotischer, und hier zeigt sich plötzlich, wenn ich Energie zuführe, dann treten plötzlich völlig neue Strukturen auf.«

Ordnungen, geordnete Strukturen …

»Ordnungen, er hat sie dissipative Strukturen genannt, später hat er auch kohärente Strukturen dazu gesagt. Das war ein wichtiger Gedankenschritt in der Naturwissenschaft, weil man plötzlich er-

kannte, dass es eben außerhalb des thermischen Gleichgewichts Systeme gibt, die sich stabilisieren können. Heute, lange Zeit nach dieser Entdeckung von Prigogine, geht das sogar so weit, dass man auch versteht, was ›weit weg vom thermischen Gleichgewicht‹ bedeutet. Weit weg vom thermischen Gleichgewicht kann auch heißen: ganz nahe am thermischen Gleichgewicht und trotzdem weit weg. Das heißt, es müssen keine dramatischen Temperaturänderungen auftreten, sondern in unmittelbarer Nachbarschaft der herkömmlichen Temperaturen können Zustände entstehen, die sich weit weg vom thermischen Gleichgewicht befinden, weil sie autokatalytische Funktionen haben, weil sie kooperativ miteinander in Wechselwirkung treten. Und biologische Systeme scheinen ganz besondere Systeme zu sein, die es aus meiner Sicht, ich denke da etwas darwinistisch, als Einzige, per definitionem wohlgemerkt, aber darin unterscheide ich mich von Darwin, per definitionem als Einzige geschafft haben, sich physikalisch in der Nähe des thermischen Gleichgewichts, und doch weit weg, autokatalytisch zu organisieren und dabei scheinbar, aber nicht wirklich – gegen den zweiten Satz der Wärmelehre –, Negentropie, d.h. Ordnung, zu kumulieren. Das ist jetzt zunächst mal die Definition. Und man kann jetzt fragen, warum schaffen die das überhaupt? Was ist die Ursache dafür?«

Eigentlich geht so etwas doch gar nicht, es stellt die Physik, den berühmten zweiten Hauptsatz der Thermodynamik, auf den Kopf.

»Der zweite Hauptsatz wird dabei überhaupt nicht verletzt. Der zweite Hauptsatz gilt ja nur für abgeschlossene Systeme. Und ein biologisches System – allein schon aus diesem Grunde – kann nicht abgeschlossen sein. Doch jetzt kommt die entscheidende Frage: Wie kann man das physikalisch erklären? Und meine Antwort ist eine sehr profane Antwort, die auch noch nicht in letzter Konsequenz durchdacht worden ist. Aber ich weiß, der Weg führt nur über diese Antwort: Wir haben eine extrem hohe Informationsdichte in der DNA. Die hat eine milliardenfach höhere Informationsdichte, als das technisch heute überhaupt möglich scheint. Wir verfügen lediglich über ein Volumen von 10^{-9} Kubikzentimeter pro Zelle. In diesem Vo-

lumen haben Sie ein Molekül, das ist zwei Meter lang. Das wird dort auf raffinierteste Weise aufgeknäuelt, und über diese zwei Meter haben Sie 10^{10} Basenpaare. Für den gesamten Menschen, wenn Sie das auf einem Faden aneinanderreihen, ergibt das eine Strecke von 10^{13} Meter, das entspricht dem Durchmesser unseres Planetensystems. Und dieser, auch von der molekularen Seite her, ungewöhnliche Aufwand, diese extreme Informationsdichte, führt auch physikalisch zu einem Phänomen, das man in der täglichen Physik nicht kennt und auch in der Technik nicht; dieses Phänomen heißt Bose-Einstein-Kondensation. Photonen werden dort, wie in einer Falle, einer Kühlfalle, regelrecht kondensiert und eingefroren. Sie haben einen völlig neuen Aggregatszustand, der von der Technik her nicht bekannt ist. Und in diesem Aggregatszustand lässt sich also das Licht regelrecht einfrieren, speichern, wie in einer Kühlfalle aufsaugen. Und das sorgt für diese elementare Stabilität.«

Sie haben die DNA eben als dieses endlos lange Molekül beschrieben, sodass jeder Mensch oder die Kette des Seins letztlich aus einer endlos langen Schlange besteht. Doch die menschliche DNA ist inaktiv zu 97,98 % … Eigentlich also überflüssig. Die Evolution neigt aber zur Effizienz, wie wir wissen, und es ist sehr unwahrscheinlich, dass so ein Molekül sich über die Milliarden Jahre der Entwicklung des Lebens gehalten hat, entwickelt hat, ausgebildet hat in solcher Länge, ohne einen besonderen Grund. Ihre Hypothese dazu ist, dass die DNA eigentlich eine Lichtpumpe, ein Lichtspeicher, ist, die dazu dient, ebendas Informationssystem – und nicht nur den genetischen Bauplan sozusagen, der da einmal abgelegt ist – aufrechtzuerhalten.

»Zum Beispiel über die Lichtkopplungen den einzelnen Molekülen im Zellverband mitzuteilen, an welcher Stelle zu welchem Zeitpunkt sie aktiv werden müssen. Die Frage der Organisation wird von dieser Informationsdichte aus überhaupt beantwortet. Das heißt: Diese 98 % spielen ebendie Rolle einer Organisationseinheit. Es gibt ja immer mehr Molekularbiologen, die das auch glauben, die aber dann sagen, na gut, das sind die Bürokraten in der Zelle.«

Es gibt Hypothesen, die postulieren, dass Morphogenese, die Formbildung, über eine Fernwirkung stattfindet. Die Biophotonen sind ja nun das Gegenteil von Fernwirkung, sie sind ultraschwach und kurz und sozusagen für die Nähe gedacht. Glauben Sie, wenn wir das Biophotonenfeld – so wie wir es hier dargestellt haben in seinen Details – auch in seinen ganzen Frequenzdialekten gefunden haben, dass wir dann keine weiteren physikalischen oder nicht physikalischen Felder mehr brauchen, dass wir dann sozusagen in der Lage sind, die Lebensphänomene insgesamt zu erklären? Die Frage der Formbildung, so wie sie uns jetzt der klassische Neodarwinismus präsentiert, ist ja sehr unbefriedigend, wenn uns gesagt wird, ja, da gibt es die DNA, das ist der genetische Bauplan. Doch die DNA in meinem Knie ist ja identisch mit der in meiner Nase, und trotzdem wächst die Nase ganz anders als das Knie. Woher weiß die Zelle im Knie, was ein Knie ist? Diese Fragen kann uns die klassische Lehre im Moment noch nicht beantworten. Glauben Sie, dass wir über das Biophotonenfeld hinaus noch weitere Felder brauchen, wie es zum Beispiel Rupert Sheldrake sagt, der meint, jede Spezies baue ein Feld auf, das sich nicht lokal überträgt?

»Es ist sehr schwer, da endgültige Aussagen zu machen. Also anfänglich dachte ich, elektromagnetische Felder müssten eigentlich reichen, weil wir die Möglichkeiten, die wir damit haben, noch bei Weitem nicht ausgeschöpft haben und gar nicht wissen, was es da noch für Möglichkeiten gibt. Es ist sehr schwer, die Möglichkeiten elektromagnetischer Felder auch für biologische Organisationen aus der heutigen Sicht überhaupt vollständig zu verstehen. Aber trotzdem neige ich mehr und mehr dazu, auch Sheldrakes und ähnlichen Überlegungen mehr Raum zu geben, und zwar aus folgendem Grund:

Es gibt auch in der Quantentheorie Wechselwirkungen, die von großer Bedeutung sind und die in die Richtung weisen von Sheldrakes Theorie. Ich denke hier z.B. an Austauschwechselwirkungen oder an Casimirkräfte. Casimirkräfte sind in letzter Konsequenz nicht elektromagnetischer Art. Casimirkräfte sind einfach Kräfte, die dadurch entstehen, dass ein Teil des Phasenraums abgeschnitten wird.

Es muss keine elektrische Kraft im eigentlichen Sinne sein. Ähnlich kann man sich auch Austauschkräfte vorstellen, die einfach dadurch zustande kommen, dass die Teilchen identisch sind. Das führt zu einer sehr interessanten Vorstellung. Wenn zwei identische Teilchen, ohne dass sie es merken, miteinander vertauscht werden, wissen sie natürlich nicht, dass sie vertauscht sind. Es gibt keine Information darüber; wenn Zwillinge völlig identisch sind, dann können sie, wenn Sie nicht hingucken, ihre Plätze vertauschen, und Sie haben keine Möglichkeit herauszufinden, ob sie es getan haben oder nicht. Diese Vertauschbarkeit führt zu einem neuen Zustand, der aber vom alten Zustand nicht unterscheidbar ist. Dadurch entstehen Wechselwirkungskräfte, die auch wirklich nachweisbar sind; diese Kräfte treten auf, ihre Ursache ist nicht irgendwie eine elektrische Kraft, sondern einfach nur die Ununterscheidbarkeit identischer Teilchen, es sind sozusagen statische Kräfte. Das hat zur absurden Situation geführt, dass Demokrit, der die Welt in immer kleinere Teilchen geteilt hatte und letztlich gezwungen war, sie als identische, subatomare Einheiten anzusehen, die nicht mehr unterscheidbar sind, also so, dass wir zum gleichen Zeitpunkt denken müssen, dass jedes dieser Teilchen zu jedem Augenblick in der Welt mit jedem anderen Teilchen seine Plätze tauscht, einen intelligenten, logischen Zusammenhang hergestellt hat, der letztlich alles mit allem verbindet. Er hat also genau das Gegenteil von dem erreicht, was er wollte.

Heute müssen wir von einem universalen, globalen, intelligenten Netzwerk von Wechselwirkungen ausgehen, das alle Teilchen mit allen zu jedem Zeitpunkt verbindet. Und diese Kräfte sind vorhanden. Sie spielen meiner Meinung nach auch in einem Organismus mit extrem hoher Informationsdichte eine ganz entscheidende Rolle.«

Gerade in der vorigen Woche berichtete der »New Scientist« in seiner Titelgeschichte, dass die Unschärferelation jetzt mittlerweile nicht widerlegt, aber überflüssig geworden sei, wenn man die Quantenverwickeltheit berücksichtige. Also die Tatsache, die Einstein damals so verrückt gemacht hat, dass diese beiden Teilchen, die man in die entgegengesetzte Richtung schickt, dennoch in Verbindung bleiben, auch wenn sie nicht in der Lage sind zu kommunizieren – es sei denn, mit Überlichtgeschwindigkeit. Einen Schritt weitergedacht, führt uns das dahin, dass wir quantenphysikalisch gar nichts anderes annehmen können als eine Ganzheit. Das Interessante ist jetzt, dass wir bei den Biophotonen letztlich ja auch diesen Doppelzustand, das Teilchen-Welle-Paradoxon, haben, d.h., dass etwas durchaus lokalisierbar, also als Individuum, hier an einem Ort vorstellbar, ist, aber gleichzeitig auch als eine Ganzheit, also eine Frequenz oder Welle, die über den ganzen Organismus verbreitet ist.

»Man spricht hier von ›gequetschten Zuständen‹, von nicht klassischen Zuständen. Und es ist sicher hochinteressant, dass man heute weiß, was man zu der Zeit, als ich angefangen habe, noch nicht wusste, dass nämlich solche gequetschten Zustände nur dann auftreten können, wenn die Lichtintensität äußerst schwach ist. Wenn wir also in ebendiesem Bereich sind, in dem Lebewesen Licht emittieren. Wäre die Intensität höher, ginge das nicht, und erst mit solch schwachen Lichtintensitäten von etwa hundert Quanten im Feld treten solche Phänomene auf. Die Unschärferelation wird nicht ungültig, sondern sie wird flexibler. Sie müssen Ort und Unschärfe nicht mehr festhalten, sondern Sie können die Ortungsschärfe auf Kosten der Frequenzschärfe und umgekehrt variieren. Sie haben dann plötzlich die Möglichkeit, das Feld auf einen Punkt zu lokalisieren, also ein einzelnes Molekül zu treffen mit dem Photon, oder aber das System als Ganzes mit diesem Photon zu erfassen. Dazu brauchen Sie allerdings ein breites Frequenzspektrum, und das ist auch wahrscheinlich der Grund, dass wir im Biophotonenspektrum ein sehr breites Frequenzspektrum haben, nicht monochromatische Wellen wie beim Laser. Ein breites Frequenzspektrum kann in diesem Bereich dazu führen, dass Sie lokalisieren und delokalisieren können, dass Sie wie mit einer Ziehharmonika die Teile zusammenführen oder auseinanderziehen.«

Beispiele aus der Biophotonenforschung
Aus der umfangreichen Forschung von Popps Team möchte ich vier Beispiele aus einem seiner Vorträge an der Summer School des »International Institute of Biophysics« in Neuss/Deutschland von 2009 anführen.

Was sind Biophotonen?
Biophotonen sind extrem schwache Lichtemissionen, die alle Lebewesen abstrahlen. Sie haben folgende Eigenschaften:

- kontinuierliches Spektrum (im Gegensatz zur Biolumineszenz oder zufälliger Strahlung bei chemischen Reaktionen)
- die Wellenlänge geht von 200–800 nm
- sie sind kohärent
- sie sind an die DNA gebunden

Kohärenz der Biophotonenstrahlung
Zu diesem Thema präsentierte Popp eine Arbeit, die er schon 1993 im »International Journal of Theoretical Physics« veröffentlichen konnte.[53] Bestrahlt man eine Zelle mit Licht, wird ein Teil des Lichts wieder abgestrahlt, was als »verzögerte Lumineszenz« bezeichnet wird. Bei einer unabhängigen Abstrahlung von Photonen würde man eine steile, exponentielle Abstrahlungsgrafik erwarten. Bei Biophotonen hingegen findet man eine langsam abnehmende, hyperbolische Kurve, die mit Rückkopplungen der Photonen erklärt wird und auf kohärentem Verhalten beruht. Die Photonen »kommunizieren« miteinander.

Können Lebewesen mit Biophotonen kommunizieren?
Wegweisend war für Popp die 1991 veröffentlichte Dissertation des deutschen Biologen und Heilpraktikers Michael Galle (1960–2018) zum dichte- und zeitabhängigen Verhalten der ultraschwachen Photonenemission von parthenogenetischen Weibchen des Wasserflohs.[54] Es zeigte sich eine unerwartete Abstrahlung bei mehr Tieren im gleichen Gefäß. [→ Abbildung 12 und 13]

ABBILDUNG 12: Galle konnte die Lichtabstrahlung der Wasserflöhe (Daphia magna) in einer Küvette messen. Man würde erwarten, dass diese linear zunimmt, wenn man die Anzahl Tiere im Gefäß erhöht.

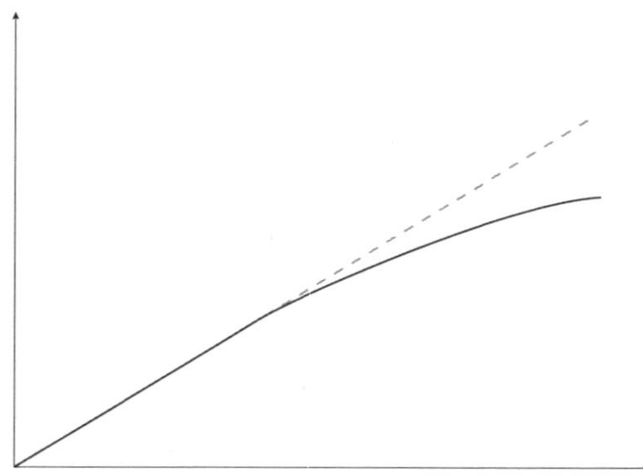

ABBILDUNG 13: Im Experiment zeigte sich reproduzierbar ein völlig anderes Verhalten als erwartet; es gab einen plötzlichen Abfall, dann wieder einen Anstieg, dann wieder einen Abfall der abgestrahlten Photonen.

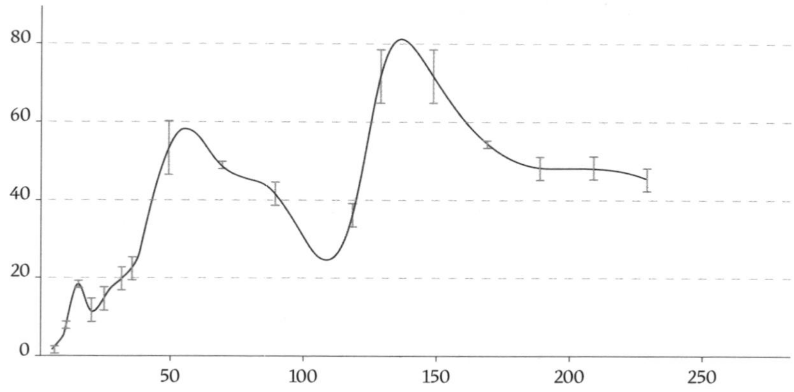

Nach Popp und Galle kann man die Resultate der Studie nur so interpretieren, dass die Biophotonenstrahlung der einzelnen Daphnien sich gegenseitig beeinflussen, wie das bei kohärenten Strahlen möglich ist. Daraus lässt sich folgern, dass zwischen Organismen (und konsequenterweise auch innerhalb von Organismen und Zellen) eine nicht substanzielle Kommunikation besteht, die elektromagnetischer Natur ist. Sie ist zuständig für die raum-zeitliche Regulation des Kollektivs – wie zum Beispiel »Gestaltbildung« im zellulären Bereich, Wachstumsregulation und Differenzierung, Schwarmverhalten oder Abstimmung funktioneller Aufgaben.

Die beteiligten Forscher diskutierten auch weitergehende mögliche Ursachen wie die Wirkung von Kräften, die bei konstruktiven und destruktiven Interferenzen dieser Strahlung entstehen können. Es wird auch vermutet, dass eine solche elektromagnetische Kommunikation bei sich kollektiv verhaltenden Fisch- und Vogelschwärmen wichtig ist.

Unterschiede in der Biophotonenabstrahlung von gesundem Gewebe und Tumorzellen

Mit der Biophotonenabstrahlung von Geweben und dem Gesamtorganismus hat sich vor allem der niederländische Prof. Roeland van Wijk von der Universität Utrecht beschäftigt. Er zeigte, dass sich Tumorzellen diesbezüglich völlig anders verhalten als gesunde Zellen. Bestrahlt man Gewebe mit Licht, kann gesundes Gewebe dieses Licht speichern, wohingegen Tumorzellen diese Fähigkeit weitgehend verloren haben. Heute interpretiert man das so, dass die zugeführte Energie gebraucht wird, um die intrazelluläre Ordnung zu erhöhen, also die Entropie zu senken, was wiederum die Möglichkeit zu kohärentem Verhalten und damit zur Zellkommunikation verbessert. [→ Abbildung 14]

ABBILDUNG 14: Anzahl wieder abgestrahlter Photonen nach Anregung von Zellsuspensionen mit weißem Licht. Mit steigender Zellkonzentration verhalten sich maligne Zellen anders als normale Zellen. Mit kleinerem Zellabstand werden viel mehr Photonen abgegeben.

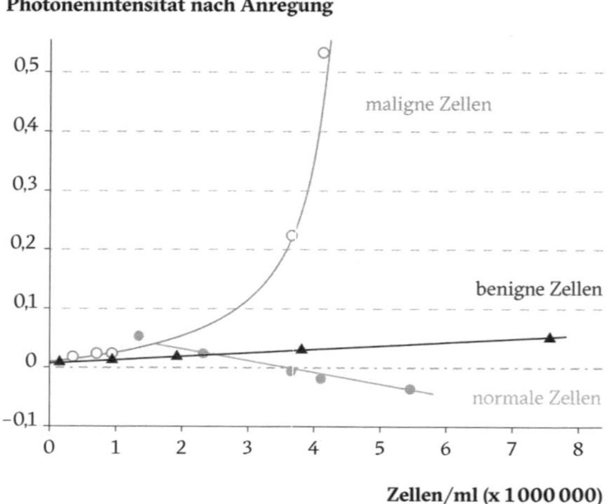

3.5 James L. Oschman, Changlin Zhang, Gunter M. Rothe – weitere physikalische Felder

Während sich Popp als Experimentalphysiker hauptsächlich mit den Frequenzen im Bereich des sichtbaren Lichts befasste, die er messen konnte, verweisen andere Autoren auf weitergehende Wellenlängen und deren mögliche Bedeutung für die Medizin.

James L. Oschman: Energiemedizin – eine Übersicht

Im Vorwort schrieb die amerikanische Neurowissenschaftlerin und Pharmakologin Candace Pert (1946–2013), die Entdeckerin des Opiatrezeptors, dass die Veröffentlichung von James Oschmans Buch »Energiemedizin: Konzepte und ihre wissenschaftliche Basis« einen Meilenstein in der Medizingeschichte darstelle. Das Buch könne Herzen und Köpfe für neue Hypothesen öffnen und zum Verständnis wichtiger Heilweisen beitragen, die früher als viel zu undurchsichtig für eine wissenschaftliche Herangehensweise gegolten hätten.

Anhand von rund 630 Literaturhinweisen bespricht Oschman Forschungsresultate zu komplementären Heilverfahren und analysiert ihre mögliche Wirkung unter Berücksichtigung von elektromagnetischen und skalaren Wellen. Dabei zeichnet er ein Bild vom Körper, bei dem alle Moleküle, Gewebe, Rezeptoren etc. spezifische elektromagnetische Eigenfrequenzen haben. Über geeignete Resonanzinteraktionen beeinflussen sich nahe beieinanderliegende Moleküle über elektromagnetische Felder gegenseitig.

Dabei entstehen wieder selbstähnliche Gebilde, wie bei den Fraktalen. Oschman schrieb dazu: »*Was passiert aber in einer umfangreichen, regelmäßigen Anordnung ähnlicher Moleküle von der oben erwähnten Art? Die Beantwortung dieser Frage hat zu einer der wichtigsten Entdeckungen der letzten Jahre geführt, eine Entdeckung, die viele interessante Phänomene erklären kann, die Therapeuten jeden Tag erleben, wenn sie mit Methoden der Schwingungsmedizin arbeiten. […] Wir haben schon wiederholt die Arbeiten von Herbert Fröhlich erwähnt, der vorhersagte, dass kristalline Molekülstrukturen stark und kohärent schwingen müssen. […] Fröhlich war besonders beeindruckt von der Wirkung der enormen elektrischen Felder an Zellmembranen, deren Innenseite gegenüber der Zellumgebung negativ geladen ist. Elektrische Felder entstehen aber auch bei Bewegungen im Kollagengerüst des Bindegewebes (Sehnen, Bänder, Knochen, Knorpel, Faszien) und bei Aktivitäten wie Nervenreizleitung, Muskelkontraktion und Drüsensekretion. Jede körperliche Aktivität führt zu einem typischen Feldmuster. Zudem ist der ganze Körper elektrisch polarisiert.*

Bei der Erforschung elektrisch polarisierter Molekülstrukturen stellte sich heraus, dass diese Wechselwirkungen, millionenfach wiederholt von den Molekülen in Zellmembranen, Sehnen-, Muskel-, Knochen-, Nervenzellen oder anderen Strukturen, zur Entstehung von riesigen kohärenten oder laserartigen Schwingungen führen.

Dabei handelt es sich um sogenannte kollektive oder kooperative Phänomene, in denen eine große Zahl von schwach schwingenden Elementen durch ein elektrisches Feld miteinander gekoppelt wird. Auf diese Weise kommt eine starke, regelmäßige und stabile Schwingung zustande, die weit mehr ist als nur die Summe der einzelnen Schwingungen. Sie ist ein Beispiel für die zunehmende Tendenz zur Entstehung neuer Eigenschaften, die mit wachsender Größenordnung verbunden ist.«[55]

Er zitiert auch den ungarischen Medizin-Nobelpreisträger von 1937, Albert Szent-Györgyi (1893–1986), der dies schon 1963 sehr eloquent beschrieb: *»Indem sie zwei Dinge zusammenbringt, produziert die Natur etwas Neues von neuer Qualität, die sich nicht als Eigenschaft der einzelnen Bestandteile ausdrücken lässt. Geht man von Elektronen und Protonen eine Stufe höher zu den Atomen, Molekülen, Molekülverbindungen usw., bis hinauf zu Zellverbänden oder dem ganzen Tierkörper, zeigt sich auf jeder Ebene etwas Neues, eine neue, atemberaubende Perspektive. Und wann immer Dinge getrennt werden, geht etwas verloren, das vielleicht sogar das wesentlichste Merkmal war.«*[56]

Im Zusammenhang mit Fröhlich-Oszillationen wies Oschman auf zwei »neue Qualitäten« für Therapien hin. Zum einen auf die quasikristallinen Molekülanordnungen überall im Körper, die äußerst empfänglich für Energiefelder in der Umgebung seien. Ihre Empfindlichkeit stoße teilweise an die Grenze des physikalisch Möglichen. Zum anderen könnten Oszillationen im kristallinen Netzwerk des Körpers umherwandern und in die Umgebung abstrahlen.

An anderer Stelle erwähnte er, dass nebst elektrischen auch Magnetfelder zur Stimulation der Gewebeheilung erforscht worden seien. Als besonders wirksam hätten sich pulsierende Magnetfelder herausgestellt, die unter bestimmten Bedingungen von der menschlichen Hand ausgestrahlt werden könnten. Diese natürlichen Emissionen bewegten sich in einem Frequenzbereich von 8–10 Hz (bei 2 Milligauss), der erwiesenermaßen therapeutisch wirksam sei.[57] Da die Frequenzen von geophysikalischen Rhythmen (pulsierendes Erdmagnetfeld, Schumann-Resonanz) bei 7–10 Hertz liegen würden, was etwa der mittleren Frequenz von Hirnwellen entspreche, vermute man hier Zusammenhänge. Durch »Entrainment«, die Synchronisation ähnlicher Rhythmen, könne es zu einer Angleichung von Hirnwellen und anderer Biorhythmen an das in der Natur vorkommende Magnetfeld kommen. Die in Kapitel 1 erwähnte Magnetfeldtherapie basiert auf diesem Prinzip.

Zur Wirkung von Rezeptoren gab Oschman zu bedenken, dass Botenstoffe gemäß klassischem Medizinverständnis ganz zufällig zu ihren jeweiligen Wirkrezeptoren finden würden, die sie dann auch noch berühren müssten. Dieser Ablauf allein sei sehr unwahrscheinlich. Spektroskopische Nachweismethoden für die Emission und Absorption von Energie durch Moleküle hingegen zeigten, dass bei molekularen Prozessen wie der Hormon-Rezeptor-Interaktion, Antigen-Antikörper-Reaktionen oder allergischen Phänomenen Energiefelder eine Rolle spielten. Diese würden die Grundlage der Pharmakologie, Homöopathie, Aromatherapie oder Kräutermedizin bilden. Oschman hoffte, dass Molekularbiologen nun erkennen würden, dass an zellulären Steuerungsprozessen nicht nur Nervenimpulse und Hormone beteiligt seien.[58]

Oschmans Erkenntnisse ermöglichen das Verständnis der Forschung des österreichischen Anatoms Prof. Alfred Pischinger (1899–1983) und des deutschen Anatoms Prof. Hartmut Heine (1941–2016), wonach Kern-, Zytoplasma- und extrazelluläre Matrix ein kontinuierliches, vernetztes Kommunikationssystem im ganzen Körper bildet. Oschman wies darauf hin, dass alle diese Eigenschaften, die Festkörper-, elektronischen, photonischen und Schwingungseigenschaften dieses lebenden »Matrix-Kontinuums«, eine Schlüsselrolle in der Integration von Prozessen wie der Wundheilung und Abwehr von Krankheiten spielen würden. Wie verschiedene Formen von Energie absorbiert und im ganzen Körper weitergeleitet werden, könne ein Tensegrity-Konzept erklären. Die Bewegungen, Spannungen und andere

Energien, die in diesem System weitergeleitet würden, könnten auf den Stoffwechsel und das genetische Material einwirken. Und die molekularen Schwingungen der lebenden Matrix würden von Zellaktivitäten, Wachstumsfaktoren, Karzinogenesen und Gefühlszuständen beeinflusst. Einige Schwingungsphänomene in der lebenden Matrix seien kohärent oder laserartig. Hand in Hand mit der hochgradig geordneten Struktur bzw. Kristallinität vieler Gewebe gehe die Regelmäßigkeit oder Kohärenz der Energiesysteme einher.

Des Weiteren wies Oschman auf die wichtige Rolle von Wasser bei all diesen Prozessen sowie auf die Möglichkeit, dass bei den Überlagerungen von elektromagnetischen Wellen Skalarwellen entstehen könnten, hin.

Nach Analyse aller Faktoren scheint es für Oschman keine einheitliche Lebenskraft zu geben. Stattdessen kämen im lebenden Organismus viele verschiedene energetische Systeme und viele Möglichkeiten vor, diese zu beeinflussen. Als »Lebendigkeit« oder »Gesundheit« bezeichnet er einen Zustand, in dem alle diese Systeme – bekannte wie unbekannte – in einer kollektiven, kooperativen und synergistischen Weise funktionieren.[59]

Changlin Zhang – Möglichkeiten von Resonanzen in Organismen

Der chinesische Biophysiker Prof. Changlin Zhang, der auch an Popps Summer School teilnahm, stellt in seinem Buch »Der unsichtbare Regenbogen und die unhörbare Musik« (2010) ein überzeugendes Modell vor, das neuere Erkenntnisse aus der Akupunktur und Homöopathie mit den Theorien von Prigogine, Fröhlich und Popp verbindet und die Ideen von Oschman aus seiner Sicht bestätigt. Der eigenwillige Titel will darauf hinweisen, dass wir voller Schwingungen sind, die wir kaum messen und mit unseren Sinnesorganen nicht wahrnehmen können.

Prof. Gerd Schnack (1934–2020), Präsident der Deutschen Gesellschaft für Präventivmedizin, schrieb auf dem Buchumschlag: *»Professor Changlin Zhang legt mit seiner Arbeit naturwis-*

senschaftliche Beweise der bipolaren Ausrichtung der Welt vor. Es gelingt ihm, in hervorragender Weise darzustellen, dass die gesamte materielle Welt nicht losgelöst voneinander existiert, sondern eingebettet ist in Gottes Schöpfung, ausgedrückt durch ein Meer von elektromagnetischen Wellen, die auch die Funktionsabläufe aller Lebewesen mitbestimmt.«

Zhang fasste die relevante Forschung zur Akupunktur folgendermaßen zusammen:

- Elektrische Widerstandsmessungen an Akupunkturpunkten zeigten einen etwa zehnfach niedrigeren Widerstand als an anderen Körperstellen.
- Die Messwerte änderten sich an verschiedenen Tagen bis auf den doppelten Wert.
- Sehr genaue Messungen zeigten sogar Schwankungen im Bereich von Millisekunden.
- Die gemessenen Widerstandsänderungen können mit der Histologie der Haut nicht erklärt werden; weder gebe es Flüssigkeitskanäle noch spezielle Nerven.
- Man habe bei Pflanzen an Stellen von geringem Widerstand Akupunkturnadeln gesteckt. Zehn Minuten später sei die Temperatur dort um 0,3–0,4 °C erhöht gewesen. Nach zwei Wochen sei der Neuaustrieb schneller als bei den Kontrollbäumen gewachsen.
- In anderen Versuchen hätte man die Hornschicht von der Haut abgeschält und festgestellt, dass diese nur zu etwa 30 % die Strom-Messung beeinflusse. 70 % müssten von irgendwo unter der Haut kommen.
- Bei Krankheiten ändere sich der Wert nicht nur an vielen Punkten auf den Meridianen, sondern auch an den Mikroakupunktursystemen wie am Ohr (Aurikulomedizin), an der Stirn (Schädelakupunktur), im Mund (Mundakupunktur), an der Fußsohle (Fußreflexpunkte) und an weiteren Subsystemen. Es sei daher kein lokales Phänomen, sondern ein »holografisches«.

- Es scheine, dass Akupunkturmeridiane bevorzugte Leiter für Licht, Mikrowellen, Schallwellen und Testisotope seien.
- Um einen Akupunkturpunkt herum könne man elektrische Leitfähigkeiten messen, die sich wie unregelmäßige Kreise um das Zentrum mit dem höchsten Wert bildeten. Zhang vergleicht das mit einer Bergspitze auf einer Karte, die von Höhenlinien umgeben ist. Die Frage, wie groß der Berg oder wie ausgedehnt der Akupunkturpunkt sei, hänge dabei von der persönlichen Einschätzung ab, wie weit man die Umgebung einbeziehen möchte.

Bei so viel Unklarheit müsse man sich überlegen, ob man noch von elektrischem Widerstand oder eher von Stromleitfähigkeit sprechen solle. Zhang schlug daher vor, Akupunkturpunkte als die Spitzen miteinander interferierender Felder zu betrachten. Diese wiederum seien Ausdruck der Energieverteilung im Organismus: *»Die Schlussfolgerung hat sehr weitreichende Bedeutung. Da es einen Zusammenhang zwischen dem geheimnisvollen Akupunktursystem und den Daten der sogenannten Widerstandsmessung gibt, ist das von den Alten durch Intuition gefundene Akupunktursystem in der Tat eine ungefähre Beschreibung der Energieverteilung oder Energiestruktur im menschlichen Körper. Mehr noch ist die Energie unsichtbar, nicht greifbar, geisterhaft. Die Energiestruktur ist daher eine unsichtbare Struktur, sie ist der unsichtbare Regenbogen und die unhörbare Musik.«*[60]

Die stehenden Wellen, die dieser Energieverteilung zugrunde liegen, sind für Zhang eine dissipative Struktur. Das ergebe neue Möglichkeiten für Therapien, denn man könne nun mit geringen Reizen die Energieverteilung verändern.[61] Und: Man könne diese Frequenzmuster auf zwei Arten beeinflussen – entweder füge man von außen neue elektromagnetische Information zu oder man ändere die Grenzen, in denen sich diese stehenden Wellen entwickelten.

Bezüglich Frequenzänderung schrieb er: *»In den westlichen Ländern sind ja schon von zahlreichen Ärzten viele Therapieme-*

thoden entwickelt worden, bei denen elektrische Stimulationen am Körper des Patienten angewandt werden. Natürlich war den meisten dieser Ärzte nicht bewusst, dass sie durch die elektrische Stimulation die Energieverteilung im Körper ihrer Patienten verändern, obgleich sie das Wort ›Energiemedizin‹ gern verwenden. Sie glauben, an ihren Patienten gewisse falsche Bioströme entdeckt zu haben, daher nehmen sie an, dass sie durch die Anwendung elektrischer Stimulierung von außen diese falschen Bioströme auslöschen können. Diese Ärzte waren Vorreiter, sie wagten sich von der chemisch geprägten Betrachtung des menschlichen Körpers zum energetischen Aspekt der Medizin vor. Das war ein wichtiger Fortschritt und ein großer Beitrag zur Weiterentwicklung der Medizin. Leider bewegen sich diese Methoden und das ihr zugrunde liegende Denken noch immer im Rahmen der allopathischen Medizin und des Reduktionismus. Wenn man zu der Erkenntnis gelangt, dass jegliche elektrische Stimulation am menschlichen Körper das Interferenzmuster der stehenden Wellen innerhalb des Körpers grundlegend stört, dann begreift man auch, dass diese Einflussnahme ganzheitlich ist.«[62]

Bezüglich Änderung der Grenzbedingungen in einem Resonanzhohlraum merkte er an, dass es ein Interferenzmuster gebe, wenn man eine Schüssel mit Wasser auf einen Lautsprecher stelle, der immer denselben Ton spiele. Dieses ändere sich schon, wenn man die Form der Schüssel nur minim verändere. Das seien die Grenzbedingungen, nach denen sich die Wellen und die Energieverteilung richten müssten. Eine wirkungsvolle Veränderung des Interferenzmusters von stehenden Wellen erhalte man, indem man Löcher im Gefäß dort anbringe, wo die Energie am größten sei – bei den Wellenbergen. Zhang folgert daraus, dass Akupunkturpunkte die Stellen seien, an denen solche Wellenberge von Interferenzmustern an der Körperoberfläche vorkämen. Daher werde dort ein geringerer Hautwiderstand gemessen. Dabei würden sich diese komplexen dreidimensionalen Strukturen wie dissipative Systeme verhalten, die durch kleinste Veränderungen beeinflusst würden. Akupunkturnadeln an diesen Wellenbergen könne man daher zur Änderung der

Grenzbedingungen einsetzen, die zu einer neuen, gleichmäßigeren Energieverteilung im Körper führten.

Dieser elektromagnetische Körper sei nicht nur sehr kompliziert, sondern auch äußerst dynamisch. Anders als der materielle Körper, in dem Knochen, Organe, Gefäße und Fasern feste Positionen einnehmen, eine bestimmte Größe und klare Begrenzungen haben, würden die »elektromagnetischen Organe«, z.B. die Chakren, und »elektromagnetische Gefäße«, wie etwa die Akupunkturmeridiane, nur eine *relativ* stabile Lage besitzen und seien in ihrer Begrenzung und ihrem Verhalten nicht klar festgelegt. Sie würden ständig oszillieren und auch durch die Psyche beeinflusst.[63] Könnten wir das elektromagnetische Feld im Detail sehen, würden wir einen ungeheuer komplizierten Kommunikationsprozess beobachten, der in extrem hoher Geschwindigkeit mittels elektromagnetischer Wellen und Photonen innerhalb der Zellen, zwischen den Körpern und zwischen den Körpern und ihrer Umgebung ablaufe. Daher habe die Kommunikation im elektromagnetischen Körper einen tiefgreifenden Einfluss auf unseren Körper und die Gesundheit.

Aus Neugier besuchte ich 2018 einen »Heiler«, der gewisse Frequenzen des elektromagnetischen Spektrums eines Menschen sehen kann. Ich war völlig überrascht, wie schnell er meine Schwachstellen erkannte, beispielsweise ein Energiedefizit, das von einem Rippenbruch von vor 20 Jahren stammte.

Schwingende Systeme können durch andere Systeme mit geeigneten Frequenzen beeinflusst werden. Zhang beschrieb dieses Resonanzphänomen im Zusammenhang mit komplementärmedizinischen Therapien. In der Physik sei Resonanz nichts Neues, wohl aber in der Biologie und Medizin. Resonanzen hätten erstaunliche Eigenschaften, wie man schon an einfachen mechanischen und akustischen Beispielen am Verhalten von Wellen sehe.

1. Sie könnten ihre Energie akkumulieren. Wir würden alle das Beispiel der Schaukel kennen, wo durch kleine Anregungen mit der richtigen Frequenz eine große Schaukelbe-

wegung entstehen könne. Oder das Beispiel, dass eine Brücke zum Einstürzen gebracht werden könne, wenn Soldaten im Gleichschritt mit der passenden Marschfrequenz darüberschritten.

2. Resonanzen können Energie übertragen. Wenn man eine Stimmgabel anschlage, könne deren Energie auf eine andere Stimmgabel mit der gleichen Grundfrequenz übertragen werden, die dann auch zu schwingen beginne. Das geschehe dadurch, dass die Luftmoleküle durch gegenseitiges Anziehen und Abstoßen eine Schallwelle produzierten, die die zweite Stimmgabel »aktivieren« würde.[64]

Elektromagnetische Wellen hätten prinzipiell vergleichbare Eigenschaften, obwohl es Unterschiede gebe:

1. Die Bewegungsrichtung des Mediums. Während die Schallwelle eine longitudinal schwingende Welle sei, schwingen elektromagnetische Wellen transversal zur Ausbreitungsrichtung. Dabei gebe es jeweils eine »Ebene« für das elektrische und eine für das magnetische Feld, sogenannte Polarisierungsebenen. Bekannt seien die Polarisationsfilter aus der Fotografie, mit denen man unerwünschte elektromagnetische Wellen, wie etwa Reflexionen, herausfiltern könne.
2. Die Ausbreitungsgeschwindigkeit von Schallwellen in der Luft betrage etwa 340 m/s und etwa 1500 m/s in Metallen, während sich elektromagnetische Wellen mit etwa 300 000 km/s (Lichtgeschwindigkeit) fortbewegen würden.
3. Das Trägermedium. Während Schallwellen durch Anziehung und Abstoßung von Luft- oder Festkörpermolekülen übertragen würden, wirken elektromagnetische Wellen auch im Vakuum. Es sei schwer nachvollziehbar, dass im leeren Raum Energie und Information übertragen werden könne. Darum vermutete man früher, dass es etwas wie einen Äther als Trägermedium geben müsse.

Für Zhang sind solche Überlegungen wichtig im Zusammenhang mit der Medizin. Er weist darauf hin, dass einige Physiker vermuten, dass das Vakuum diese »Ätherfunktion« übernehme. *»Das Vakuum ist demnach das wirkliche Medium der elektromagnetischen Wellen. Mehr noch, das Vakuum ist das Wesen des Universums. Die elektromagnetische Welle ist nur eine kleine Welle im Vakuum, und die Teilchen sind nur Wellenpakete, keine festen Kugeln wie im klassischen Modell. Mit anderen Worten, alles im Universum ist lediglich pulsierendes Vakuum. Daher sind die neusten Vorstellungen der Physik vom Vakuum der Grundaussage des Buddhismus sehr nahe: ›Nichts ist Alles, und Alles ist Nichts.‹«*[65] Daraus kann man ableiten, dass Lebewesen mittels Mehrfachresonanz viel mehr vollbringen können als technische Geräte. Manches Wunder in der alternativen Medizin, wie Homöopathie, Möglichkeiten der Fernkommunikation durch Gedanken und ungeklärte Geheimnisse zum ›Glauben‹, die jenseits des Rahmens der Molekularbiologie liegen, könnte eine Folge der Mehrfachresonanz-Kommunikation sein.

Wasser im Körper spielt auch für Zhang eine zentrale Rolle, da darin fast unendlich viele solcher Resonanzen in quasikristalliner Form gespeichert werden könnten. Weil diese Kohärenzzonen nebeneinander vorkämen, ergebe sich ein äußerst komplexes Mehrfachresonanzsystem. Und weil die Schwingungsamplituden dieser kleinen Zonen minim seien, wäre die Verfallsgeschwindigkeit sehr gering; sie können jahrelang bestehen bleiben.

Interessant sind seine Vermutungen bezüglich Homöopathie, wobei er sich auf Cyril Smith bezieht. In winzigen Kohärenzregionen könne Information aus einem homöopathischen Mittel in Form winziger stehender Wellen gespeichert werden. In gewisser Weise sei so eine winzige Kohärenzregion wie die Stimmgabel 2, die Energie von Stimmgabel 1 aufnehmen könne. Als Stimmgabel 1 dürfe analog die fehlerhafte Information im Körper der Patientin, des Patienten angesehen werden. Das homöopathische Mittel könne den Betreffenden die fehlerhafte Energie entziehen. So könnten die Frequenzmuster des Energiekörpers wie bei der Akupunktur optimiert werden, was wiederum die Biochemie beeinflusse und mit den klinischen Beobachtungen übereinstimme. Für Zhang war es daher denkbar, dass mit Mehrfachresonanzen, wie sie im Körper und Gehirn vermutlich vorkommen, Fernkommunikation via Gedanken theoretisch möglich sei. Auch die verschiedenen Glaubenssysteme in der Medizin lassen sich als Resonanzphänomen deuten.

Uns Praktikern ist bekannt, dass oft die Therapien am besten wirken, an die die Patient:innen glauben, analog zum Placebo-Effekt. Das macht aber nur einen bestimmten Prozentsatz der Wirkung aus. Zhang liefert dazu ein einleuchtendes Beispiel: *»Fassen wir einen Glauben als eine Art Resonanzeffekt mit einer bestimmten Frequenz auf. Nehmen wir das Fernsehgerät als Beispiel: Wenn Sie Ihr Fernsehgerät auf Kanal 1 einstellen, ›glaubt‹ das Gerät fest an Kanal 1, empfängt nur Informationen von Kanal 1 und weist gleichzeitig alle Frequenz-Informationen von anderen Kanälen ab. Anders ausgedrückt, der Kanal 1 ist die ›Religion‹ Ihres Fernsehgerätes. Dasselbe können Sie mit jedem Kanal machen, und das Gerät wird immer wieder neu ›bekehrt‹. […] Wenn wir uns die gesamte Geschichte der Menschheit in Erinnerung rufen, stellen wir fest, wie stark der Glaube in einer Gesellschaft sein kann, und wie stark er im Krieg zwischen Gruppen verschiedenen Glaubens in der Vergangenheit war.«*[66]

Die richtige Statistik

Es ist heute technisch noch nicht möglich, das unendlich große Frequenzspektrum der mechanischen und elektromagnetischen Wellen in Lebewesen zu messen und zu analysieren. In der Mathematik gibt es hingegen die Möglichkeit, mit einer begrenzten Zahl von Messungen auf das Verhalten der unzähligen anderen Faktoren zu schließen, und zwar mittels der Wahrscheinlichkeitsverteilung. Das bekannteste Beispiel ist die Zufallsverteilung, die Johann Carl Friedrich Gauss (1777–1855) entdeckt hat.

ABBILDUNG 15: In einem ideal kohärenten System bei einer gesunden Person folgen die Werte der hellgrünen Kurve, was in Popps Summer School 2009 anhand verschiedener Beispiele gezeigt wurde. Die Messwerte bei Patient:innen mit Tumoren und/oder anderen Pathologien können sich der Normalverteilung annähern. In diesen Fällen ist das ein Hinweis, dass lokale Probleme mit einem allgemeinen Verlust von Kohärenz zusammenhängen.[68] Die Delta-Verteilung wäre einfach ein gerader Strich.

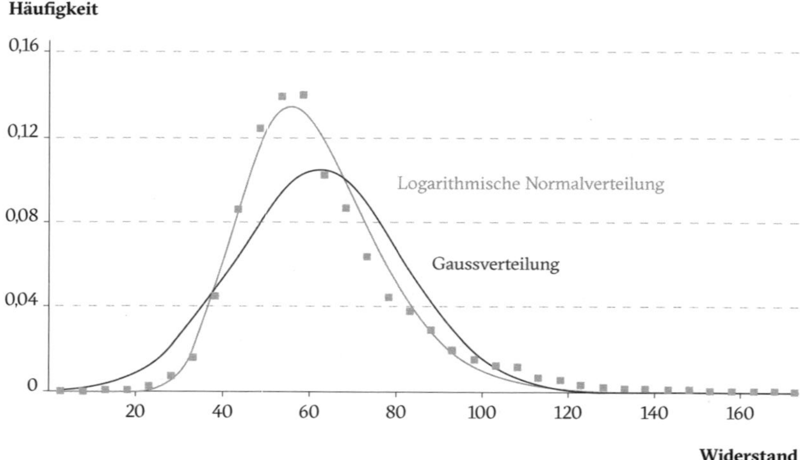

Dort zeigt sich bei vielen Messungen eine symmetrische Verteilung, die einer Glocke gleicht. Heute wissen wir, dass diese bei Systemen stimmt, bei denen die einzelnen Teile völlig unabhängig voneinander agieren. Man spricht von einem ideal chaotischen System.

Ein System, bei dem alle Teile vollständig miteinander gekoppelt sind, sodass alle Messwerte stets den gleichen Wert ergeben, ergibt eine sehr einfache Statistik, die als Delta-Verteilung bekannt ist. Das beobachtet man bei einem ideal kristallinen System. Neuere physiologische Daten zeigen, dass diese beiden Ideale bei Organismen nicht vorkommen. So beschrieben der deutsche Mathematiker und Physiker Prof. Hans Gebelein

(1907–1985) und der deutsche Mediziner Prof. Hans-Joachim Heite (1913–1996) ihre Beobachtungen im Zusammenhang mit Gonorrhoe und Antibiotika 1950 unter dem Titel »Über die Unsymmetrie biologischer Häufigkeitsverteilungen«. Diese heute allgemein akzeptierte Häufigkeitsverteilung ist nicht mehr symmetrisch und wird als logarithmische Normalverteilung bezeichnet. Diese tritt aber nur auf, wenn sich die beteiligten Parameter gegenseitig beeinflussen wie bei Kohärenz.

Zhang spricht in diesem Zusammenhang vom Zustand der idealen Harmonie. Er veranschaulichte das so:

- Gauss-Verteilung: Messwerte von einem ideal chaotischen, unzusammenhängenden System: 1 + 1 = 2
- Delta-Verteilung: Messwerte aus einem ideal kristallinen, zusammenhängenden System: 1 + 1 = 1
- Logarithmische Normalverteilung: Messwerte aus einem ideal kohärenten System: 1 + 1 = 3[67]

Fritz-Albert Popp hatte die Idee, diese Kohärenz als Gesundheitsfaktor mit einer Regulationsdiagnostik zu messen. Dazu werden an bestimmten Akupunkturpunkten nacheinander Widerstandsmessungen durchgeführt. Anschließend wird festgehalten, welcher Statistik die gefundenen Werte folgen. [→ S. 384, Abbildung 15]

Gunter M. Rothe – Feldinformation und Genetik

2015 fasste der deutsche Botaniker Prof. Gunter M. Rothe neuere Erkenntnisse zu den erwähnten Biophotonen und Interferenzen elektromagnetischer Wellen sowie deren Rollen bei der Zellkommunikation zusammen. Dabei weist er auf vielfältige Interaktionen mit den Genen hin. Zuerst stellt er die Beziehung der DNA-Abschnitte zur Gesamtlänge und ihre Funktion dar. Gene, die Proteine codieren, machen 1,2–1,5 % der Gesamtlänge aus. Die gleichen Werte gelten für Pseudogene (nicht funktionale Kopien von Proteingenen). Sequenzen, die RNA codieren, gab er mit 1,5 % an. 45 % sind Springergene (jumping genes, Retrotransposone), also Gene, die sich kopieren und ihren Platz ändern können. Für 51 % kennt man keine genaue Funktion.[69]

Rothe wies auf die noch kaum diskutierten physikalischen Eigenschaften der DNA hin, wie etwa die Fähigkeit, Elektronen zu transportieren, die wiederum elektromagnetische Wellen erzeugen. Des Weiteren könne die DNA als Resonator solche Wellen von außerhalb und innerhalb des Körpers empfangen, die dann deren Funktion beeinflussen würden. Diese Energie könne DNA auch speichern, was sie zu einem harmonischen Oszillator mache, der diese Energien beispielsweise als Biophotonen wieder abgeben und so mit anderen Zellen kommunizieren könne.

Aufgrund ihrer komplexen Helix-Struktur, die auch Fraktale darstellen würde, könne die DNA als Antenne für verschiedenste elektrische und magnetische Felder dienen.[70] Gemäß Rothe könnten intensive Strahlungen molekulare Defekte mit pathologischen Auswirkungen auslösen, die kaum labormäßig erfasst werden könnten. In der Zusammenfassung schrieb er, dass die elektromagnetischen Felder in Organismen von 1 Hz bis zu 1 THz reichten und ihr Zusammenspiel mit der Quantentheorie beschrieben werden müsse.[71]

Das Messen des Polfeldes als wertvolle klinische Hilfe

Zum Schluss dieses Kapitels soll auf eine klinische Methode hingewiesen werden, die auf diesen Wellentheorien basiert. Seit etwa 25 Jahren werden in der Aurikulomedizin und bei gewissen Kinesiologietechniken mithilfe eines Polarisationsfilters Eigenschaften des körpereigenen elektromagnetischen Feldes gemessen. Ein Polarisationsfilter hat ein Raster aus parallelen Strukturen, die nur Strahlen passieren lassen, deren Schwingungsebene identisch ist mit dem Raster. Ist eine elektromagnetische Welle nicht parallel, kann sie nicht passieren. In der Fotografie kann man so beispielsweise ungewünschte Lichtreflexe ausblenden.

ABBILDUNG 16: Messen des Energiefeldes. Mithilfe eines Foto-Polarisationsfilters und bioenergetischer Testung können Eigenschaften des körpereigenen elektromagnetischen Feldes bestimmt werden. Je paralleler die Richtung des Polfilters zur Körperachse ist, wenn man eine Körperreaktion feststellt, desto gesunder ist die Testperson.

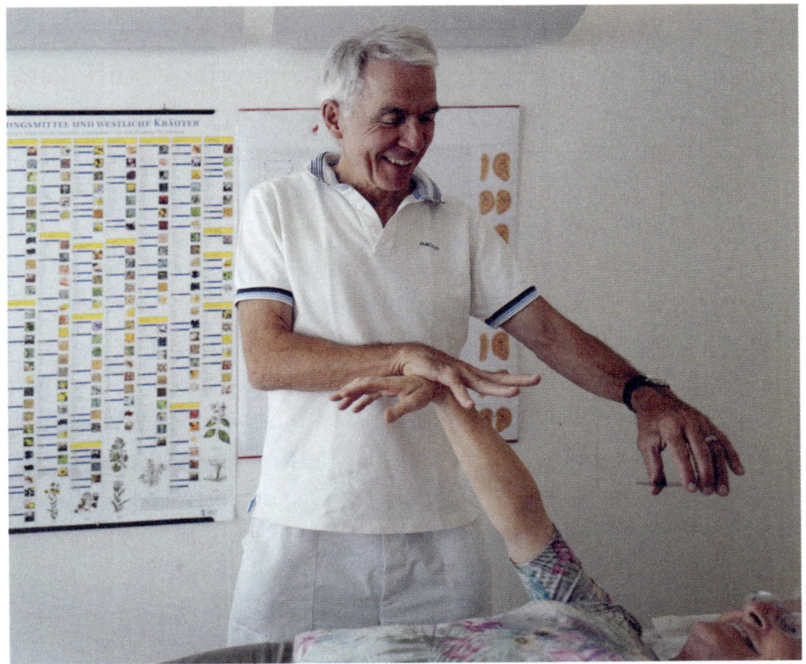

Klinisch zeigt sich, dass beim Drehen eines solchen Filters nahe am Körper immer bei derselben Abweichung von der Körperachse eine kinesiologische oder Pulsreaktion (RAC, Nogier-Reflex) festgestellt werden kann. Dabei gilt der Winkel der Abweichung als Maß für die körperliche Störung. Ein Gesunder zeigt eine Reaktion, wenn der Polfilter ungefähr parallel zur Längsachse des Körpers gehalten wird. Je gravierender eine Krankheit ist, desto größer ist die Abweichung, im Extremfall bis gegen 90°.

Das kann so interpretiert werden, dass in einem gesunden Organismus alle besprochenen Felder harmonisch schwingen und sich ergänzen. Das führt zu einer geringen Entropie. Je mehr »Störschwingungen« diese Ordnung beeinflussen, desto unkoordinierter werden biochemische Prozesse ablaufen. Das Wertvolle für Kliniker:innen ist nun, dass die Polarisationseigenschaft dieses Feldes auch Prognosen und Therapiekontrollen erlaubt. Wenn ich beispielsweise bei einem Patienten vor der Behandlung eine Abweichung von 45° messe, kann ich nach einer Bioresonanztherapie eventuell nur noch 10° Abweichung feststellen. Diese Therapie war daher sinnvoll. Ähnlich kann man abschätzen, ob vorgeschlagene Medikamente für den Gesamtzustand eher geeignet oder eher kontraproduktiv wirken werden; je nachdem, ob sich das »Polfeld« verbessert oder verschlechtert bei der Auflage auf den Körper.

Am »World Acupuncture Forum Davos 2022« fasste der Chirurg und Akupunkturarzt Dr. med. Andreas Wirz-Ridolfi (*1946) seine jahrelangen Erfahrungen so zusammen: *»Durch Messung des Polfeldes und mittels Störfeldanalyse konnte erstmals nachgewiesen werden, dass sämtliche Informationen, die wir bewusst oder unbewusst, optisch, akustisch oder als andere elektromagnetische Wellen aufnehmen, von unserem Organismus (Vegetativum) registriert werden und unser Energiefeld und somit letztlich auch unsere Gesundheit beeinflussen.«*[72]

Am Forum 2023 ergänzte die deutsche Akupunktur-Koryphäe Prof. Frank Bahr (*1944), dass der Polfilter wahrscheinlich *das* Instrument sei, das man als Einziges auf eine einsame Insel mitnehmen solle.

Quantenbiologie

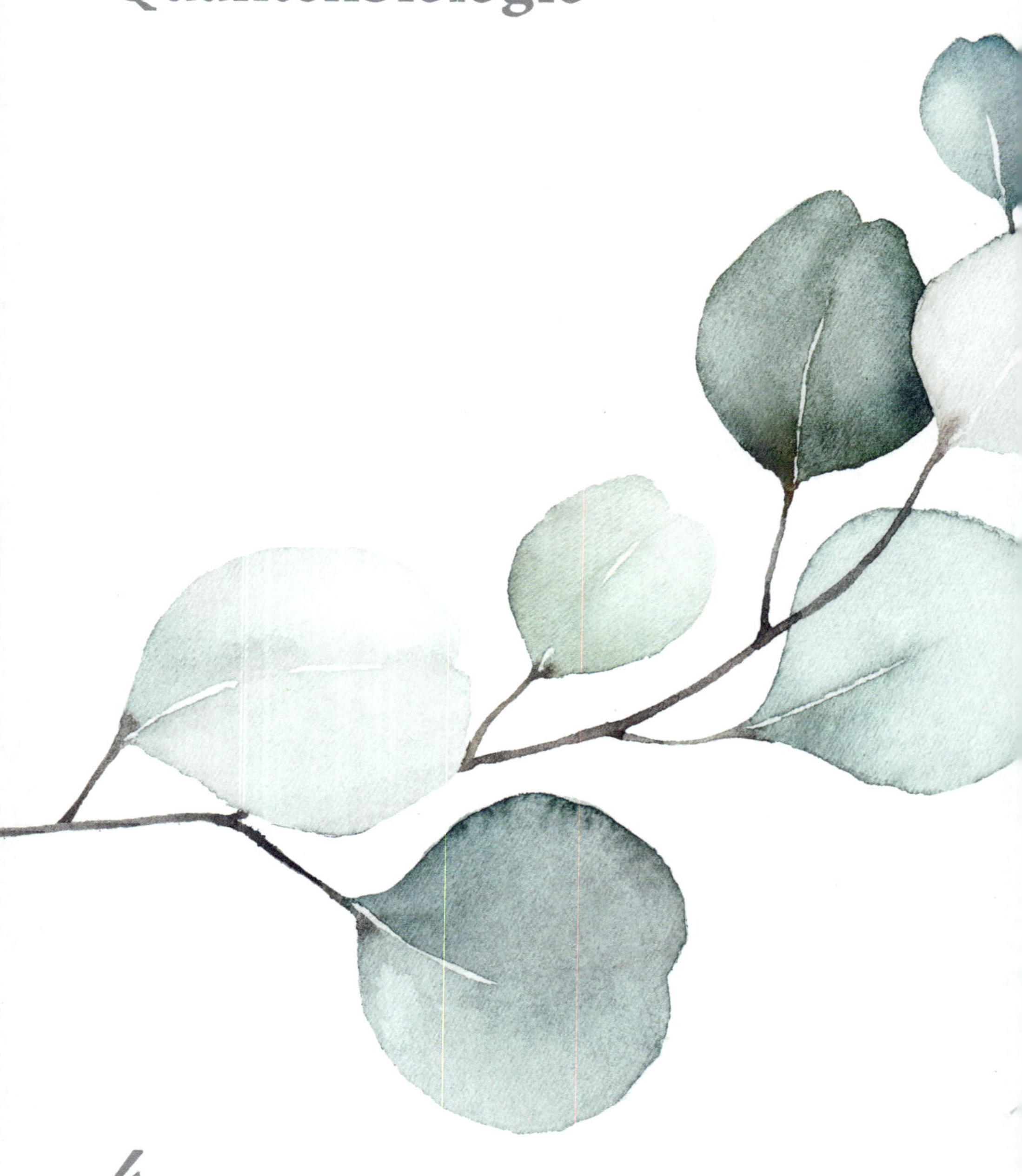

4

»Kein Leben ohne Quanteneffekte?«, fragte die »Neue Zürcher Zeitung« (»NZZ«) am 3. November 2010 in ihrer Besprechung der Solvay-Konferenz in Brüssel, die dem Thema Quanteneffekte in Chemie und Biologie gewidmet war. Es wurden in dem Zusammenhang nicht nur molekulare Reaktionen besprochen, sondern auch eine mögliche naturwissenschaftliche Theorie zur Psyche und zum Bewusstsein. Die Väter der Quantenmechanik seien überzeugt gewesen, dass diese Theorie der Schlüssel zum Verständnis der belebten Materie sei. Mit dem Triumphzug der Molekularbiologie seit Mitte des 20. Jahrhunderts sei dieser Aspekt aber vernachlässigt worden.

Seit einigen Jahren versuchen Forscher zunehmend, unverstandene biologische Phänomene mithilfe der Quantenphysik zu lösen. Jim Al-Khalili (*1962), britischer Professor für Kernphysik, und der irische Professor für Molekulargenetik Johnjoe McFadden (*1956), beide von der Universität Surrey, schrieben 2015: *»Die Entdeckung der Quantenkohärenz in warmen, feuchten, turbulenten Systemen, wie Pflanzen und Mikroorganismen, war für die Quantenphysiker ein gewaltiger Schock. Heute richten sich große Forschungsanstrengungen auf die Klärung der Frage, wie lebende Systeme im Einzelnen die empfindlichen Zustände der Quantenkohärenz schützen und nutzen.«*[1]

Die Quantenphysik gilt allgemein als schwer verständlich. Zum Einstieg sollen einige ihrer Eigenschaften beschrieben werden. Sogar etablierte Physiker sind manchmal der Ansicht, dass man gewisse Quantenphänomene nicht verstehen, sondern nur akzeptieren könne.

4.1 Quantenwunder

Von den »Sieben Wundern« der Quantenwelt, die auf der Website des »New Scientist« seit Mai 2010 vorgestellt wurden, sollen die drei wichtigsten für uns kurz beschrieben werden.[2]

Welle-Teilchen-Dualismus
Schon 1802 wies der englische Physiker und Augenarzt Thomas Young (1773–1829) mit einem Doppelspaltexperiment den Wellencharakter des Lichts nach. Wenn Licht durch zwei geeignete Spalten in einer Platte scheint, tritt auf dem dahinterliegenden Bildschirm ein Interferenzmuster auf. Das lässt sich nur damit erklären, dass Lichtwellen am Spalt gestreut werden und sich dahinter gegenseitig positiv oder negativ überlagern, wie man es von Wasserwellen kennt. Somit verstärken sie sich an gewissen Orten, an anderen neutralisieren sie sich. [→ Abbildung 17a]

Wenn man mit einem Detektor messen will, wie viel Licht nur beim einen Spalt durchgeht, verschwindet dieses Interferenzmuster. Am Bildschirm zeigt sich eine Verteilung, als ob man Teilchen durch die Spalten geschossen hätte, und die dabei etwas gestreut worden wären. [→ Abbildung 17b]

Die Folgerungen daraus sind rätselhaft:

- Das Licht scheint sowohl Teilchen- als auch Welleneigenschaften zu besitzen, da es je nach Versuchsanordnung den einen oder anderen Charakter zeigt, aber nie beide gleichzeitig.
- Die Messung am einen Spalt beeinflusst auch das Licht am anderen. Es muss daher eine rätselhafte Fernwirkung geben, oder das Photon geht ausgedehnt im Raum als Einheit durch beide Spalten.
- Bei nur einem geöffneten Spalt streut das Licht wie Teilchen. Wird zusätzlich der zweite Spalt geöffnet, kommt, obwohl mehr Licht durchdringt, an gewissen Stellen auf dem Bildschirm dahinter weniger Licht an.

Dieses Experiment wurde in unzähligen Varianten verfeinert. Immer zeigte sich, dass eine Messung an irgendeiner Stelle des Lichtstrahls das Interferenzmuster zerstört. Mit anderen Worten bedeutet mehr Wissenwollen über ein unbeeinflusstes Quanten-

ABBILDUNG 17: Doppelspaltexperiment

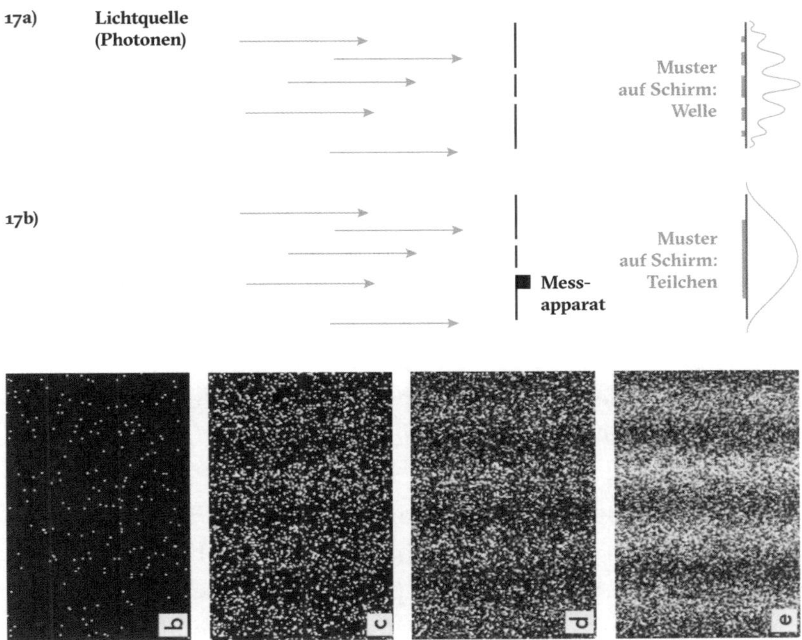

17c) Interferenzmuster eines Doppelspaltexperiments mit wachsender Anzahl N der am Schirm angekommenen Elektronen: b) N = 200, c) N = 6000, d) N = 40 000, e) N = 140 000

system, dass wir seinen Zustand zwangsläufig ändern. Bezogen auf die Medizin kann das bedeuten, dass wir je nach Analyseverfahren gewisse Prozesse gar nicht erkennen können. Der österreichische Physik-Nobelpreisträger von 2022, Anton Zeilinger (*1945), schrieb dazu: »*Worauf es ankommt, ist, mit anderen Worten, die Möglichkeit, etwas zu wissen, das Vorhandensein von Information. Wenn die Information über den Weg oder besser die Möglichkeit, diese Information zu bekommen, gegeben ist, treten die Streifen [das Interferenzmuster] nicht auf. Die Streifen können nur dann auftreten, wenn diese Möglichkeit nirgendwo im Universum gegeben ist.*«[3]

Eine wichtige Formel in der Quantenphysik ist die Beziehung von de Broglie, die jedem Teilchen eine Wellenlänge zuordnet. Je größer die Masse, desto kleiner die Wellenlänge. Das erlaubt auch größeren Objekten, an einem geeigneten Doppelspalt ein Interferenzmuster zu erzeugen. Beispielsweise gelang es Zeilinger, dies an Molekülen mit 60 Kohlenstoffatomen experimentell zu beweisen. Für ihn spricht nichts dagegen, das auch an noch größeren Objekten zu zeigen.[4]

Es ist nach heutigem Wissensstand unmöglich zu berechnen, wo ein einzelnes Teilchen den Bildschirm berühren wird. Es gibt nur statistische Aussagen, die gewisse Wahrscheinlichkeiten für das Eintreffen eines Ereignisses erlauben. Rätselhaft ist auch die Tatsache, dass, wenn z.B. Elektronen »langsam«, mit ganz geringer Konzentration, geschickt werden, sich das Interferenzmuster ebenso langsam aufbaut. Die ersten Elektronen scheinen demnach mit den nachfolgenden über die Zeit in einer Art Kontakt zu stehen. [→ Abbildung 17c]

Verschränkung, Spukhafte Fernwirkung, EPR-Paradoxon
1935 schrieben Albert Einstein (1879–1955), Boris Podolsky (1896–1966) und Nathan Rosen (1909–1995), dass gemäß Quantenphysik zwei Systeme extrem eng miteinander verknüpft sein können. Die Messung an einem könne das andere verändern, egal, wie weit sie räumlich auseinanderlägen. Sie vertraten die Meinung, dass so eine »Spukhafte Fernwirkung« nicht sein könne. Erwin Schrödinger brachte dafür den Begriff »Verschränkung« ein.

1964 schlug der nordirische Physiker John Stuart Bell (1928–1990) ein Experiment vor, bei dem man mithilfe einer Ungleichung herausfinden könnte, ob die Sicht von Einstein oder die seltsamen Aussagen zur Quantentheorie richtig seien. Als Erster führte der Franzose Alain Aspect (*1947), Physik-Nobelpreisträger 2022, in Paris 1982 ein Experiment durch, bei dem er zwei verschränkte Photonen erzeugte, die zusammen eine »Quanteneinheit« bildeten. Diese ließ er in zwei verschiedene Richtungen fliegen. Als er am einen Photon die Polarisationsrichtung maß, wurde im gleichen Augenblick die vorher unbestimmte Polarisationsrichtung des zweiten Photons festgelegt. Es ergab sich immer die gleiche Korrelation. Man muss das so deuten, dass das System, das aus zwei Photonen bestand, wie eine Einheit funktionierte, unabhängig von der räumlichen Größe. Das ist noch nachvollziehbar. Schwer verständlich wurden die Messergebnisse hingegen, wenn man jeweils nur eine von drei Eigenschaften bei den verschränkten Photonen an den beiden Messstationen gemessen hatte und die Resultate anschließend verglich. Es ergaben sich Resultate, die eine Verletzung der bellschen Ungleichung zeigten. Doch alle diese Experimente hatten noch mögliche Fehler, die man Schlupflöcher nennt.

Um die Tragweite der »Verletzung« der bellschen Ungleichung für Nichtphysiker:innen zu veranschaulichen, schlug der ungarisch-amerikanische Physik-Nobelpreisträger von 1963, Eugene Paul Wigner (1902–1995), einen Vergleich mit den drei Merkmalen Haarfarbe (blond/schwarz), Augenfarbe (braun/blau) und Größe (groß/klein) bei eineiigen Zwillingen vor. Es ist aus unzähligen Messungen bekannt, dass, wenn der eine groß ist, es der andere auch ist. Die gleiche Korrelation gibt es bei den anderen Merkmalen. Daraus folgt, dass, wenn ich an einem Ort eine große, schwarzhaarige und blauäugige Person sehe, an einem anderen Ort bei dessen Zwillingsgeschwister ein anderer Beobachter die gleichen Merkmale feststellen muss. Man kann durch Kombination dieser drei Merkmale zeigen, dass beispielsweise die Zahl der großen Zwillingspaare mit blauen Augen an einem Messort kleiner oder gleich der Zahl der großen Zwillingspaare mit schwarzen Haaren plus der Zahl der blonden Zwillingspaare mit blauen Augen am anderen Messort sein muss. Das würde der bellschen Ungleichung entsprechen.

2015 schrieb die »NZZ« zum Thema »Endgültiges Aus für eine anschauliche Physik«, dass die Verletzung der berühmtesten Ungleichung in der Physik, die bellsche Ungleichung, nach vielen Experimenten definitiv bewiesen worden sei. Dem niederländischen Physiker Ronald Hanson (*1976) von der Delft University of Technology sei ein Experiment ohne Schlupflö-

ABBILDUNG 18: Veranschaulichung der bellschen Ungleichung am Beispiel von eineiigen Zwillingen, die drei Eigenschaften von Photonen im Experiment symbolisieren. Sie wird im Experiment verletzt.

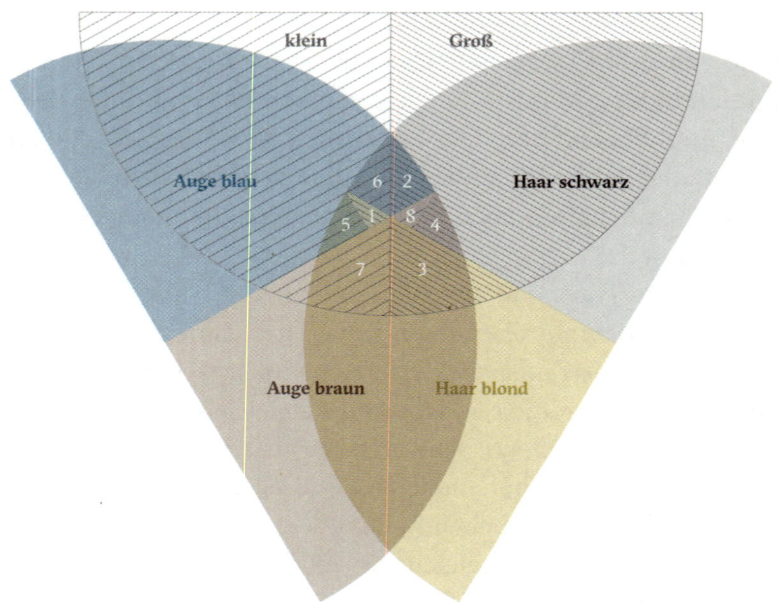

Acht verschiedene Zwillingspaare:

1. Groß | Auge blau | Haar blond
2. Groß | Auge blau | Haar schwarz
3. Groß | Auge braun | Haar blond
4. Groß | Auge braun | Haar schwarz
5. klein | Auge blau | Haar blond
6. klein | Auge blau | Haar schwarz
7. klein | Auge braun | Haar blond
8. klein | Auge braun | Haar schwarz

Ungleichung im klassischen Fall:

Zahl der großen Zwillinge mit blauen Augen ist kleiner oder gleich der Zahl der großen, schwarzhaarigen Zwillinge plus der Blauäugigen mit blonden Haaren

Oder als Formel (vgl. Zahlen links):

1. + 2. ≤ 2. + 4. + 1. + 5.

cher gelungen, bei dem Verschränkungen von Elektronenspins in 1,3 km Entfernung gemessen werden konnten.[5]

Zeilinger schrieb dazu: »*So unschuldig die eben erst gefundene Aussage aussieht, so wichtig ist sie für die moderne Physik. Die bellsche Ungleichung gilt für alle Paare von identischen Objekten. […] Im täglichen Leben wird die bellsche Ungleichung immer richtig sein. Übersetzen wir nun die bellsche Ungleichung in unser oben diskutiertes Experiment mit den Teilchenpaaren. Auch dort haben wir drei Eigenschaften, die wir beobachten, x, y oder z, und jeweils zwei Resultate + oder –, die perfekt miteinander korreliert sind, wenn auf beiden Seiten A oder B, dieselbe Eigenschaft, gemessen wird. [...] Im Gegensatz zum Fall der Zwillinge, wo wir an einem Zwilling alle diese Eigenschaften, in unserem Fall Größe, Haar- und Augenfarbe, gleichzeitig beobachten konnten, messen wir an jedem der beiden Quantenteilchen jeweils nur eine, x, y oder z. Das tut dem Argument jedoch keinen Abbruch. Wir können ja auch bei Zwillingen so vorgehen, dass wir uns bei einem etwa die Größe ansehen und beim anderen die Haarfarbe. Wenn wir also an dem einen feststellen, dass er groß ist, und an dem anderen, dass er blond ist, wissen wir, dass beide groß und blond sind, da sie ja identisch sind.«*[6]

Zeilinger beschrieb daraufhin Experimente wie das erwähnte von Alain Aspect, bei dem die gefundenen Werte zu x, y und z die bellsche Ungleichung verletzten, und hinterfragte die Annahmen der klassischen Physik: Die erste Grundannahme war die des Realismus. Das war die Überzeugung, dass ein experimentelles Resultat in irgendeiner Form durch Eigenschaften der Teilchen bestimmt ist. Die zweite Grundannahme war die der Lokalität. Sie besagte, dass die wirkliche physikalische Situation von, sagen wir, Messapparat B inklusive dem Teilchen b unabhängig davon sein muss, welche Messung gleichzeitig an Teilchen a durch den Messapparat A durchgeführt wird.

Weiter diskutierte er einige der möglichen philosophischen Konsequenzen des Zusammenbruchs des lokalen Realismus. Dies bedeutet im Grunde genommen, dass die experimentell beobachtete Eigenschaft in einem ganz konkreten Experiment keine Eigenschaft der physikalischen Wirklichkeit ist, ehe die Beobachtung durchgeführt wird. Letztlich heißt das, dass die Wirklichkeit von der Entscheidung des Beobachters abhängt, welche Messung er durchführt. Mit dem Zusammenbruch des Realismus ist gemeint, dass gemessene Resultate keine Eigenschaften aufzeigen, die vor der Beobachtung und unabhängig von ihr bereits existiert haben. Es könnte auch sein, dass die Lokalitätsannahme nicht gilt. Das bedeutete dann, dass irgendetwas in unserer Vorstellung von räumlicher Trennung falsch ist. Zwei Orte, die uns als sehr getrennt erscheinen, wären für Quantensysteme nicht getrennt. Ein Quantensystem, das aus zwei oder mehr verschränkten Teilchen besteht, bleibt ein Ganzes, unabhängig davon, wie weit die einzelnen Komponenten des Systems räumlich voneinander getrennt sind. Man könnte aber auch ganz einfach annehmen, dass die verschiedenen Teile des Apparats Information mit unendlich großer Geschwindigkeit austauschen.[7]

Zeilinger erwähnte noch weitere Möglichkeiten; etwa die, dass man nur dann über Eigenschaften von Systemen sprechen dürfe, wenn sie tatsächlich beobachtet werden. Oder die, das Bild einer Wirklichkeit aufzugeben, die in all ihren Eigenschaften unabhängig von uns existieren würde. Im Prinzip wäre noch eine andere extreme Position denkbar, die eines totalen Determinismus. In diesem Fall wäre alles vorbestimmt, einschließlich all unserer Entscheidungen und Handlungen, unserer Experimente und künstlerischen Tätigkeiten. Damit bekunde ich persönlich Mühe: Die Vorstellung, dass die Entstehung dieses Buches inklusive Reaktion seitens der Leser:innen seit dem Urknall vorbestimmt sein soll, fällt mir schwer.

Zeilinger folgerte: »*Während wir also hier die Antwort auf diese philosophischen Fragen offen lassen, gibt es Hinweise, dass all dies mit der Rolle der Information zu tun hat. Vielleicht ist es so, dass man die beiden Konzepte Information und Wirklichkeit nicht voneinander trennen darf.*«[8]

Eine intuitiv noch viel weniger verständliche Seite der Natur zeigen Experimente, die eine Verschränkung nicht nur im Raum, sondern auch in der Zeit zeigen. Es können sogar verschränkte Eigenschaften bei Photonen vorkommen, die nie zur gleichen Zeit existiert haben. Die »NZZ« stellte mit einer anschaulichen Grafik unter dem Titel »Quanten-Spuk jenseits der Zeit. Forschern gelingt die Verschränkung von Teilchen, die niemals koexistiert haben« diese Forschungen der Gruppe des Physikers Hagai Eisenberg von der University of Jerusalem zur

ABBILDUNG 19: Verschränkung von Photonen, die zeitlich nie miteinander existiert haben

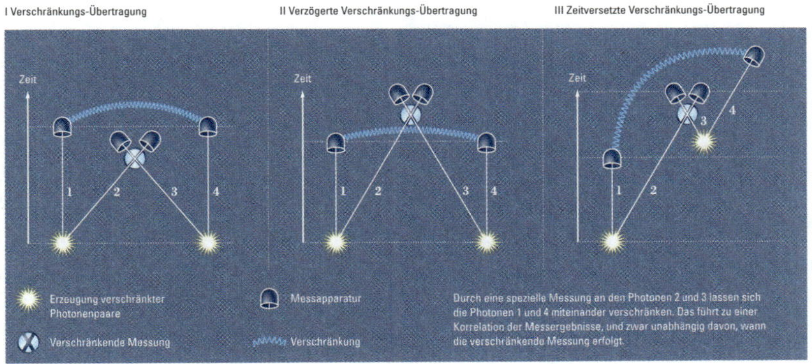

Diskussion. »*Wenn man so will, beeinflusst die Messung am ersten Photon den Zustand eines Photons, von dem zum Zeitpunkt der Messung nicht einmal klar war, dass es erzeugt wird. Man könnte aber auch argumentieren, dass die Messung am vierten Photon rückwirkend den Zustand des ersten beeinflusst*«, wurde Eisenberg zitiert. Diese Experimente könnte zur Klärung von unverstandenen Experimenten im Zusammenhang mit dem Bewusstsein stehen.[9] [→ Abbildung 19]

Der Aharonov-Bohm-Effekt

Der nach dem amerikanischen Physiker und Philosophen David Bohm (1917–1992) und dem israelischen Physiker Yakir Aharonov (*1932) benannte Aharonov-Bohm-Effekt ist wichtig im Zusammenhang mit dem von mir benutzten Testgerät Ska-Sys. Um diesen Effekt nachzuweisen, wird ein Elektronenstrahl (e_1, e_2), wie beim Doppelspaltexperiment, durch zwei Schlitze (S_1, S_2) gelenkt und erzeugt auf einem Bildschirm ein Interferenzmuster (I). Das bedeutet, die Elektronen zeigen ihren Wellencharakter. Zwischen die beiden Strahlen wird eine speziell isolierte, magnetische Spule (W) gelegt, die nach klassischer Theorie kein elektromagnetisches Feld (B) gegen außen abgeben

ABBILDUNG 20: Schematische Darstellung des Aharonov-Bohm-Effekts

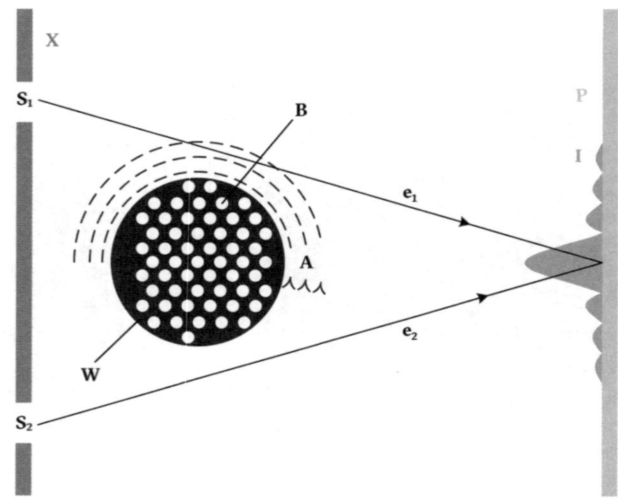

kann. Dennoch verschiebt sich das Interferenzfeld, wenn die Spule aktiviert wird. [→ Abbildung 20]

Das kann so gedeutet werden, dass es im Raum Vektorpotenzialfelder (A) gibt, die die Bahn der individuellen Elektronen (e_1, e_2) beeinflussen und somit die Phasenbeziehungen der Elektronen untereinander. Es findet daher keine Übertragung von Energie statt, sondern von Information. Die Potenziale im Raum sind also Informations- und keine Kraftfelder, wie man sie von elektromagnetischen Feldern kennt.[10]

4.2 Thomas Görnitz – Quanteninformationstheorie und Bewusstsein

Es ist ein Verdienst des deutschen Physikers Thomas Görnitz, em. Professor der Johann-Wolfgang-Goethe-Universität in Frankfurt, diese verwirrenden experimentellen Daten neu interpretiert zu haben. Nach Darstellung der teilweise widersprüchlichen Interpretationen der führenden Wissenschaftler Max

Planck, Albert Einstein, Niels Bohr, Werner Heisenberg, Erwin Schrödinger, Richard Feynman, David Bohm, Hugh Everett, Murray Gell-Mann, James Hartle, Carl Friedrich von Weizsäcker und Hans Primas beschrieb Görnitz in seinem Buch »Quanten sind anders« von 1999 die Quantenphysik als holistische Physik in dem Sinne, dass ein zusammengesetztes System mehr sei als die Summe seiner Einzelteile, sowie als eine Physik der Beziehungen und Möglichkeiten.[11] Der deutsche Physiker Carl Friedrich von Weizsäcker (1912–2007) schrieb im Vorwort, dass Görnitz einen noch unvollendeten, aber nötigen Wandel in der Selbstinterpretation der modernen Naturwissenschaft analysiere. Die Debatte um den begrifflichen Sinn der Quantentheorie sei noch nicht vollendet, das Buch von Görnitz sei ein wichtiger Ansatz zu dieser heute fälligen Interpretation.

Zusammen mit seiner Frau, Dr. Brigitte Görnitz, Tierärztin und Psychologin, zeigte Görnitz 2016 anhand neuer Forschungsdaten die Notwendigkeit der Berücksichtigung der Quantentheorie in den Biowissenschaften auf, insbesondere wenn man mit naturwissenschaftlichen Methoden das Bewusstsein erforschen will.[12]

Wir konnten Thomas Görnitz 2012 an einem Anlass der SGZM (Schweizerische Gesellschaft für Ganzheitliche Zahn-Medizin) als Referent begrüßen. Nachfolgenden Beitrag hat er uns zu unserer Jubiläumsschrift geschenkt; darin werden viele heutige physikalische Fragestellungen treffend analysiert und er stellt seine Informationstheorie vor.

Quantenphysik und Bewusstsein

Einführung

In der gegenwärtigen Ausbildung wird großer Wert darauf gelegt, dem medizinischen Personal auch naturwissenschaftliche Kenntnisse zu vermitteln. Als Physiker ist mir dabei aufgefallen, dass das dahinterliegende Wissenschaftsverständnis wesentlich auf der zwar sehr erfolgreichen, aber – wie wir heute wissen – doch in einigen Bereichen überholten Naturwissenschaft des 19. Jahrhunderts beruht. Dies hat zur Folge, dass als »wissenschaftlich« oftmals eine Sichtweise propagiert wurde, die in ihrem mechanistischen Denken den Ansprüchen der heilenden Praxis nicht gerecht wird. Es ist erfreulich, dass sich gegenwärtig – zumindest aus meiner Sicht – hier eine deutliche Änderung anbahnt. Während noch vor wenigen Jahrzehnten zum Beispiel die Psychosomatik ein fast ignorierter Aspekt der Heilkunde war, gibt es heute für diesen Zweig der Medizin einige Lehrstühle an den Universitäten.

Wir sehen also, dass im Bereich der praktizierten Medizin das Psychische immer mehr die ihm von der Sache her zustehende Rolle zugewiesen erhält, dass es aber bisher oft noch Probleme bereitet, die Realität des Psychischen in ein wissenschaftliches Weltbild einzuordnen – was daran liegt, dass die naturalistischen Thesen aus dem 19. Jahrhundert der durch die Quantentheorie ausgelösten Umwertung der naturwissenschaftlichen Werte nicht folgen können. Dass das Gehirn einer naturwissenschaftlichen Behandlung zugänglich ist, ist heute die allgemeine Ansicht. Viel problematischer erschien es jedoch bisher um das Seelische, das Bewusstsein, das Geistige bestellt zu sein.

Jeder praktizierende Arzt merkt in seinem Alltag, dass das Gehirn nicht die Psyche ist, sondern nur deren hauptsächlicher Träger. Wie kann man also das Bewusstsein und das Vor- und Unbewusste in ein naturwissenschaftliches Weltbild einordnen? Hierzu liefert die Quantentheorie einen wesentlichen Beitrag. Sie erlaubt es, ein vollkommen neues Verständnis von Materie zu entwickeln. Ein solches neues Verstehen von Materie ist die unabdingbare Voraussetzung dafür, dass auch in einer naturwissenschaftlichen Beschreibung allgemein das Psychische und das Bewusstsein im Besonderen nicht weniger real erscheinen als die Atome in den Zellen unseres Körpers. Von den Atomen haben wir nur durch die Wissenschaft eine lediglich vermittelte indirekte Kenntnis, dennoch werden sie oftmals als realer angesehen als die eigenen Gedanken, die uns unmittelbar zugänglich sind.

Welches Bild von Materie dürfen wir heute haben?

In den Sonntagsreden der Physiker, wenn sie über die »elementaren Bausteine der Materie« sprechen, wird oft Bezug genommen auf Fausts Streben danach, *»[...] dass ich erkenne, was die Welt im Innersten zusammenhält«*. Nach meiner Wahrnehmung ist dabei wohl niemandem bewusst, dass sie sich damit zu Unrecht auf Johann Wolfgang von Goethe berufen. Er hielt nämlich nichts von simplen Atomvorstellungen als einer Grundlage der Wirklichkeit. In einem wenig bekannten Brief vom 31. Oktober 1821 schrieb Goethe an Carl Cäsar von Leonhard: *»Damit konnte ich mich nicht befreunden, weil ich, auch mit dem besten Willen, nicht ein atomistisches Atom an mir dulden könnte.«* Der Atombegriff, der bereits in der Antike eingeführt worden war, sollte die Vielfalt und Komplexität der Wirklichkeit zurückführen auf einfache elementare Bausteine und deren Wechselwirkung untereinander. Wie wir heute wissen, ist dies auf den Wegen bis zu den Atomen der Chemie tatsächlich der Fall. Die Quantenmechanik beschreibt sehr gut den Aufbau der Atomhülle und ebenso gut die Verbindung von Atomen zu Molekülen. Diese Theorie macht auch deutlich, wieso Moleküle nicht einfach aus Atomen »bestehen«, sondern nach der Verbindung ihrer Bestandteile ein neues Ganzes darstellen, ein Ganzes, das mit vollkommen anderen Eigenschaften ausgestattet ist als die Ausgangsteile.

Die Sackgasse des räumlich Kleinen

Nun hat sich in der Geschichte der Physik aber gezeigt, dass die Atome der chemischen Elemente im Gegensatz zu ihrem Namen nicht wirklich unteilbar sind. Heute wissen wir, dass man die Atome in Kern und Hülle zerlegen kann. Ein Bild für den Größenunterschied zwischen diesen beiden würde der Kölner Dom liefern. Wenn man das Atom so weit aufblasen könnte wie den Kölner Dom, dann wäre der Atomkern etwa so groß wie eine Note im Gesangbuch.

In den großen Beschleunigern, wie zum Beispiel im LHC am CERN, kann man die Atomkerne zerlegen in Protonen und Neutronen. Die Kernphysik, die den Aufbau der Atomkerne aus diesen noch kleineren Elementarteilchen untersucht, ist sehr viel schwieriger als die Quantenmechanik, die die Atomhülle sehr gut beschreibt. Aber auch an Protonen und Neutronen hat man eine innere Struktur entdeckt. Diese hat schließlich zu den Vorstellungen von Quarks und Gluonen geführt. Das mit ihnen entwickelte »Standardmodell der Elementarteilchen« ist die komplexeste Struktur, mit der man bisher in der Physik noch rechnerische Resultate erzielen kann, die eine Anbindung an die experimentelle Erfahrung besitzen. Allerdings benötigt dieses Modell 18 freie, unerklärte Konstanten, die bisher nicht berechnet werden können.

Das Interessante an den Quarks ist, dass mit ihnen etwas eingeführt wird, das zwar im Reden über sie als Teilchen bezeichnet wird, das aber nicht als freie Teilchen in Raum und Zeit existieren kann. Die Quarks als freies Teilchen vorführen zu wollen, entspricht etwa der Aufgabe, von einem Gummiband ein Ende so abzuschneiden, dass man nur noch das Ende hat, aber kein Stückchen vom Band haben dürfte. Wir kennen etwas Ähnliches von den Magneten. Jeder Versuch, einen Nordpol herauszubrechen, führt dazu, dass man zwei kleinere Magnete erhält, aber niemals einen Pol alleine.

Mit den Quarks wurde auch für den Bereich der Elementarteilchenphysik deutlich, dass Strukturen Wirkungen erzeugen können, ohne dass es deswegen möglich sein muss, sie auch als Objekte in Raum und Zeit realisieren zu können.

Der Vergleich mit den Experimenten legt nahe, dass auch die mathematischen Strukturen des Standardmodells noch nicht völlig ausreichend sind, um alle experimentellen Daten vorhersagen zu können.

Auf dem unermüdlich begangenen Weg ins immer noch Kleinere ist man dann zur Stringtheorie gelangt. Die Stringtheorie ist ein extrem interessanter Bereich der Mathematik und damit ein wissenschaftlicher Wert an sich, aber zugleich eine so komplizierte Struktur, dass man überhaupt noch nicht weiß, ob sie irgendetwas mit der Wirklichkeit der Natur zu tun hat. Die Fachleute auf diesem Gebiet wissen, dass es wohl nicht mehr als 10 500 verschiedene solcher Stringtheorien gibt, die jeweils in einem Universum realisiert sind, zu dem aus unserem Universum keinerlei Zugang bestehen kann. Das klingt nicht sonderlich ermutigend. Weiterhin ist es für diese Theorie notwendig, zu den drei Dimensionen des Raumes noch sieben weitere zu postulieren, die offenbar als gleich real wie Länge, Breite und Höhe gedacht werden sollen.

Der Weg in das räumlich Kleine hätte aus der Komplexität und Vielfalt der alltäglichen Erscheinungen in die Einfachheit führen sollen. Dies ist bis zu den Atomen der Chemie, also im Bereich der Quantenmechanik, tatsächlich der Fall. Der weitere Weg zu den noch kleineren Strukturen, über Kernphysik und Elementarteilchenphysik zur Stringtheorie, ist ein Weg in immer komplexere und schließlich nicht mehr lösbare theoretische Konstrukte. Der Weg ins räumlich Kleine erweist sich somit als Sackgasse. Die Erfahrung, die man heute machen muss, besteht in der Erkenntnis: Je kleiner die postulierten Objekte, desto komplizierter wird die zugehörige Theorie. Die Quantentheorie hat jedoch, wie gezeigt werden wird, die Denkmöglichkeiten bereitgestellt, um ein besseres Modell entwickeln zu können.

Warum benötigen wir die Quantentheorie und was bedeutet sie?

In der klassischen Physik arbeitete man mit zwei Vorstellungen. Materie ist demnach dasjenige, das widerständig und sichtbar ist. Kräfte hingegen sind unsichtbar. Die Wirkungen der Kräfte, das Verrichten von Arbeit bzw. das Nutzen von Energie, resultieren in Bewegungen. Wenn man also etwas bewegen will, so muss dafür Energie aufgewendet werden. Seit Einsteins berühmter Formel $E = mc^2$ weiß man nun aber in der Physik, dass sich Materie in Bewegung und Bewegung in Materie verwandeln lässt. Das Gleiche gilt für Stoff und Kraft. Auch diese lassen sich ineinander umwandeln. Diese Unterscheidungen sind also nützlich und zweckmäßig, können aber keinesfalls fundamental sein.

Während man für eine Wirkung in der unbelebten Natur immer Energie aufbringen muss, gilt dies nicht mehr für den Bereich des Lebendigen. Bei Lebewesen gibt es auch Wirkungen ohne wesentlichen Krafteinsatz. So reagieren Menschen und manche Tiere auf Sprache, also auf bedeutungsvolle Information. Für die Menschen ist der Träger dieser Information dabei weniger bedeutsam. Man kann beispielsweise lesen, also optisch aufnehmen, oder sich vorlesen lassen, also akustisch aufnehmen, und Blinde lesen Blindenschrift taktil mit ihren Fingern.

Im Rahmen der klassischen Physik gab es unüberbrückbare Gräben zwischen Materie, Energie und Information. Die Quantentheorie hat nun diesbezüglich zu einer grundlegenden Änderung geführt. Um das zu erläutern, ist es notwendig zu verdeutlichen, was die Quantentheorie bedeutet.

Über die Quantentheorie gibt es eine Reihe von Vorurteilen, die ein Verstehen ihrer Grundlagen extrem erschwert, falls man nicht die zugehörige Mathematik mitverwenden möchte. Zu diesen Vorurteilen gehört die Meinung, die Quantentheorie befasse sich lediglich mit dem Bereich der Atome und des noch Kleineren, sie sei gekennzeichnet durch Unschärfe, und sie sei überhaupt nicht verständlich und vollkommen verschieden von allem, was uns sonst begegnet. Wie ist es tatsächlich?

Die Quantentheorie ist in der Physik erst entdeckt worden, als diese extrem genau werden musste. Dies war im Bereich der Atome und der von ihnen erzeugten Lichtausstrahlung erstmals der Fall. Deshalb hat Max Planck das Wirkungsquantum in diesem Zusammenhang gefunden. Wir merken uns also, dass die Quantentheorie der genaueste Bereich der Physik ist. Während die klassische Physik auf der Fiktion aufbaut, man könne jede Veränderung, jede Wechselwirkung im Prinzip beliebig klein machen, zeigt die Quantentheorie, dass dies in der Natur nur in grober Näherung gültig ist. Wenn man sehr genau ist, dann zeigt es sich, dass die Wirkungen quantisiert sind. Sie treten in Stufen oder – wie Max Planck es formuliert hat – als Quanten auf. Der »Quantensprung« ist somit die kleinste Veränderung in der Natur, die nicht exakt null ist. Diese Eigenschaft macht ihn wahrscheinlich so beliebt für die Sonntagsreden in Politik und Wirtschaft.

Was sind die weiteren Merkmale der Quantentheorie?

Wenn man sehr genau arbeitet, wird auch in der unbelebten Natur deutlich, dass beim Zerlegen einer Ganzheit in »einfachere, vielleicht sogar elementare Teile« wichtige Strukturen des Beziehungsgeflechts verloren gehen können. Die Quantentheorie bedeutete die den Physikern aufgezwungene Einsicht, dass nicht nur im Lebendigen ein Ganzes mehr ist als die Summe der Teile, in die man es zerlegen könnte. Die Quantentheorie ist als eine Physik der Beziehungen zu verstehen, während die klassische Physik eine Physik von Objekten und Kräften ist. Solche Erfahrungen über die mit einem Zerlegen verbundenen Zerstörungen sind wohl jedermann geläufig und für das Lebendige zumeist offensichtlich. Dass sie auch im Bereich der unbelebten Natur gelten, das war für die Physiker sehr überraschend.

Diese Überraschung gilt auch für das andere wesentliche Merkmal der Quantentheorie. Wir Menschen werden in unseren Handlungen nicht allein durch die Fakten der Vergangenheit beeinflusst, sondern auch durch die Möglichkeiten, die wir erwarten, befürchten oder erhoffen. Gemäß der Quantentheorie gilt das Wirken von Möglichkeiten sogar bereits in der unbelebten Natur. Dort erzeugen Möglichkeiten schon in der Gegenwart Wirkungen. Die Quantentheorie ist daher auch als eine Theorie über Möglichkeiten zu verstehen.

Was sind Quanten?

Eine richtige, aber sehr unbefriedigende Antwort wäre: Quanten sind die physikalischen Systeme, die die Physiker mit der Quantentheorie beschreiben. Damit ist natürlich wenig geklärt. Wir wollen daher etwas deutlicher werden. »Quanten« ist ein Oberbegriff, den man sinnvoll unterteilen kann, vielleicht so, wie man Obst in Äpfel, Birnen, Bananen und Ähnliches unterteilt. Es ist sehr sinnvoll, Quantenstrukturen in drei Klassen einzuteilen:

- Die erste dieser Klassen bilden die Quanten mit einer Ruhemasse. Zu ihnen gehören die Elektronen, Protonen und Neutronen und viele andere Teilchen. Sie können wegen ihrer Ruhemasse in einem kleinen Raumbereich verbleiben, also ruhen.
- Die Quanten ohne Ruhemasse, wie die Photonen des Lichts, müssen sich immer mit Lichtgeschwindigkeit bewegen.
- Die interessanteste Gruppe sind die Strukturquanten. Zu ihnen gehören beispielsweise die Phononen, die Schallquanten. Sie stellen eine quantentheoretische Beschreibung der Schwingungen der positiv geladenen Atomkerne im Kristallverband eines Festkörpers dar. Ohne das Verstehen der Elektron-Phonon-Wechselwirkung wäre die gesamte Festkörperphysik unmöglich. Aber dass man die Schwingungen der Atomkerne nicht außerhalb des Festkörpers und damit ohne die Atomkerne vorführen kann, liegt auf der Hand. Zu den Strukturquanten gehören unter anderem die Quarks, die Gluonen und schließlich auch die Quantenbits, die uns besonders beschäftigen werden.

Die dynamische Schichtenstruktur von Quantentheorie und klassischer Physik

Die klassische Physik zerlegt die Welt in getrennte Objekte, zwischen denen Kräfte wirken, und sie beschreibt alle Abläufe als faktisches Geschehen. Daraus folgt ein grundsätzlicher Determinismus ihrer Systembeschreibungen. Dieser prinzipielle Determinismus darf aber nicht mit einer tatsächlichen Berechenbarkeit der Abläufe verwechselt werden. Für alle Systeme, die wenigstens so kompliziert sind wie drei wechselwirkende Körper, zum Beispiel Sonne, Erde und Mond, würde eine vollständige Berechnung des Bahnverlaufs eine unendlich genaue (und damit unmögliche) Erfassung des Anfangszustands erfordern. Solche Systeme, die Systeme des deterministischen Chaos, lassen sich immer nur für einen gewissen Abschnitt ihrer Entwicklung berechnen.

Wenn man genauer werden muss, als dies im Rahmen der klassischen Physik möglich ist, dann zeigt sich unabhängig von der Größe des Systems, dass die Beziehungsstruktur der Wirklichkeit, so wie sie die Quantentheorie beschreibt, wesentlich wird. Dann zeigt es sich, dass wechselwirkende Objekte ein neues Ganzes bilden. Für dieses Ganze werden Zustände möglich, die an den Teilen nicht zu erahnen gewesen wären.

Das daraus folgende Zusammen- und Wechselspiel von Quantentheorie und klassischer Physik nennen wir die dynamische Schichtenstruktur. Eine zweckmäßige Beschreibung der Natur wird daher so lange wie möglich die Strukturen der klassischen Physik verwenden. Immer dann, wenn deren Unzulänglichkeiten deutlich werden, muss man zur Quantentheorie übergehen. Man wird also, solange es ausreichend ist, bequemerweise mit Fakten und Objekten arbeiten, darf aber nicht vergessen, dass – wenn es genau werden muss – dann das Wirken der Möglichkeiten und die Beziehungsstruktur der Wirklichkeit beachtet werden müssen, die wechselwirkende Objekte zu einer teilelosen Ganzheit werden lassen.

Genau werden muss die Beschreibung spätestens dann, wenn das System – unabhängig von seiner Größe – in eine Entscheidungssituation gelangt, an einen »Bifurkationspunkt« kommt. Nach der mathematischen Struktur der klassischen Physik würde das System dort – quasi »auf Messers Schneide« – für alle Zeiten verharren. Das ist natürlich unsinnig, spätestens dann zeigt es sich, dass die klassische Physik zu ungenau wird und dass man zur Quantentheorie übergehen muss. Diese wird dann berücksichtigen, dass sich in solchen Situationen ein Fächer von Quantenmöglichkeiten auffaltet und dass das System dann später in eine von diesen Möglichkeiten auch faktisch übergehen wird.

Die Übergänge zwischen den mathematischen Strukturen dieser beiden Beschreibungsweisen, derjenigen der klassischen Physik und derjenigen der Quantenphysik, sind gut bekannt; sie firmieren unter den Bezeichnungen »Quantisierung« und »klassischer Grenzfall«. Das Leben kann nur verstanden werden, wenn je nach Situation diese beiden Bereiche berücksichtigt werden.

Gewichtige Alltagsunterscheidungen werden in der Tiefe der Erscheinungen durch die Quantentheorie aufgehoben. Die Quantentheorie hat bereits seit Längerem viele Unterschiede von Erscheinungen als unwesentlich aufgezeigt, die bisher im Rahmen der klassischen Physik als vollkommen verschieden und als unüberbrückbar angesehen werden mussten. Am bekanntesten dürfte wahrscheinlich die Relativierung des Unterschieds zwischen Lokalisiertheit und Ausgedehntheit sein. Sie wird in der Schule unter dem Stichwort Welle-Teilchen-Dualismus mehr oder weniger plausibel gemacht. Mit ihr wird deutlich, dass ein und dasselbe Quantenobjekt je nach Kontext eher wie ein lokalisiertes Teilchen oder eher wie eine ausgedehnte Welle in Erscheinung treten kann. Wir werden im nächsten Kapitel noch genauer darauf eingehen.

Wir hätten während unseres Studiums in Leipzig noch Lenins These lernen sollen: Es gibt nur die Materie, und die Bewegung ist ihre Grundeigenschaft. Seit mehr als 100 Jahren macht jedoch Einsteins berühmte Formel deutlich, dass der Unterschied zwischen Materie und Bewegung lediglich zweckmäßig, aber keineswegs fundamental ist. In den großen Elementarteilchenbeschleunigern, wie im LHC am CERN, wird tagtäglich Bewegung in Materie verwandelt. Auf der Sonne sorgt der umgekehrte Prozess dafür, dass sie seit über vier Milliarden Jahren mit ihrem Licht die Erde erwärmen kann und – seitdem es Pflanzen gibt – damit auch das Leben unterhält. Dabei wird Wasserstoff in Helium verwandelt. Jeweils vier Atome Wasserstoff werden über komplizierte Zwischenstufen schließlich in ein Atom Helium umgeformt. Carl Friedrich von Weizsäcker war der Erste, der dies erkannt hatte. Da das Helium-Atom ein wenig leichter ist als die vier Wasserstoffatome, wird die Differenz in der Masse gemäß Einsteins berühmter Formel $E = mc^2$ in Strahlungsenergie umgewandelt.

Während die Philosophie über Jahrhunderte hinweg den Unterschied zwischen der unsichtbaren Kraft und dem sichtbaren Stoff als fundamental und unüberbrückbar angesehen hat, hat die Quantentheorie, speziell die Quantenfeldtheorie, zu der Erkenntnis geführt, dass Kraft in Stoff und Stoff in Kraft verwandelt werden kann. Die Quanten, die die stoffliche Materie bilden, haben einen halbzahligen Spin, und diejenigen, welche die Kräfte vermitteln, haben einen ganzzahligen Spin. Da man ein Ganzes in zwei Halbe und wiederum zwei Halbe in ein Ganzes umwandeln kann, lassen sich die Quanten dieser beiden Erscheinungsweisen in den großen Beschleunigern ineinander umwandeln, sodass die Unterscheidung zwischen Kraft und Stoff lediglich zweckmäßig, aber nicht fundamental ist. So können sich beispielsweise ein Elektron und ein Positron, also zwei Materiequanten, in zwei Photonen, also zwei Kraftquanten, umwandeln.

In diesem Zusammenhang ist eine weitere Relativierung wichtig, die wir bisher in der Literatur über die philosophische Interpretation der Quantenfeldtheorie noch nicht haben finden können: Die Quantentheorie relativiert auch die Unterscheidung zwischen Objekt und Eigenschaft. Ein Quantenteilchen ist ein Objekt im Rahmen der Quantenmechanik. Im Rahmen der Quantenfeldtheorie erweist es sich jedoch als eine Eigenschaft eines Quantenfeldes. Ob also eine Quantenstruktur eher wie ein Objekt oder eher wie eine Eigenschaft eines anderen Objekts zu begreifen ist, hängt somit vom jeweiligen Kontext ab. Wenn etwas lediglich eine Eigenschaft ist, dann wäre eine selbständige Existenz nicht möglich. Wenn aber Eigenschaften unter anderen Kontexten wie ein Objekt erscheinen können, dann werden eine Ablösung vom Träger und eine eigenständige Existenz möglich sein.

Dass die Begriffe »Fülle« und »Leere« verschiedene Worte für eine im Grunde nicht in Worte zu fassende Gegebenheit sind, ist in der Mystik eine geläufige Erfahrung. Wenn man im Rahmen der Quantentheorie versucht, das Vakuum zu veranschaulichen, kann dies am besten mit dem Vorschlag von Paul Dirac geschehen. Nach diesem Bild ist das Vakuum vollkommen dicht gefüllt mit Quantenteilchen, die zwar nicht zu sehen sind, sich jedoch bei sogenannten Vakuumfluktuationen als virtuelle Teilchen bemerkbar machen können. Bei dem Effekt, der nach dem holländischen Physiker Hendrik Casimir benannt worden ist, wird diese Eigenschaft des Quantenvakuums in messbarer Weise augenfällig. Nach Mitteilung von Carl Friedrich von Weizsäcker soll Heisenberg zum Vakuum formuliert haben: *»Das Vakuum ist das Ganze.«*

Nach dieser Fülle von Relativierungen sollte es wenig überraschend sein, dass mithilfe der Quantentheorie auch die Unterscheidung zwischen Materie und Energie einerseits und einer abstrakten, absoluten und bedeutungsfreien Quanteninformation andererseits aufgehoben wird.

Diese Äquivalenz von Materie, Energie und Quanteninformation ist der entscheidende Schritt für ein neues Verständnis von Materie und für die Möglichkeit, nicht nur den Körper mit seinem Gehirn, sondern auch das Bewusstsein als naturwissenschaftliche Realität begreifen und verstehen zu können. Die Quanteninformation erscheint also im Rahmen der

Wissenschaft einmal in der Form von materiellen Objekten, andererseits auch als Energie in verschiedenen Erscheinungsweisen und natürlich auch als bedeutungsvolle Information. Carl Friedrich von Weizsäcker war der Erste, der seit Mitte des vorigen Jahrhunderts die Idee verfolgt hatte, dass die Grundlage all dessen, was in der Physik beschrieben werden kann, die Quanteninformation ist. Abstrakte Quantenbits – von ihm »Ure« genannt – liefern demnach die Begründung für die Dreidimensionalität des Raumes, und sie sollen die Grundlage für all die Objekte bilden, die in der Quantentheorie beschrieben werden. Werner Heisenberg, der für die Entdeckung der Quantenmechanik 1932 den Physik-Nobelpreis erhielt, schreibt dazu in seinem Buch »Der Teil und das Ganze«, dass die Durchführung dieses Programms *»ein Denken von so hoher Abstraktheit erfordert, wie sie bisher, wenigstens in der Physik, nie vorgekommen ist«*. Ihm, Heisenberg, *»wäre das sicher zu schwer«*; aber von Weizsäcker solle es mit seinen Mitarbeitern unbedingt versuchen.

Im Laufe der Forschungsarbeit hat sich gezeigt, dass es notwendig ist, noch abstrakter als von Weizsäcker zu werden. Bei ihm ist der Informationsbegriff noch eng mit Wissen und Bedeutung verbunden. So schreibt er in »Aufbau der Physik«: *»Ein ›absoluter‹ Begriff der Information hat keinen Sinn.«* »Absolut« meint dabei, indem ein klarer Nullpunkt definiert ist. Bei von Weizsäcker ist Information an einen bedeutungsvollen Begriff gebunden, sodass sie bei ihm stets nur zwischen »zwei Ebenen« definiert ist und sich bei einem Ebenenwechsel um eine jeweils von dieser Ebene abhängige Konstante ändert.

Ein Beispiel für etwas Absolutes findet sich beim Begriff der Temperatur. Erst nachdem man eine absolute Temperatur dadurch definiert hatte, dass man die Temperatur mit der internen Bewegung in einem Objekt verbunden hat, wurde es möglich, die Temperatur tatsächlich zu verstehen. Da weniger Bewegung als keine Bewegung unmöglich ist, wurde damit eine Definition des absoluten Nullpunkts und somit auch der absoluten Temperatur möglich. Übertragen auf die Quanteninformation zeigte sich, dass es erst mit einem absoluten Begriff der Information möglich wird, Quanteninformation zur realen Basis der Physik werden zu lassen. Dazu ist es notwendig, Information nicht nur ohne Sender und Empfänger, sondern vor allem auch ohne Bedeutung zu denken. Bedeutung hat immer eine subjektive Konnotation und kann daher nicht Gegenstand einer aufs Objektive gerichteten Wissenschaft sein. Erst mit dieser Trennung von Information und Bedeutung kann die Quanteninformation zu einer absoluten Größe werden und damit letztlich als Äquivalent zu Materie und Energie gelten. Deshalb haben wir, einem Vorschlag des leider viel zu früh verstorbenen Altphilologen und Religionswissenschaftlers Roland Schüssler folgend, dafür einen neuen Namen eingeführt: Protyposis. In den letzten Jahren sind, aufbauend auf den Strukturen der Protyposis, auf dem Gebiet der Kosmologie und der Elementarteilchenphysik viele wichtige Ergebnisse erzielt worden. Eine Reihe von Problemen, die mit anderen wissenschaftlichen Zugängen extrem schwierig oder unlösbar erscheinen, lässt sich damit auf elegante Weise lösen.

Wie kommt Bedeutung zustande?

Erst das Leben lässt die Protyposis bedeutungsvoll werden. Wir hatten vorhin davon gesprochen, wie wesentlich es ist, die Protyposis als bedeutungsfrei zu denken. Allerdings interessiert uns natürlich an der Information deren mögliche Bedeutung. Wie kommt sie zustande?

Leben lässt Information bedeutungsvoll werden, denn Lebewesen sind instabile Systeme, die sich mithilfe ihrer internen Quanteninformationsverarbeitung stabilisieren und dadurch Information für sie bedeutungsvoll werden lassen. Lebewesen verwenden Informationen aus ihrem Inneren und aus ihrer Umwelt, um sich – da sie instabile Systeme sind – durch diese Informationen steuernd zu stabilisieren. Eine solche interne Steuerungsfähigkeit unterscheidet Lebewesen von anderen thermodynamischen instabilen Systemen. Eine solche Instabilität ist die Voraussetzung, dass Information in der Lage ist, ein System steuernd zu beeinflussen. Stabile Systeme können nur unter Aufwand von Energie verändert werden. Bei der Steuerung ist es wesentlich, dass die Form des energetischen oder materiellen Trägers der bedeutungsvollen Information für die Steuerung selbst unwesentlich ist (so ist es beispielsweise nicht wesentlich, ob man den vorliegenden Text via Bildschirm, über einen Papierausdruck oder durch Vorlesenlassen zur Kenntnis nimmt). Der quantische Charakter der Information, der sie auch objekthaft und nicht nur als Eigenschaft des Trägers in Erscheinung treten lassen kann, macht verständlich, dass bedeutungsvolle Informationen ihren Träger wechseln können, ohne deswegen ihre Bedeutung ändern zu müssen. Ein sehr einfaches Modell für eine solche Änderung des Trägers von bedeutungsvoller Information kennen wir im Alltag vom Faxgerät. Zuerst haben wir einen Gedanken, für den unser Gehirn als Träger fungiert. Dann schreiben wir diesen nieder auf ein Blatt Papier. Dieses kommt in die Faxmaschine, wird mit Licht abgetastet, und die Hell-Dunkel-Unterschiede werden dann in Spannungsschwankungen umgesetzt. Diese gehen als virtuelle Photonen erst durch eine Leitung zu einer Bodenfunkstelle, um von dort, wiederum getragen von realen Photonen als Träger der Information, durchs Vakuum zu einem Fernmeldesatelliten im All gesendet zu werden. Nach Verstärkung gehen sie schließlich auf einem anderen Kontinent zu einer Bodenstelle, um endlich im Fax des Empfängers wieder auf Papier gedruckt und dann gelesen zu werden. Wir haben dabei einen ständigen Wechsel des Trägers und auch der Codierung der bedeutungsvollen Information vorliegen, ohne dass sich deswegen die Bedeutung ändern müsste.

Wenn wir uns fragen, welche Träger der Quanteninformation wir für die Inhalte des Psychischen kennen, also für das Vor- und Unbewusste und das Bewusstsein, so sind die wichtigsten von ihnen reale und virtuelle Photonen. Dieser Sachverhalt wird auch bei der juristischen Festlegung des Hirntodes berücksichtigt. Wenn außen am Kopf keine auslaufenden Photonen aus Großhirn und Hirnstamm mehr nachweisbar sind, ist die betreffende Persönlichkeit unwiderruflich verloren und kann in keinem Fall mehr wiederhergestellt werden – selbst dann nicht, wenn der restliche Körper mithilfe von technischen Geräten weiterhin auf aktivem Stoffwechselniveau gehalten wird.

Photonen sind sehr flüchtig. Um Information dauerhaft speichern zu können, sind daher Träger notwendig, die eine Ruhemasse besitzen. Dies sind innerhalb einer Zelle molekulare Speicher, also Proteine und Zucker, und zwischen den Nervenzellen Axone und Dendriten mit ihren Synapsenstrukturen. Neurotransmitter und Hormone sind ebenfalls Träger von Information, wobei interessant ist, dass ein und dasselbe Molekül je nach Kontext eine andere lokale Bedeutung erhalten kann. Ein simples Beispiel zur Illustration: Die Kombination der vier Buchstaben G, I, F und T erhält eine vollkommen andere Bedeutung, je nachdem ob sie im deutschen oder im englischen Sprachraum verwendet wird.

Dass die Vorgänge im Lebendigen ohne ein Einbeziehen der Quantentheorie letztlich vollkommen unverstehbar bleiben müssen, ist am Sehvorgang bereits deutlich geworden. Hier ist die Erkenntnis schon auch im Mainstream der Biologie angekommen; dass nämlich die Absorption eines Photons und der nachfolgende millionenfache Verstärkungsprozess ein typischer Quantenvorgang ist. Neuere Untersuchungen haben zum Beispiel eine sehr raffinierte quantische Kontrastverstärkung entschlüsselt, die bei der Verarbeitung von Licht in der Netzhaut stattfindet. Lichtempfindliche Zellen legen dort, bei einer Aktivierung durch von außen kommende Photonen, ihrerseits die Zellen in der Umgebung durch eigens erzeugte Photonen still. Die unmittelbar benachbarten Neuronen hingegen werden mittels eines chemischen Signals, durch ausgesendete Moleküle, verstärkt aktiviert. Es sei auch bemerkt, dass all die modernen Verfahren, die es erlauben, einem lebenden Gehirn in gewisser Weise bei der Arbeit zuschauen zu können, so wie fNMR [funktionelle Kernspinresonanztomografie] oder PET [Positronen-Emissions-Tomografie], auf Quantenphysik beruhen.

Leib als geformte und Seele als bedeutungsvolle Quanteninformation

Erst mit der Protyposis lässt sich die Wechselwirkung von Leib als geformte und Seele als bedeutungsvolle Quanteninformation erklären. Welche Erklärungsversuche sind bisher in der wissenschaftlichen Literatur zu finden? Eine grobe Einteilung besteht in der Möglichkeit eines dualistischen oder eines monistischen Ansatzes.

Der dualistische Erklärungsversuch basiert auf der These, dass es den Geist, das Bewusstsein, wirklich gibt und dass diese Substanz von der Materie unterschieden ist. Der Geist kennt sich selbst, er wirkt auf den Körper ein und empfängt Nachrichten von ihm und von der Außenwelt. Der Geist ist – wie gesagt – keine »Materie«. Als Kritik wird dagegen eingewendet, dass etwas, das angeblich nicht den Ansprüchen der Physik genüge, nämlich der Geist, nicht auf den Körper, etwas Materiell-Physikalisches, einwirken könne. Und wenn diese beiden aufeinander wirken können, wäre dann nicht zu erwarten, dass sie eine gemeinsame Basis besitzen?

Diesem letzten Einwand entgeht der monistische Ansatz. Der bis heute immer noch vorherrschende materialistisch-monistische Erklärungsversuch basiert auf einer Art Lego-Weltbild: Es existieren allein die »elementaren Bausteine der Materie«. Alles Geschehen genügt deterministischen Naturgesetzen. Da Bewusstsein keine Materie ist, wäre es also nicht real existent und müsste somit auch nicht erklärt werden. In konsequenter Weise wird daher manchmal das Bewusstsein oder das Ich, das die Gesamtheit des Bewusstseins umfasst, als eine Illusion oder ein Epiphänomen bezeichnet. Ein jeder mag sich überlegen, was er davon halten will, aber es ist vielleicht interessant, dass für eine solch seltsame Meinung heutzutage keinerlei naturwissenschaftliche Rechtfertigung mehr möglich ist. Mit der Protyposis wird ein monistischer Ansatz möglich, der die Realität von Ich und Bewusstsein nicht mehr leugnen muss, da mit ihm die altertümliche Vorstellung von Materie überwunden wird. Wir können also feststellen: Es gibt das Bewusstsein wirklich, es kennt sich selbst, es empfängt Nachricht vom Körper und wirkt auf ihn ein, es ist weder Atom noch Elementarteilchen, und es gehört dennoch zum Bereich des »Physikalischen«.

In meiner Publikation mit dem Titel »Die Evolution des Geistigen« von 2008 habe ich es wie folgt formuliert: *»Bewusstsein ist ein zeitweiliger Zustand von Quanteninformation, welcher aus dem Erleben dupliziert wird. So kann Bewusstsein im Aufmerksamkeitskegel jeweils wichtige Ausschnitte des Erlebens gegenwärtig haben. In diesem Sinn ist Bewusstsein Quanteninformation des Erlebenden über sein Erleben. Es ist wegen dieser Quanteneigenschaften notwendig subjektiv.«* Über das Erleben werden dabei die aktuelle umgebende Situation sowie die aus dem Gedächtnis aktivierte Information in den Prozess des Bewusstseins miteinbezogen.

Die Abstufungen der Protyposis im psychischen Raum des Menschen

Wenn wir dies alles bedenken, dann erscheint es zweckmäßig, bestimmte Abstufungen der Protyposis deutlicher zu bezeichnen. Der zahlenmäßig größte Anteil der Quanteninformation erscheint als der Körper des Menschen. Ein recht kleiner Anteil davon ist dasjenige, was wir als die jeweilige Energie bezeichnen, also als dasjenige, das die unzählig vielen Prozesse von den Zellen über die Organe bis zum ganzen Körper in Gang hält. Es beruht im Wesentlichen auf der Bereitstellung von ATP, deren Umwandlung in ADP und schließlich der Rückverwandlung in ATP. Und wiederum ein viel kleinerer Bruchteil der Protyposis wird als Träger von bedeutungsvoller Information angesehen werden dürfen, die dann in der Lage ist, in all diesen Prozessen steuernd einzugreifen.

Als Merksatz können wir festhalten: Materie ist das Beharrende, das einer Veränderung Widerstand entgegensetzt. Energie ist dasjenige, was Materie in Bewegung versetzen kann, und Information kann als dasjenige angesehen werden, was Energien aktivieren kann.

Von den Einzellern bis zum Menschen ist die unterste Stufe der Informationsverarbeitung diejenige, die im Körper geschieht und die man als Empfinden bezeichnen könnte. Solchen Lebewesen, die ein Nervensystem entwickelt haben, wird man so etwas wie ein Erleben zusprechen können. Dieses Erleben bedeutet eine Repräsentation wesentlicher Aspekte des Körpers und der Umwelt. Es wird weithin unbewusst bleiben, erlaubt aber bereits, sich durch Lernvorgänge auf sich wiederholende Situationen besser einstellen zu können. Bei höher entwickelten Tieren, gewiss bei Vögeln und Säugern, wird eine Repräsentation wesentlicher Aspekte des Erlebens mit all seinen emotionalen Bezügen im Bewusstsein möglich. Damit kann im Bewusstsein ein Probehandeln durchgeführt werden, sodass nicht sämtliche ungünstigen Handlungen diesen Aspekt erst in der Realität aufzeigen müssen. Der Mensch schließlich ist in der Lage, wesentliche Aspekte des Bewusstseins noch einmal auch sprachlich zu reflektieren und sich dadurch beispielsweise selbst aus der Sicht einer dritten Person zu betrachten. Dies ermöglicht eine gewisse Objektivierung des eigenen Bewusstseins.

Dass das Unbewusste vorwiegend quantisch organisiert ist, wird an vielen Stellen deutlich. Das Unbewusste kennt weder Raum noch Zeit. Dem entspricht die quantische Nichtlokalität in Raum und Zeit. Das Unbewusste kennt keine Kausalität und keine diskursive Logik. Entsprechend gilt, dass es in der Quantentheorie keine klassische Kausalität und kein »tertium non datur« gibt. Das Unbewusste kennt kein »Nein« und ist ambivalent. In der Quantentheorie ist selbst bei einer einfachen binären Alternative (Ja-Nein) das »Nein« nicht eindeutig. Und wenn in ihr ein Zustand vorhanden ist, können dennoch andere Zustände gefunden werden. Die höchste Form des Bewusstseins ist dann erreicht, wenn es fähig wird, über sich selber zu reflektieren. Information ist ihrem Wesen nach reflexiv, sie bezieht sich auf Information. Um Derartiges modellieren zu können, ist eine mathematische, potenzielle Unendlichkeit notwendig. Die Quanteninformation kann auf sich selbst bezogen sein, denn sie stellt eine solche potenzielle Unendlichkeit bereit. Dazu sei daran erinnert, dass es bereits im einfachen Wasserstoffatom unendlich viele verschiedene Energieniveaus gibt.

Konsequenzen für den Heilungsprozess

Für jeden ärztlich Handelnden ist es vollkommen evident, dass der Mensch eine unauflösliche Einheit von Körper und Psyche oder, wie früher formuliert, von Leib und Seele ist. Ärztliches und therapeutisches Geschehen geschieht immer in einem Kommunikationsprozess zwischen Arzt und Patient. Es ist niemals nur auf eine mechanische Manipulation am Körper, sei es mit Messer oder Bohrer, oder auf die Gabe eines chemischen Wirkstoffs beschränkt. Allerdings bleibt es mit dem alten, mechanistischen Weltbild unerklärbar, wieso ein gutes Gespräch zwischen Therapeut und Klient oder auch eine hypnotische Einwirkung ähnliche oder sogar bessere Effekte erzielen kann als mechanische oder chemische Eingriffe. Auch die Wirkung von Akupunktur oder gar Placebo bleibt mit diesem Ansatz unerklärbar. Mit der Protyposis wird die offensichtliche Einheit von Leib und Seele auch naturwissenschaftlich erklärbar, wobei der Quanteninformation der Primat vor der Materie zukommt. Schließlich sind Lebewesen als instabile Systeme durch Quanteninformation steuerbar, sodass die wechselseitigen Informationseinflüsse auf Körper und Psyche erklärbar sind.

Prof. Thomas Görnitz[13]

4.3 Anton Zeilinger – Information als fundamentaler Baustein des Universums

Humorvoll und anschaulich beschrieb der schon erwähnte Anton Zeilinger die Rolle der Information im Zusammenhang mit der Quanten-Teleportation. Darunter versteht man die Übertragung eines Quantenzustands, also der Eigenschaft eines Systems wie z.B. deren Polarisationsrichtung, auf einen anderen, beliebig weit entfernten, mithilfe der Verschränkung. Damit wären Dinge möglich wie das »Beamen« à la Raumschiff Enterprise. Man müsste die Quanteninformation an einem Ort codieren und an einen anderen Ort teleportieren. Dass die Materie dabei zweitrangig sei, erläuterte er anhand eines Hamburgers mit Brot, Fleisch, Gemüse, Saucen etc. Genau genommen bestehe diese große Vielfalt nur aus Protonen, Neutronen und Elektronen, wobei die Protonen und Neutronen aus geladenen Up-Quarks und Down-Quarks zusammengesetzt sind. Zu diesen drei Teilchen kommen noch Photonen und Gluonen (Klebeteilchen), die das Ganze zusammenhalten.

Zeilinger fragt nun, was wichtiger sei: Die ubiquitär vorkommenden Quantenteilchen für die Materie oder die Information, wie diese Elementarteilchen angeordnet sind. Beispielsweise tauscht auch unser Körper ständig Atome und Moleküle durch neue aus, obwohl wir unsere Form und Psyche kaum ändern. Für Zeilinger ist offensichtlich, dass die Information dabei wichtiger ist als die Materie, die immer aus den gleichen wenigen Teilchen bestehe. So schrieb er: *»Information ist der fundamentale Baustein des Universums!«*[14]

4.4 Alfred North Whitehead – die Grundlagen des Panpsychismus

Gemäß des britischen Biologen Rupert Sheldrake (*1942) zog der britische Philosoph und Mathematiker Alfred North Whitehead (1861–1947), der Mitverfasser der »Principia Mathematica«, eines der wichtigsten Bücher des 20. Jahrhunderts, vermutlich als erster Philosoph die radikalen Schlussfolgerungen der (Quanten-)Wellentheorie. Da jedes Grundelement der Materie eine Wellenlänge besitzt und eine Welle immer in der Zeit existiert, verbinden diese immer Vergangenheit und Zukunft. Für Whitehead bestand die physikalische Welt nicht aus materiellen Objekten, sondern aus Ereignissen, die so über die Zeit miteinander verbunden sind. Für uns interessant sind seine Überlegungen, dass auch Geist und Körper als eine Beziehung in der Zeit – und nicht im Raum – aufgefasst werden können. Einer seiner Anhänger, der amerikanische Philosoph Christian de Quincey, versuchte, die schwer verständliche Theorie folgendermaßen zu veranschaulichen: *»Denken Sie sich die Realität als aus unzähligen ›Blasen-Augenblicken‹ zusammengefügt, wobei jede Blase zugleich physikalischer und geistiger Natur ist – ein Quantum empfindungsfähiger Energie. [...] Jede Blase existiert für einen Moment und platzt dann, und was sie dabei versprüht, ist der Stoff, der die nächste Augenblicksblase bildet. [...] Zeit ist unsere Erfahrung dieser beständigen Folge von Augenblicksblasen des Seins.«*[15]

Im Sinne der Quantenphysik wird die Zukunft also immer wieder neu nach Wahrscheinlichkeiten gebildet, es gibt neue Blasen, es gibt immer wieder neue Ereignisse, die dann später die Vergangenheit bilden. Whitehead sprach dabei auch von geistigen Eigenschaften. Diese metaphysische Theorie, der zufolge alle existierenden Objekte seelische Eigenschaften besitzen, nennt man Panpsychismus.

4.5 Carl Gustav Jung und Wolfgang Pauli – ausgedehnte Entitäten in Psychologie und Physik

Der Schweizer Psychoanalytiker Carl Gustav Jung (1875–1961) definierte das kollektive Unbewusste als den überpersönlichen Bereich des Unbewussten: *»Die psychische Struktur ist dasselbe,*

[...] was ich als das Kollektive Unbewusste bezeichnet habe. Das individuelle Selbst ist ein Teil oder Ausschnitt oder Repräsentant einer überall, in allen lebenden Wesen vorhandenen und entsprechend abgestuften Art des psychischen Ablaufs, die auch jedem Wesen wieder aufs Neue angeboren ist. Seit alters wird die angeborene Art des Handelns als Instinkt bezeichnet, die Art oder Form der psychischen Erfassung des Objekts habe ich als Archetypus zu bezeichnen vorgeschlagen. [...] Ich verstehe darunter dasselbe, was ich [...] als ›urtümliches Bild‹ bezeichnet habe. Der Archetypus ist eine symbolische Formel, welche überall da in Funktion tritt, wo entweder noch keine bewussten Begriffe vorhanden oder solche aus inneren oder äußeren Gründen überhaupt nicht möglich sind. Die Inhalte des Kollektiven Unbewussten sind im Bewusstsein als ausgesprochene Neigungen und Auffassungen vertreten. Sie werden vom Individuum in der Regel als vom Objekt bedingt aufgefasst – fälschlicherweise, im Grunde genommen –, denn sie entstammen der unbewussten Struktur der Psyche und werden durch Objekteinwirkung nur ausgelöst. Diese subjektiven Neigungen und Auffassungen sind stärker als der Objekteinfluss, ihr psychischer Wert ist höher, so dass sie sich allen Eindrücken superponieren. So wie es dem Introvertierten unbegreiflich erscheint, dass immer das Objekt ausschlaggebend sein soll, so bleibt dem Extravertierten ein Rätsel, wieso ein subjektiver Standpunkt der objektiven Situation überlegen sein soll.«[16]

In diesen empirisch gefundenen Zusammenhängen, die auf ein kollektives, im Raum [und der Zeit?] ausgedehntes und (noch) nicht messbares Phänomen hinweisen, erkannte der österreichisch-ungarische Physik-Nobelpreisträger von 1945, Wolfgang Pauli (1900–1958), Parallelen zur Quantenphysik. Pauli war Patient in der Praxis von Jung und kam vermutlich so zur Medizin. Daraus ergab sich von 1932 bis 1958 eine einzigartige, jahrelange Diskussion dieser beiden kreativen Denker, die in Briefform und als lesenswertes Buch überliefert ist.[17]

4.6 Roger Penrose – Quantentheorie und Geist

Auch für den britischen Mathematiker, Physiker und Nobelpreisträger von 2020, Sir Roger Penrose (*1931), kann eine Wissenschaft, die das Bewusstsein in seinen Formeln einfach außer Acht lässt, nie einen Anspruch auf Vollständigkeit haben. In seinem Buch von 1995, »Schatten des Geistes«, versucht er einen Ausweg aus dieser schwierigen Situation aufzuzeigen. Dazu hielt John Gribbin, britischer Astrophysiker und Wissenschaftsautor, fest: *»Die wirklich interessante Materie hier ist die Diskussion, was Bewusstsein ist. Wenn Penrose solche Dinge diskutiert, kann man ihm gleichsam über die Schulter zusehen, wie er als einer der wichtigsten Teilnehmer an dieser Debatte denkt.«*[18]

Das methodische Vorgehen ist für mich einzigartig. Penrose versuchte, ein Problem aus möglichst verschiedenen Blickwinkeln zu betrachten und ließ in einem Nachfolgebuch auch seine Kritiker zu Wort kommen. Auch er ging, wie später Görnitz, Al-Khalili und McFadden, von der Annahme aus, dass sich Bewusstsein mit wissenschaftlichen Methoden erforschen lasse. Er zeigte detailliert auf, dass dies nicht mit der einfachen Logik einer KI (Künstlichen Intelligenz) und eines Computers geschehen könne, da Bewusstsein prinzipiell nicht voll berechenbar sei. Darauf wurde im Kapitel 1.2 schon eingegangen.

Penrose wies auf nicht berechenbare Phänomene hin, wie sie in der Quantenphysik vorkommen, und stellte Verbindungen mit den modernen Neurowissenschaften her. Grundlegend sind für ihn Fröhlichs Theorien, gemäß dieser kann Quantenkohärenz in biologischen Systemen auftreten, wenn die Stoffwechselenergien genügend hoch und sie hinreichend von der Umgebung isoliert sind.

Fröhlich scheine zunächst angenommen zu haben, dass solche Quantenzustände im großen Maßstab mit hoher Wahrscheinlichkeit in Zellmembranen auftreten würden, aber nun böte sich eine weitere – und vielleicht plausiblere – Möglichkeit, dieses Verhalten eher in den Mikrotubuli zu vermuten.

Mikrotubuli sind Bestandteile des Zytoskeletts und bestehen aus kleinen Röhren, die nur reines Wasser enthalten. Sie können durch geringsten Energieaufwand in verschiedene Zustände versetzt werden.

Penrose bezog sich auf Vermutungen des amerikanischen Anästhesiologieprofessors Stuart Hameroff (*1947), der schon ab 1974 behauptete, dass, insbesondere bei Nervenzellen, in den Mikrotubuli relevante Informationen verarbeitet würden, die im großen Maßstab mit Quantenkohärenz zusammenhängen könnten. Während sich das Verhalten einer Nervenzelle klassisch »großenteils angemessen« beschreiben ließe, treffe das für das Zytoskelett wahrscheinlich nicht zu.

Ein besonders interessanter Aspekt in der Medizin ist der temporäre Bewusstseinsverlust bei einer Anästhesie, der durch unterschiedlichste chemische Mittel (Lachgas, Äther, Chloroform, Halothan, Isofluran etc.) oder bei einem Schlag verursacht wird. Hameroff und Penrose vermuteten, dass diese an den Mikrotubuli mittels physikalischer Kräfte (Van-der-Waals-Kräfte) zu Beeinträchtigungen von quantenkohärenten Zuständen führen könnten, die somit mit Bewusstsein zusammenhängen würden.[19] Als Militäranästhesist war ich stets fasziniert, sobald sich im Aufwachraum bei den Patienten plötzlich wieder Bewusstsein zeigte.

Der ungeklärte Prozess der Dekohärenz von Quantensystemen – wenn Möglichkeiten plötzlich zu klassischen Tatsachen werden und wann und unter welchen Umständen das geschieht – ist für Penrose ein Hinweis darauf, dass die momentanen physikalischen Gesetze noch unvollständig sind und erweitert werden müssten. Dazu schrieb er: »*Diese Überlegungen setzen jedoch mehr als nur Quantenkohärenz im großen Maßstab voraus. Sie fordern, dass unsere Gehirne als biologische Systeme es irgendwie geschafft haben, sich eine Physik zunutze zu machen, die menschliche Physiker heute noch nicht kennen! [...] Es ist modische Arroganz zu glauben, wir würden bereits alle physikalischen Grundgesetze für sämtliche Einzelheiten biologischer Vorgänge kennen.*«[20]

Das Buch wurde teilweise stark kritisiert. Als Antwort darauf schrieb er ein weiteres Buch; »Das Große, das Kleine und der menschliche Geist« (Penrose 1998), in dem er vieles zusammenfasste und präzisierte und auch drei hochkarätige Kritiker, den amerikanischen Mathematiker und Philosophen Abner Shimony (1928–2015), die amerikanische Wissenschaftsphilosophin Nancy Cartwright (*1944) und den britischen Physiker Stephen Hawking (1942–2018), zu Wort kommen ließ, auf deren Kommentare er wieder eine Replik gab. Solche Grundsatzdiskussionen finden in der Medizin leider kaum statt.

Erwähnenswert sind Penroses Folgerungen zu den bekannten Experimenten des amerikanischen Physiologen Benjamin Libet (1916–2007) zum freien Willen. Dabei wurde eine Versuchsperson gebeten, zu einem frei wählbaren Zeitpunkt einen Knopf zu drücken. Das Erstaunliche am Experiment war, dass, schon bis eine halbe Sekunde bevor man glaubt, mit seinem freien Willen den Finger zu krümmen, im Hirn Aktivitäten messbar sind. Das wird auf verschiedene Arten gedeutet:

Materialistische Interpretation: Dies ist der heutzutage am meisten verbreitete Erklärungsansatz. Das Experiment gilt als Beweis für Determinismus, da der freie Wille nur als Folge der schon vorher vorhandenen Hirnaktivitäten gedeutet wird und demnach nur eine Illusion sei. Schwierig für die Akzeptanz dieser deterministischen Deutung ist, dass dann folgerichtig seit dem Urknall diese Fingerbewegung vorbestimmt war!

Quantentheoretische Interpretation: Gemäß Roger Penrose stehe man vor einem Rätsel, da uns die gewohnte Logik oft in die Irre führe. Man müsse sich immer vor Augen halten, wie sich Quantensysteme verhielten. Es könne daher sein, dass sich bei diesen Zeitmessungen aufgrund nicht lokaler Quanteneffekte etwas Unerwartetes abspiele. Möglich, dass im Gehirn ein Quantenprozess ablaufe, der in der Zeit zurückgehe und somit scheinbar in die Vergangenheit wirke.[21]

Rupert Sheldrake wies auf noch weitere Interpretationen hin, wie die von Libet selbst. In der Zeit zwischen dem Bewusstwerden des Handlungsimpulses, also dass da irgendwelche Neuronen aktiv sind, und der tatsächlichen Bewegung, das sind ca. 200 Millisekunden, habe das Bewusstsein der Person Gelegenheit, die Entscheidung rückgängig zu machen. Das hänge mit einem »bewussten Mentalfeld« (Conscious Mental Field, CMF) zusammen, das zwar aus der Hirnaktivität hervorgehe, aber nicht physikalisch von ihr bestimmt werde. Dieses Feld könne auch zur Koordination verschiedener Nervenzellen beitragen. Libet nahm weiter an, dass das CMF die von den vielen neuronalen Einheiten generierten Erfahrungen vereinheitlichen würde. Es könne auch auf bestimmte neuronale Aktivitäten einwirken und die Basis des bewussten Wollens und Handelns bilden. Das CMF wäre ein neues »natürliches« Feld. Es wäre ein nicht physikalisches Feld in dem Sinne, dass es nicht mit physikalischen Mitteln beobachtet oder gemessen werden könne. Das gelte bekanntlich auch für bewusste subjektive Erfahrungen, zu denen nur das betreffende Individuum selbst Zugang habe.[22]

Sheldrake führt die Theorie von Libet noch einen Schritt weiter. Er nahm an, dass das Feld, wenn es rückwärts in der Zeit auf die Aktivität der Nervenzellen einwirken könne, Ursache oder Auslöser des Bereitschaftspotenzials, das seiner Bildung vorausgehe, wäre. Geistige Kausalität würde dann, wie wir es bei Whitehead gesehen haben, von der Zukunft aus in die Vergangenheit wirken, während physikalische Kausalität von der Vergangenheit in Richtung Zukunft wirke. Die materialistische Auslegung von Libets Befund geht davon aus, dass physikalische Kausalität nur in eine Richtung wirke, nämlich in Richtung Zukunft. Sollte geistige Kausalität jedoch in die Gegenrichtung wirken können, würde das bedeuten, dass die bewusste Entscheidung das Bereitschaftspotenzial rückwirkend auslösen könnte.[23] Tatsache ist, dass ein über 40-jähriges Experiment noch immer nicht final erklärt werden kann!

Doch zurück zu den Kritikern von Penrose. Mir scheinen in dem Zusammenhang die Argumente von Abner Shimony bedeutsam. Er pflichtete Penrose bei, dass das Wesen des Geistes mit wissenschaftlichen Methoden behandelt werden könne und dass dabei die Quantenmechanik von Bedeutung sei. Wenn es aber um die wirklichen Grundlagen des Geist-Körper-Problems gehe, um die Ontologie, dann genüge ihm das nicht: »*Aus Sicht des modernen Whiteheadianismus verfehlt es Rogers [Penrose] Theorie – aus Versehen oder absichtlich –, das Konzept der Geistigkeit als etwas ontologisch Fundamentales im Universum zu betrachten. Rogers Darstellung klingt verdächtig nach einer Quantenversion des Physikalismus. Die Ausprägung des Physikalismus betrachtet die mentalen Eigenschaften als strukturelle Eigenschaften des Gehirns oder als Ablaufpläne für die Durchführung von Berechnungen durch Nervenverbände. Roger bringt in das Vorhaben, Geistigkeit auf physikalischem Weg zu erklären, neue Komponenten ein – und zwar weiträumige Quantenkohärenz und eine mutmaßliche Modifikation der Quantendynamik, mit dem Ziel, die Reduktion von Superpositionen zu erklären. Aber mit dieser Sophisterei werden meine naiven und doch robusten Argumente gegen den Physikalismus nicht entkräftet. Die Erscheinungen unseres mentalen Lebens finden in einer physikalischen Ontologie keinen Platz, und eine physikalische Theorie bleibt, auch wenn sie von Quantengesetzen regiert wird, dennoch physikalisch. Whiteheads Philosophie des Organismus dagegen ist von Grund auf nicht physikalisch, da sie den elementarsten Entitäten im Universum mentalistische Eigenschaften zuschreibt und auf diese Weise vermutlich ihre physikalische Beschreibung bereichert. Die moderne Version des Whiteheadianismus, die ich versuchsweise vorgeschlagen habe, benutzt die Quantentheorie nicht als Surrogat für den fundamentalen, ontologischen Status der Geistigkeit, sondern als ein intellektuelles Hilfsmittel, um den immensen Umfang an Manifestationen von Geistigkeit in der Welt, von vollständiger Unterdrückung intrinsischer Geistigkeit bis hin zu höchster Überhöhung, zu erklären.*«[24]

Das ist die Grundlage der metaphysischen Theorie des Panpsychismus, dem zufolge alle existierenden Objekte geistige Eigenschaften besitzen.

Penrose entgegnete, dass ihn Shimonys »moderner« Whiteheadianismus sehr beeindruckt habe und dass das, was er schon lange im Hinterkopf hatte, dem, was Shimony so eloquent darlegte, sehr nahekomme. Whitehead habe er nicht erwähnt, weil er ihn einfach zu wenig kenne. Er betont aber noch einmal, dass ohne lang reichweitige Verschränkung mit einer hoch organisierten Struktur, die ideal an eine Art von »Fähigkeit zur Informationsverarbeitung« – wie sie sich im Gehirn findet – angepasst ist, keine Geistigkeit entstehen könne. Nur weil seine eigenen Ideen noch unausgegoren gewesen wären, habe er es nicht gewagt, klarere Aussagen zu dieser Materie zu machen. Er sei Shimony überaus dankbar für seine klärenden Kommentare.[25]

Ich habe diese Thematik hier so ausführlich dargelegt, weil ich bei meinen kinesiologischen Testungen in der Praxis immer wieder auf unerklärbare Begebenheiten stoße. Es kann beispielsweise sein, dass ich vergesse, etwas aufzulegen, und dennoch vernünftige Resultate bekomme, die sich beim Nachtesten bestätigen, oder dass ich plötzlich einen Zusammenhang erkenne, der sich dann bei Wiederholungen entweder immer mehr verstärkt (Rückkopplung) oder verschwindet. Von anderen Therapeuten weiß ich, dass diese ähnliche Erfahrungen gemacht haben.

Roger Penrose erlebte ich live, als er am 4. April 2012 an der ETH Zürich mit der Richard-Ernst-Medaille geehrt wurde und seine Quantentheorie zum Bewusstsein vortrug. Mir scheint es aufgrund seiner Verdienste inkonsequent, dass seine Theorie im medizinischen Diskurs nicht mehr Beachtung findet.

4.7 Ulrich Warnke – Brückenbauer für Mediziner

Ulrich Warnke (*1945) von der Universität des Saarlandes studierte Biologie, Physik, Geografie sowie Pädagogik. Sein Verdienst besteht darin, dass er uns Mediziner:innen mit Kursen und Vorträgen während der letzten Jahrzehnte die geschilderten komplexen Zusammenhänge verständlich machte. So zeigte er, dass ausgehend von der De-Broglie-Wellenlänge, gemäß der jedem Teilchen eine Schwingungsfrequenz und damit eine Materiewellenlänge zugeordnet wird, auch der Mensch als Schwingungssystem betrachtet werden kann.

Atome schwingen bei Körpertemperatur mit ca. 10^{15} Hz, der Kern der Atome bringt es auf 10^{22} Hz, Moleküle haben ihre Hauptfrequenz in der Nähe von ca. 10^9 Hz und Zellen bei ca. 10^3 Hz. Der Mensch als Ganzes scheint mit einer Frequenz von 7–10 Hz zu oszillieren.

Warnke kam auf anderem Weg zum Schluss, dass unser Körper aus einem schnell pulsierenden Netz von Energiefeldern aufgebaut ist. Das Netz bestehe aus Interferenzmustern von Wellen, die das – im Vergleich zu den Atomkernen – extrem ausgedehnte Vakuum unseres Körpers füllten. Das, was wir »Materie im Körper« nennen würden, seien Manifestationen von kurzzeitig aufeinander einwirkenden Feldern. Die Teilchen-Bausteine der Materie seien deshalb so klein, weil Felder sehr eng begrenzt in winzigen Bereichen aufeinander einwirken würden.[26]

4.8 Gregory S. Engel – Photosynthese als Quantenphänomen

Es ist ungemein schwierig, die vermuteten Quantenprozesse innerhalb eines Lebewesens von außen zu messen. Dies gelang vermutlich das erste Mal der Gruppe um den amerikanischen Chemiker Gregory S. Engel (*1977). Unter dem Titel »Evidence for wavelike energy transfer through quantum coherence in photosynthetic systems« beschrieb er 2007 in »Nature« seine Beobachtungen, wonach die hohe Wirksamkeit von einer der wichtigsten biologischen Reaktionen, der Photosynthese, nur mit Quantenphysik verstanden werden könne. Seine Messungen von der Energieübertragung zeigten Interferenzmuster, die man vom Doppelspaltexperiment kennt.[27]

Ich stelle mir das Ganze sehr vereinfacht so vor: Sie müssen in einem riesigen Gebäudekomplex durch irgendeine offene Tür oder ein Fenster und verschiedene Gänge zum Reaktionszentrum in der Mitte kommen. Wenn Sie »klassisch« vorgehen, müssen Sie jeden Weg nacheinander ausprobieren, um irgendwo eine offene Türe zu finden, was ziemlich zeitintensiv ist. Wenn Sie jedoch ein im Raum ausgedehntes, schwingendes Quantenteilchen sind, können Sie alle Wege gleichzeitig ausprobieren und sind viel effizienter. So ergeht es einem Photon, das im riesigen Photosynthesemolekül ins Reaktionszentrum gelangen muss.

4.9 Jim Al-Khalili & Johnjoe McFadden, Fritz-Albert Popp – weitere Quanteneffekte bei Lebewesen

Im sehr lesenswerten Buch »Der Quantenbeat des Lebens« fassten der Physiker Jim Al-Khalili und der Molekulargenetiker Johnjoe McFadden 2015 aktuelle Erkenntnisse aus der Biologie zusammen, die vermutlich nur mit der Quantentheorie erklärt werden können. Sie legen den Fokus auf lokale, molekulare Quanteneffekte, die mit dem klassischen Wissenschaftsverständnis nicht vollständig beschrieben werden können. Das seien nebst der erwähnten Photosynthese:

Die Geruchswahrnehmung. Man könne mit dem klassischen Modell nicht erklären, warum einzelne Duftmoleküle zufällig genau auf den richtigen Rezeptor treffen und warum zu jedem Duftstoff noch ein genau passender Rezeptor existiere. Ein außergewöhnliches Experiment sei dem italienischen Biophysiker Luca Turin (*1953) gelungen. Schwefel-Wasserstoff-Verbindungen [wie sie bei Wurzelbehandlungen vorkommen] würden stark nach faulen Eiern riechen. Gemäß Quantentheorie würden sie mit 76 THz schwingen. Seine Vermutung war nun, dass andere Stoffe mit der gleichen Frequenz und unabhängig von ihrer chemischen Struktur ebenfalls nach faulen Eiern riechen würden, falls der Wirkmechanismus an den Geruchsrezeptoren auf quantenphysikalischer Basis funktioniere. Er habe in der Literatur eine Bor-Wasserstoff-Verbindung, die mit ca. 78 THz schwingt, gefunden; $B_{10}H_{14}$. Und die rieche, ohne Schwefel, tatsächlich wie faule Eier. Die Reizübertragung am Rezeptor müsse daher höchstwahrscheinlich über Resonanzschwingungen stattfinden, nicht (nur) über das klassische Schlüssel-Schloss-Prinzip. Es sei vermutlich das erste Mal in der Geschichte gewesen, dass eine Geruchsempfindung theoretisch vorausgesagt werden konnte. Etwas, das die Parfumindustrie seit Jahrhunderten erfolglos versuche![28]

Der Orientierungssinn bei Zugvögeln. 2000 veröffentlichte der deutsche Biophysiker Thorsten Ritz, inzwischen seit 2003 Professor an der University of California, eine Arbeit, in der er ein Molekül im Vogelauge, Cryptochrom, das im Zusammenspiel mit Licht freie Radikale bilden kann, für den erstaunlichen Orientierungssinn der Vögel verantwortlich machte. Vereinfacht kann man sich diesen komplexen Vorgang so vorstellen, dass in diesem Molekül zwei Elektronen quantenverschränkt vorkommen können. Wenn nun ein (einzelnes) Photon kommt, trennen sie sich und sind für das Erdmagnetfeld empfänglich. Zusätzlich reagieren sie auf die Inklination, den Winkel der Feldlinien in Relation zur Erdoberfläche.[29] Neuere Überlegungen von Forschern des Max-Planck-Instituts für Physik zeigen auch Möglichkeiten auf, wie diese Quantenzustände genügend lang von der Umgebung isoliert werden können.[30]

Quanteninformation. Stellen Sie sich vor, was ein Organismus alles leisten muss. Wir verlieren pro Sekunde ca. 50 Millionen Zellen, die der Organismus dauernd an der richtigen Stelle ersetzen muss. Jede Zelle führt rund 100 000 chemische Reaktionen pro Sekunde aus, was Photonen mit der richtigen Frequenz am richtigen Ort zur richtigen Zeit erfordert. Gleichzeitig kommunizieren wir in vielfältiger Weise mit unserer Umgebung und verarbeiten so Informationen in Sekundenbruchteilen physisch und psychisch. Das erfordert ein höchst leistungsfähiges Informationssystem, dessen Effektivität mit trägen Nervenimpulsen und Botenstoffen nicht erklärt werden kann. In Kapitel 3 wurde auf die Möglichkeit von elektromagnetischen Wellen als Informationsträger hingewiesen.

In der modernen Informationstechnologie wird versucht, mithilfe von Quanteneffekten mehr Information auf einen Datenträger zu laden. Gemäß des Schweizers Nicolas Gisin (*1952), ehem. Physikprofessor an der Universität Genf, sollen in Glasfaserkabeln möglichst einzelne Photonen nacheinander durchgeschickt werden, sodass ihre quantentheoretischen Überlagerungszustände optimal genutzt werden können. Anstelle einer reinen Ja/Nein-Antwort könnte dann mit Qubits, anstelle von Bits, viel mehr Informationen übermittelt werden. Zudem soll dieser Mechanismus Quantenkryptografie, eine abhörsichere Kommunikationsmethode, ermöglichen.[31] Dass sich Organismen solche Möglichkeiten zunutze machen, vermutete Fritz-Albert Popp schon vor Jahren. Es gelang ihm mit seinem Team, ähnliche Eigenschaften wie bei Qubits auch bei Biophotonen nachzuweisen, was sie unter dem Titel »Evidence of non-classical (squeezed) light in biological systems« 2002 veröffentlichten. Bestrahlte man Zellen mit Licht, zeigten die Messungen der abgestrahlten Photonen zuerst ein kohärentes Verhalten, das bei abnehmenden Werten jedoch zunehmend in ein Quantenverhalten überging, wie es sich Gisin für einzelne Photonen in Glasfaserkabeln wünscht. Dieses als »squeezed« oder »gequetscht« bezeichnete Licht zeigt verblüffende Eigenschaften.

Gemäß Popp gibt es beim gequetschten Zustand eine Ortsunschärfe, wo das Photon vorkommen könnte. Diese Unschärfe könne im gequetschten Zustand beliebig klein werden, sodass einzelne Atome, ja sogar subatomare Bestandteile einer Zelle oder der DNA, zielsicher angesteuert und identifiziert werden können. Das würde die Perfektion biologischer Steuerung in der räumlichen Koordination chemischer Reaktionen erklären. Als Konsequenz müsste man akzeptieren, dass es dazu ein extrem breites Spektrum von Wellen bräuchte, um mit Überlagerungen und Interferenzen das extrem hohe Auflösungsvermögen zu erreichen. Das bezeichnete Popp als »Zunahme der Impulsunschärfe«. Verkleinert man hingegen diese Impulsunschärfe gegen null, bedeutet das, dass man letztlich nur noch eine ganz monochromatische Lichtwelle hat, deren Ortsunschärfe beliebig groß werden kann. Nur so gelinge es in realistischer Weise und ohne Rückgriffe auf mystische Phänomene, biologische Systeme über immer größere Bereiche zu regulieren und zu organisieren. Gequetschtes Licht könne daher die einzige realistische Basis ganzheitlicher Steuerung biologischer Systeme sein.[32]

Der Vollständigkeit halber soll auf drei weitere Beispiele von möglichen biologischen Quanteneffekten hingewiesen werden. Das eine ist der hohe Wirkungsgrad der Kollagenase, des Enzyms, das gewisse stabile Eiweißverbindungen abbauen kann. Addiert man alle seine bekannten Eigenschaften, kann man nie den beobachteten hohen Wirkungsgrad erklären.[33] Das erinnert an die Photosynthese. Das zweite Beispiel sind die molekularen Prozesse beim Depolarisieren von Nervenzellen. Genaue Analysen würden zeigen, dass durch die bekannten Natrium-Kalium-Kanäle gemäß klassischem Verständnis nie genug Ionen hindurchschlüpfen könnten, um die beobachtete schnelle Spannungsänderung zu erklären. Das könne nur sein, wenn sich die Ionen wie delokalisierte Quantenteilchen verhielten, was wiederum völlig neue Möglichkeiten eröffnen würde, Hirnprozesse zu beeinflussen.[34] Das dritte Beispiel zeigt Möglichkeiten für Genmutationen auf. Die Basenpaare in den beiden Strängen der DNA sind über Wasserstoffbrücken miteinander verbunden. Dabei können die beteiligten Protonen aufgrund ihrer Quanten-Welleneigenschaften manchmal zum anderen Molekül wandern, was man als »tautomere Form« bezeichnet. Werden die DNA-Stränge genau in einem solchen Moment getrennt, wird sich dort eine andere Base anlagern, was als Mutation gilt.[35]

4.10 Peter Gariaev – Quanten-Hologramm

Die Forschung zu Quanteneigenschaften der DNA des russischen Arztes und Wissenschaftlers Dr. Peter Gariaev (1942–2020) ist bei uns kaum bekannt. Ich wurde erst durch das Buch von Gunter M. Rothe auf ihn aufmerksam. Im Kapitel »Second type genes« beschrieb Gariaev die Möglichkeit, dass die DNA nicht nur Proteine herstellen könne, sondern auch einen Plan beinhalte, wie sich diese anordnen sollten. In den 1990er-Jahren hätten russische Forscher entdeckt, dass mit einem schwachen Laser bestrahlte DNA diese Strahlung in hoch geordnete elektromagnetische und akustische Wellen umwandeln könne. Das Erstaunliche daran sei, dass auch nach dem Entfernen der DNA und nach dem Abstellen des Lasers elektromagnetische Felder hätten nachgewiesen werden können. Dies wurde als DNA-Phantom-Effekt bezeichnet. Solche Effekte hätte man bis zu einem Monat später noch nachweisen können. [→ Abbildung 21]

Die Abstrahlung scheine eine spezifische Eigenschaft der DNA zu sein, da mit keiner anderen Substanz ähnliche Effekte erzielt werden konnten. In weiteren Versuchen habe Gariaev die Vermutung überprüft, dass Laser Information übertragen können.

Gariaev habe Ratten eine tödliche Dosis des Pankreasgiftes Alloxan (200 mg/kg Körpergewicht) gespritzt, sodass kein Insulin mehr produziert werden konnte, was zu hohen Blutzuckerwerten und zum Tod der Tiere führte. Tiere, die wie folgt therapiert wurden, überlebten und ihre Glukosewerte konnten praktisch normalisiert werden. Die Therapie habe aus einer speziellen Lasertherapie im Niedrigdosisbereich bestanden. Dabei sei in den Laserstrahl, der ja an sich schon ein Quantenphänomen ist, Information von jungen, gesunden Milz- und Pankreaszellen gegeben worden, oder anders ausgedrückt, der Laser sei als Trägermedium gebraucht worden, um Information von gesundem Pankreas zu den vergifteten Zellen zu transportieren.[36]

2019 erschien unter dem Titel »Quantum Consciousness of the Linguistic Wave Genome. Theory and Practice« eine engli-

ABBILDUNG 21: Gemessene Photonenabstrahlung, von oben nach unten: 1. Gemessene Ausgangswerte der Messkammer ohne Probe, die dem Hintergrundrauschen entspricht. 2. Oszillierende, abklingende Photonenabstrahlung, wenn DNA in die Messkammer gegeben wird und mit einem Laser bestrahlt wird.

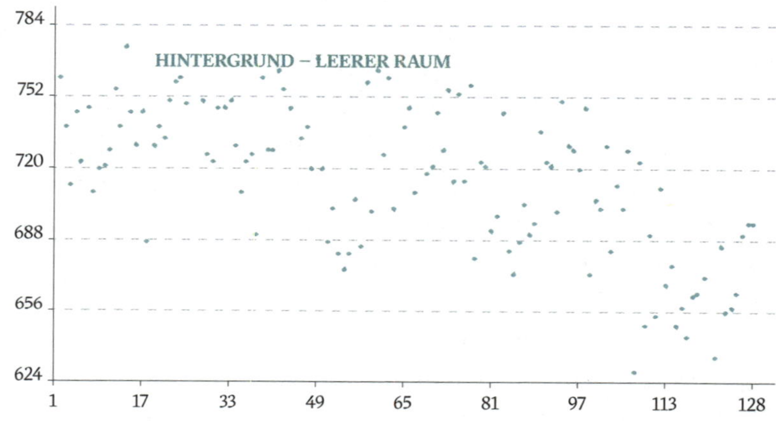

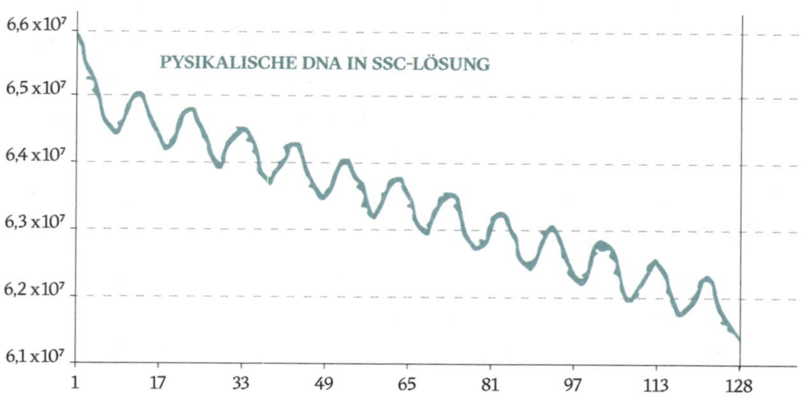

3. und 4. Gemessene Photonen nach Entfernung der DNA, wenn man eigentlich erwartet, nichts mehr zu messen.

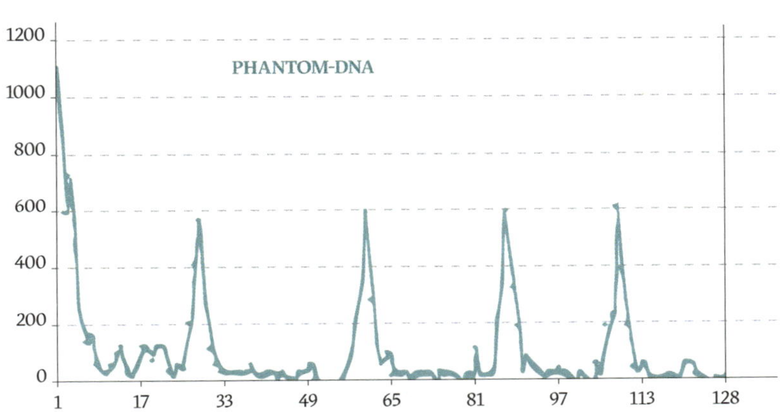

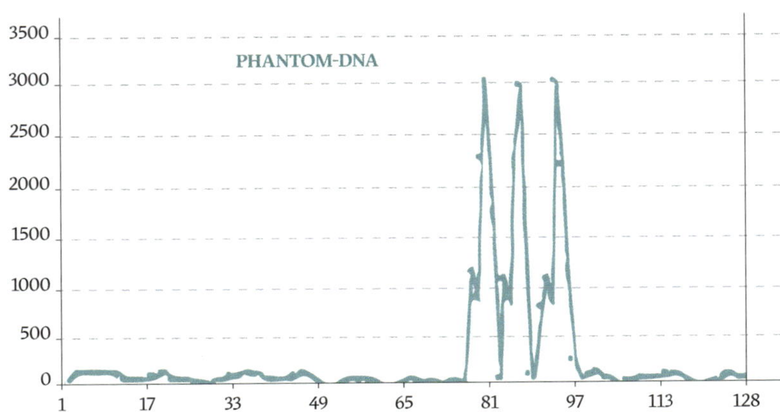

sche Übersetzung der dritten Monografie Gariaevs von 2009.[37] Darin beschrieb er die erwähnten Versuche im Detail. Außerdem wurde gezeigt, dass man bei der Codierung der Gene ähnliche Gesetzmäßigkeiten finden kann wie bei der Sprache. Das wurde als »The Genetic Code as Language« schon mit Fröhlichs Theorien in Zusammenhang gebracht.[38]

Gariaev sah drei mögliche Erklärungen:

- Gesunde Pankreas-DNA enthält Information, die auf die Stammzellen der kranken Tiere übertragen werden kann und so spezifisch ist, dass Regenerationsprozesse aktiviert werden können.
- Es wurde ein noch vorhandenes Insulindepot aktiviert und freigesetzt.
- Eine Kombination dieser beiden Prozesse.

In weiteren Versuchen konnte er zeigen, dass auch das vorherige Bestrahlen der Versuchstiere einen positiven Effekt auf ihre Reaktion auf das Pankreasgift hatte. Das erlaubte zum ersten Mal, ein Modell eines Quantenbiocomputers zu entwerfen, der eine Art Bio-Hologramm produziert. Das ermöglicht:

- Aufnahme und Lesenkönnen von den Informationswellen, die die DNA erzeugt und Aktivieren von Programmen bei den Empfänger-Strukturen.
- Weiterleiten von polarisiert-holografischen und modulierten Informationen von Sendern zu den Empfängern, dank spezieller »Quasi-Linsen«.
- Adressiertes Einspeisen dieser Information in das Biosystem des Empfängers.
- Strategisches Management des Empfänger-Stoffwechsels.[39]

Interessant sind seine Hinweise, dass hier auch das Phänomen der Quantenteleportation (EPR-Paradoxon) eine Rolle spielen könnte. Verschränkte Photonen könnten bei Bestrahlung von Kristallen entstehen und so Information delokal auf unbestimmte Distanz verbreiten.[40] In einem neuen Experiment gelang es, mithilfe der Wellengenetik bei einem Hund einen Zahn zu regenerieren. Auch da wurden Stammzellen mit Information von einem gesunden Zahn und zusätzlichem Laserlicht behandelt.[41]

4.11 Mikro-Aku-Punkt-Systeme und Laser

In der Akupunktur sind verschiedene Mikro-Aku-Punkt-Systeme (MAPS) bekannt, die an unterschiedlichen Körperstellen eine Abbildung des Menschen zeigen. Auch das deutet auf die Existenz eines Körper-Hologramms hin. Dabei werden bei einem Problem Punkte schmerzhaft oder »aktiv«, wenn an der entsprechenden Stelle am Körper eine Pathologie auftritt. Eine gute Zusammenfassung über die Vielzahl dieser MAPS findet sich beim deutschen Zahnarzt Dr. Jochen Gleditsch (1928–2023), dem Begründer der Mundakupunktur.

Traditionelle MAPS:

- Zungen-Somatotopie
- Shu-Punkt-Dorsallinie
- Bauchdeckenzone

Alte MAPS, neu aufgegriffen:

- chinesische Schädelakupunktur
- chinesische Handakupunktur
- MAPS der äußeren Nase
- Iris-Diagnostik
- Fußreflexzonen
- Koryo Hand Therapy
- nasolabiale MAPS
- Su-Jok

Im Westen entdeckte MAPS:

- 1893 Reflexzonen der inneren Nase
- ab 1950 Ohrakupunktur (Nogier) [→ Abbildung 22]
- ab 1960 zervikale Druckpunkte (Adler)
- ab 1970 Zahn-Kiefer-Wechselbeziehung (Voll/Kramer)
- Handlinie I, Daumen-Lymphlinie (Voll)
- ab 1975 neue Schädelakupunktur (Yamamoto)
- Mundakupunktur (Gleditsch)
- Lymph-Belt (Gleditsch/Mandel)
- ab 1980 periaurikuläre Akupunktur (Bentze)
- neue punktuelle Schmerz- und Organtherapie (Siener)
- ab 1985 Handlinie II (Zhang)
- vaginale Akupunktur (Buchheit)
- ab 1990 Handlinie V (Gleditsch)
- ab 1999 Mastoid-MAPS (Cayenitte-Rückner)[42]

Es ist faszinierend zu beobachten, dass, wenn man beispielsweise die Ohrpunkte behandelt, diejenigen an den Füßen schwächer werden. Auch das kann nur mit einem Körper-Hologramm einigermaßen erklärt werden.

Lasertherapie

Die ersten Anleitungen zur individuellen Lasertherapie bekam ich etwa 1989 in Kursen zur kontrollierten Akupunktur bzw. Aurikulotherapie vom deutschen Akupunkturarzt Frank R. Bahr (*1944), der wegen seiner Verdienste zur Akupunktur heute Ehrenpräsident der Deutschen Akademie für Akupunktur ist.

Als Assistent an der chirurgischen Poliklinik konnte ich 1990 ein kleines Experiment durchführen, bei dem die von Nogier und Bahr entdeckten Frequenzen bei chirurgischen Weisheitszahnextraktionen verwendet wurden. Das führte zu weniger Schmerzmitteleinnahme und weniger Nachkontrollen. Wir sprechen hier nicht von Lasern, die Hitze erzeugen und die in der Chirurgie zum Schneiden gebraucht werden, sondern von Low-Level-Lasern bzw. Softlasern, deren Energieabgabe so gering ist (Milliwatt), dass es zu fast keiner Gefäßerwärmung kommt. Entscheidend ist dabei, dass die geringe Energie gepulst, also mit einer bestimmten Frequenz, abgegeben wird. Wenn man sich die besprochenen Feldtheorien zum Organismus vor Augen führt, kann man sich Resonanzwirkungen mit den verschiedensten Teilsystemen durch diese Impulse gut vorstellen. Im Buch »Innovative Lasermedizin und Laserakupunktur. Allergie bis Zahnschmerz – meine Therapieempfehlungen aus 50 Jahren Praxis« stellt Bahr 185 Frequenzen vor, die alle mittels bioenergetischer Testungen gefunden wurden und die Resonanzen zu Krankheiten wie Allergien, MS, Parkinson, zu Körperteilen wie Brustwirbel, Prostata, Ellbogen, Zähne und zu Meridiansystemen aufweisen.[43] Bei allen Substanzen können diese Frequenzen mit ihren quantenmechanischen Welleneigenschaften zusammenhängen. Das Fazit von Bahr zur noch jungen Lasertherapie in der Akupunktur lautet:

- keine Hautverletzung, schmerzfrei und sicher aseptisch
- auch bei sensiblen Patient:innen und Kindern anwendbar; keine Angst der Patient:innen vor den Nadelstichen
- Ausweitung der reinen Akupunkturindikationen durch segmentale und lokale Laserreiztherapie und neuerdings auch mögliche Anregung von Stammzellen
- Behandlungsräume werden nur kurz in Anspruch genommen
- gute therapeutische Wirksamkeit[44]

Die Entwicklung in den letzten Jahren war beeindruckend, auch aufgrund einer neuen Lasergeneration, die zwar eine höhere Leistung aufweist (90 Watt) und damit durch den Knochen hindurch beispielsweise Zahnstörfelder beeinflussen kann, dafür aber nur mit ultrakurzen Impulsen von 200 Nanosekunden arbeitet, damit keine übermäßige Erwärmung auftritt. Ich konnte mich am »World Acupuncture Forum« im März 2023 in Davos mehrmals selber von der Wirksamkeit überzeugen und bin immer wieder überrascht von den neuen technischen Möglichkeiten.

ABBILDUNG 22: Beispiel eines MAPS: Die neue Ohrakupunktur-Karte mit internationalen Koordinaten von Prof. mult.h.c./China Dr. Frank Bahr von 2018. Sie zeigt neben somatischen Punkten (braun/grau) Punkte des Nervensystems (violett), psychische Punkte (grün) sowie Spezialpunkte. Dem französischen Arzt Paul Nogier (1908–1996) fiel auf, dass viele seiner Patient:innen seltsame Kauterisationsnarben in der Ohrmuschel hatten. *»Die Patienten gaben an, mit diesem Verfahren von einer Ischialgie geheilt worden zu sein. Diese gleichlautenden Aussagen brachten meine Skepsis zum Wanken, und ich versuchte selbst, in ähnlichen Fällen, im oberen Anteil der Anthelix, diese, wie es schien, so wirksame Kauterisation durchzuführen. Ich war sehr überrascht, als ich fast sofort ein Nachlassen der Schmerzen beobachtete, und ich versuchte andere Stimulationen an anderen Ohrpunkten [...], denn ich hatte das Gefühl, die Ohrmuschel könnte mit anderen Körperzonen in Verbindung stehen.«* Vorwiegend private Forschungen seit 1951 zeigten, dass es am Ohr nicht nur ein Abbild der somatischen, sondern auch psychischer Erkrankungen gibt. Dabei werden die entsprechenden Regionen druckdolent, und es gibt einen elektrischen Spannungsunterschied zur Umgebung. Die Ohrsomatotopie kann man sich vereinfacht als einen auf dem Kopf stehenden Körper in Embryonalstellung denken. Nogier schrieb weiter: *»Die Aurikulotherapie ist der Eingriff an der Ohrmuschel zu therapeutischen Zwecken. [...] Die Ohrmuschel ist also zur gleichen Zeit ein Armaturenbrett, das man beobachtet, und ein Steuerpult, über das man die Krankheit beeinflussen kann.«* Zur Geschichte fügte er an, dass schon die alten Ägypter Schmerzen durch Stimulation bestimmter Punkte am Ohr gelindert hätten und Hippokrates habe Impotenz mit kleinen Aderlässen am Ohr therapiert. Weitere Berichte von europäischen Ärzten zu dem Thema gebe es seit dem 17. Jahrhundert.[45] Neben der Kauterisation kann man die Punkte mit Strom, mit Magneten, durch Massage (Akupressur), durch Nadeln (Ohrakupunktur) und Laser mit spezifischen Frequenzen beeinflussen. 1990 erfolgte die erste internationale Nomenklatur durch die WHO.[46] Es können auch Störfelder dank des Resonanzphänomens diagnostiziert werden, das zu einer Pulsreaktion führt.

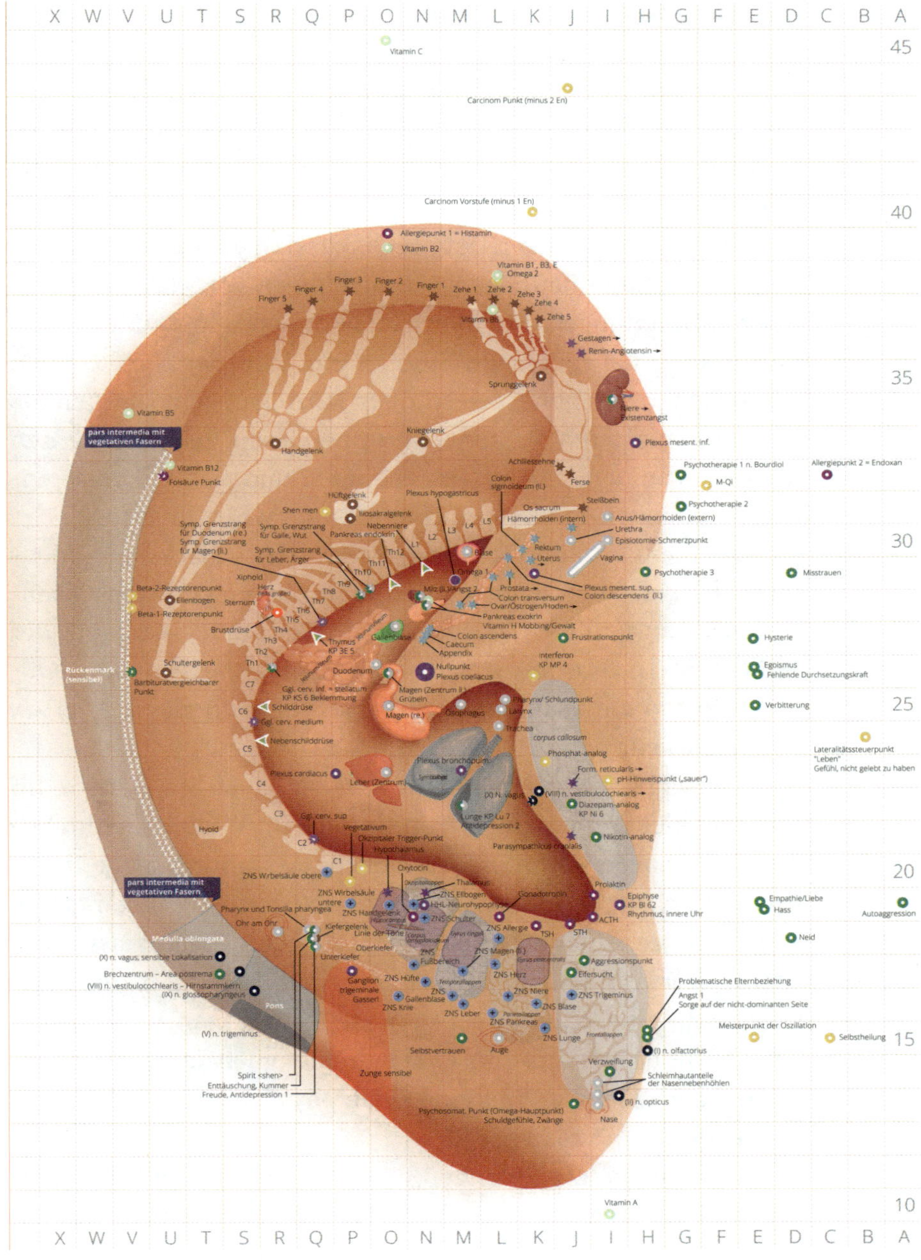

X W V U T S R Q P O N M L K J I H G F E D C B A
45
40
35
30
25
20
15
10
Vitamin C
Carcinom Punkt (minus 2 En)
Carcinom Vorstufe (minus 1 En)
Allergiepunkt 1 = Histamin
Vitamin B2
Vitamin B1, B3, E
Omega 2
Finger 5
Finger 4
Finger 3
Finger 2
Finger 1
Zehe 1
Zehe 2
Zehe 3
Zehe 4
Zehe 5
Gestagen
Renin-Angiotensin
Sprunggelenk
Niere
Existenzangst
Vitamin B5
pars intermedia mit vegetativen Fasern
Handgelenk
Kniegelenk
Plexus mesent. inf.
Achillessehne
Ferse
Psychotherapie 1 n. Bourdiol
Allergiepunkt 2 = Endoxan
M-Qi
Vitamin B12
Folsäure Punkt
Colon sigmoideum (li.)
Hüftgelenk
Plexus hypogastricus
Iliosakralgelenk
Os sacrum
Fersenbein
Psychotherapie 2
Shen men
Anus/Hämorrhoiden (extern)
Hämorrhoiden (intern)
Symp. Grenzstrang für Duodenum (re.)
Symp. Grenzstrang für Magen (li.)
Symp. Grenzstrang für Galle, Wut
Nebenniere
Pankreas endokrin
Urethra
Episiotomie-Schmerzpunkt
Symp. Grenzstrang für Leber, Ärger
Rektum
Uterus
Vagina
Blase
Omega 1
Psychotherapie 3
Misstrauen
Xiphoid
Beta-2-Rezeptorenpunkt
Ellenbogen
Sternum
Beta-1-Rezeptorenpunkt
Herz
Prostata
Plexus mesent. sup.
Colon descendens (li.)
Milz (li.)
Angst 2
Colon transversum
Ovar/Östrogen/Hoden
Pankreas exokrin
Vitamin H Mobbing/Gewalt
Brustdrüse
Thymus
KP 3E 5
Gallenblase
Colon ascendens
Caecum
Appendix
Frustrationspunkt
Hysterie
Interferon
KP MP 4
Schultergelenk
Rückenmark (sensibel)
Barbituratvergleichbarer Punkt
Duodenum
Nullpunkt
Plexus coeliacus
Egoismus
Fehlende Durchsetzungskraft
Ggl. cerv. inf. = stellatum
KP KS 6 Beklemmung
Magen (Zentrum)
Grübeln
Pharynx/ Schlundpunkt
Larynx
Verbitterung
Schilddrüse
Ösophagus
Magen (re.)
Ggl. cerv. medium
Trachea
corpus callosum
Nebenschilddrüse
Lateralitätssteuerpunkt "Leben"
Gefühl, nicht gelebt zu haben
Phosphat-analog
Plexus bronchopulm.
Plexus cardiacus
Leber (Zentrum)
Form. reticularis
pH-Hinweispunkt („sauer")
(X) N. vagus
(VIII) n. vestibulocochlearis
Diazepam-analog
KP Ni 6
Ggl. cerv. sup.
Lunge KP Lu 7
Antidepression 2
Hyoid
Vegetativum
Okzipitaler Trigger-Punkt
Hypothalamus
Nikotin-analog
Parasympathicus cranialis
ZNS Wirbelsäule obere
Oxytocin
pars intermedia mit vegetativen Fasern
Thalamus
ZNS Ellbogen
Gonadotropin
Prolaktin
ZNS Wirbelsäule untere
HHL-Neurohypophyse
Epiphyse
KP Bl 62
Rhythmus, innere Uhr
Empathie/Liebe
Hass
Autoaggression
Pharynx und Tonsilla pharyngea
ZNS Handgelenk
ZNS Schulter
ACTH
Ohr am Ohr
Kiefergelenk
Linie der Töne
ZNS Allergie
TSH
STH
Medulla oblongata
Neid
Oberkiefer
(X) n. vagus, sensible Lokalisation
Unterkiefer
ZNS Magen (li.)
Aggressionspunkt
ZNS Fußbereich
Brechzentrum – Area postrema
ZNS Herz
Eifersucht
(VIII) n. vestibulocochlearis – Hirnstammkern
(IX) n. glossopharyngeus
Ganglion trigeminale Gasseri
ZNS Hüfte
ZNS Gallenblase
ZNS Niere
ZNS Trigeminus
Problematische Elternbeziehung
Pons
ZNS Knie
ZNS Leber
ZNS Pankreas
ZNS Blase
Angst 1
Sorge auf der nicht-dominanten Seite
Meisterpunkt der Oszillation
(V) n. trigeminus
ZNS Lunge
Selbstheilung
Selbstvertrauen
Auge
(I) n. olfactorius
Verzweiflung
Spirit <shen>
Zunge sensibel
Schleimhautanteile der Nasennebenhöhlen
Enttäuschung, Kummer
Freude, Antidepression 1
(II) n. opticus
Psychosomat. Punkt (Omega-Hauptpunkt)
Schuldgefühle, Zwänge
Nase
Vitamin A

4.12 Folgen für die Praxis – Beispiel Elektrosmog

Die möglichen Folgen für die Praxis scheinen mir äußerst wichtig: Wenn es Quanten- und Chaoseffekte im Organismus gibt, so sind noch ganz andere Beeinflussungen und Folgen von externen Reizen denkbar.

Ein aktuelles Beispiel ist die Diskussion über die möglichen negativen gesundheitlichen Auswirkungen von elektromagnetischen Strahlungen. Bei Menschen können rein praktisch keine wirklich befriedigende Studien zur Unbedenklichkeit von elektromagnetischen Feldern über Jahre gemacht werden, da keine unbelasteten Vergleichsgruppen mehr gebildet werden können. Von den Hunderten bekannten und sich teilweise widersprechenden Studien möchte ich auf zwei hinweisen.

In einem großen Freifluggehege an der Universität Oldenburg (D) konnte gezeigt werden, dass Zugvögel ihren Orientierungssinn verlieren, wenn eine aktive Handyantenne in der Nähe steht. In »Nature« stand: *»Here we show that migratory birds are unable to use their magnetic compass in the presence of urban electromagnetic noise.«*[47]

Die Vögel zeigten das natürliche Verhalten im Gehege. Im Sommer hielten sie sich eher im Norden, im Winter eher im Süden des Geheges auf. Als eine übliche Mobilfunkanlage daneben angeschaltet wurde, zeigte sich, statistisch signifikant, eine gleichmäßige Aufenthaltswahrscheinlichkeit. Nach klassischer chemischer Auffassung ist das unmöglich, weil die Anregungsenergie für eine Reaktion zu klein ist. Nimmt man aber an, dass der Orientierungssinn ein Quantenphänomen ist, erklärt das, warum auch kleinere Energien einen physikalischen Effekt auslösen können. [→ S. 198]

Man kann jetzt einwenden, dass so ein Effekt nur bei Zugvögeln auftritt. Eine neue Arbeit von koreanischen Forscher:innen zeigt hingegen, dass auch wir noch einen schwachen Magnet-Orientierungssinn haben, den die Forscher:innen mit Quantenmechanik erklären. Die Studie mit dem Titel »Human magnetic sense is mediated by a light and magnetic field resonance-dependent mechanism« zeigt überraschend, dass der Orientierungssinn von Menschen auf einem rotierenden Stuhl abhängig ist von den herrschenden elektromagnetischen Schwingungen, vor allem vom Blaulicht in den Augen und vom Hungerzustand der Versuchsperson.[48]

Eine Beweisführung durch direkte Messung von Quanteneffekten bei komplexen Belastungen ist bis heute unmöglich. Sie kann eigentlich nur in einer Beobachtungsstudie durch Intervention, durch Entfernen des Stressors, geschehen. Bezüglich Elektrosmog kenne ich nur eine solche Beobachtungsstudie aus Japan. Dort musste aus juristischen Gründen 2009 eine Mobilfunkstation abgebaut werden, was wissenschaftlich begleitet wurde. Die Anwohner zeigten nach dem Abschalten der 800 MHz und 2 GHz weniger pathologische Symptome. Waren es vorher durchschnittlich 4,57 Symptome von 32 pro Person, wie übermäßige Müdigkeit, Augenprobleme, Schlafprobleme, Kopfschmerzen etc., verringerte sich deren Zahl nach der Abschaltung auf 1,24 pro Person.[49]

Das Beispiel zeigt, wie komplex die Wechselwirkungen zwischen Feldern und Biochemie sein können. Aus Sicht der Kliniker:innen sind die damit zusammenhängenden möglichen Symptome entscheidend. Mediziner:innen müssten konsequenterweise bei allen vermuteten Quantenreaktionen, speziell an Bifurkationspunkten, mit Veränderungen durch störende Felder rechnen. Die kann man mit chemischen Analysen kaum erkennen, oder erst in fortgeschrittenem Stadium.

Eine langjährige Patientin, die oft ausgeprägt auf externe Reize reagierte, berichtete mir schriftlich Folgendes:

Erfahrungen nach Mobilfunkantennen-Aufschaltung
H. Wyss, Jg. 1947

Ausgangslage
Seit 20 Jahren in gleicher Wohnung, gut sozial integriert, in jeder Beziehung wohl und zufrieden, wollte selbstverständlich hier wohnen bleiben. War bis zur Pensionierung voll berufstätig.

Verlauf
Im Frühling 2016 wurde auf Nachbarblock Mobilfunkantenne gebaut, Entfernung ca. 70–80 m, Hauptstrahlrichtung direkt auf unsere Wohnungen (Angabe Buwal).

Wir als Quartiergruppe waren von Anfang an mit Buwal/Bafu Aarau in Kontakt. Das Amt versicherte uns, den Zeitpunkt der Aufschaltung bekannt zu geben.

Da ich bis anhin keine Infos über E-Smog hatte, schaute ich dem Ereignis sorglos entgegen.

Anfang August wurde ich krank, glaubte vorerst an ein Virus, war aber erstaunt, dieses im Sommer zu erwischen (Symptome separate Liste).

Bald aber fühlte es sich zusätzlich an, als würde meine Haut ständig mit Spinnweben in Berührung geraten, und ich hielt intensiv danach Ausschau, ohne diese zu finden.

Da erst realisierte ich, dass alle meine Krankheitssymptome von der neuen – jetzt scheinbar aufgeschalteten – Antenne kommen mussten.

Ich wandte mich an das Buwal und erhielt die Antwort, *die Antenne sei noch nicht* aufgeschaltet.

Trotzdem BESTAND ICH *auf meiner Feststellung*, dass meine mittlerweile schweren und bisher noch nie in dieser Art gehabten Symptome nur vom E-Smog kommen konnten und bat den Vertreter des Buwal, sich meine Aussagen und das Datum unbedingt vorzumerken.

Da ich nicht mehr schlafen konnte, mich sehr schlecht fühlte und mir neben all den anderen Schmerzen und Beschwerden schwindlig wurde, musste ich mir ein Zimmer mieten und ich konnte mich nur noch stundenweise in meiner Wohnung aufhalten.

Nach ca. 3 Wochen *bestätigte mir der Leiter des Buwal die Aufschaltung der Antenne zu dem von mir genannten Zeitpunkt mit dem Beginn meiner Beschwerden.*

Seine Aussage: Er sei von Salt nicht vorher informiert worden. Ich sei absolut glaubwürdig.

Ich hätte stets klar ausgesagt, hätte den Zeitpunkt der Aufschaltung unmöglich wissen können und hätte diesen aufgrund meiner Körperreaktionen überzeugend behauptet.

In der Zwischenzeit bin ich fluchtartig umgezogen (November 2016), leider mit unbefriedigendem Resultat. Meine Beschwerden haben sich stark reduziert, sind jedoch nicht weg.

Grund: Nachträgliche Messungen mit vom Buwal ausgeliehenem Dosimeter zeigten in der neuen Wohnung für mich scheinbar auch wieder zu hohe E-Smog-Belastungen auf.

Diese sind z.T. intern verursacht, durch 13 WLANs in Nachbarwohnungen, aber auch durch die in 100–150 m Distanz durchführende Heitersbergtunnelbahn, die intervallmäßig einen E-Smog von 2000 und mehr Volt pro Meter abgibt, auf den ich leider reagiere.

Nach Aussage des Buwal habe ich bis August 2016 offenbar in einem Funkloch gelebt, ohne mir dessen bewusst zu sein.

Zurzeit muss ich mir zum 2. Mal unfreiwillig eine passende Wohnung suchen, was sich als belastend und schwierig zeigt. Ein qualitativ brauchbarer Dosimeter für Vorabklärungen bei Wohnungsbesichtigungen ist jeweils nur aufwendig aufzutreiben oder gar nicht innerhalb nützlicher Frist zu erhalten.

So bleibt meine Gesundheit bis anhin angeschlagen, und ich verbrauche viel Zeit, um eine Lösung zu finden.

Symptome, plötzlich aufgetreten, nach Mobilfunkantennen-Aufschaltung

– Speicheldrüsen und Lymphknoten hart, wie verstopft, schmerzend – Metallisches Kopfweh – Druck, Ziehen, Stechen, immer wechselnd – Ohrenweh – Hitze, Druck, Klemmen, Stechen	zuerst als Grippe gedeutet

- Brennen auf der Haut und in den Körperhöhlen (Schleimhaut, Hals, Ohren, Schlund, Augen, Magen)
- Augenflimmern, Schwindel, Gleichgewichtsstörungen, Schlagseite (wankender Boden)
- Jeweils ca. 10-minütige heftigste Weichteilschmerzen/-krämpfe, großflächig, Region bei der nächsten Attacke wechselnd
- Krämpfe in den Beinen
- Große Unruhe, Schlaflosigkeit (vorher lebenslang beste Schlafqualität), Durchfall, Urindrang
- Gefühl von Spinnweben über der Haut (Kribbeln), überall Nadelstiche
- Konzentrations- und Schreibstörungen, Leistungsbehinderung, Infektanfälligkeit
- Eigenes Körpergefühl gerät in Hintergrund, dagegen sind ständig Eindrücke von außen zu verarbeiten und gegen diese anzukämpfen: Widerstand, Fremdkräfte und Gegenbewegungen unterbrechen oder hindern ständig eigengesteuerte Bewegungen und Gedankenflüsse (als ob man sich in dauernd richtungswechselnden Wasserstrudeln bewegen müsste). Das braucht intensive Konzentration und Energie, sogar für einfachste tägliche Aufgaben.
- Erschöpfung

Januar 2017

Wie soll ein Arzt, eine Ärztin unter Berücksichtigung der bisher beschriebenen Beispiele mit solchen Einzelfällen umgehen? Ich weiß es nicht!

Die Symptome als Gesamtheit passen zu keinen Guidelines. Generell würde man Medikamente gegen die verschiedenen Symptome verschreiben. Die Symptome passen hingegen zu einer Fallsammlung französischer Forscher mit über 2000 Patient:innen, die bei sich selber Elektrohypersensibilität (EHS) und/oder Multiple Chemische Sensibilität (MCS) festgestellt hatten. Weil sie vermuteten, dass diese »Krankheiten« weltweit zunehmen, begannen sie 2009 mit ihrer Sammlung von Einzelfällen. Bei über 80 % fanden sich Kopfschmerzen, Dysästhesien (Empfindungsstörungen) und bei EHS Müdigkeit. In 30 % der Fälle traten EHS und MCS zusammen auf. Klinisch zeigten sie 23 Symptome und biologisch konnte man oft eine schwache Entzündung (low-grade inflammation) und eine Autoimmunreaktion gegen Nervenbestandteile (speziell Myelin) nachweisen. Weiter konnte eine Störung im Blutfluss einer Hirnarterie nachgewiesen werden, die nach längerer Zeit zu morphologischen Veränderungen im Gehirn führt. Für die Autoren ist das eine neue »neuropathologische Erkrankung«. Da weltweit Millionen von Menschen betroffen seien, fordern sie von der World Health Organization, diese als eine neue neurologische Krankheit aufzunehmen.

In Tabelle 5 [→ S. 216f.] sind die Symptome für EHS und MCS zusammengefasst.[50] Da auch das nur »Einzelfälle« sind, werden sie von der etablierten Wissenschaft kaum beachtet.

TABELLE 5: Zusammenstellung klinischer Symptome aus der Arbeit »Electrohypersensitivity as a Newly Identified and Characterized Neurologic Pathological Disorder: How to Diagnose, Treat, and Prevent It« von 521 Interviewten und klinisch untersuchten Personen, die sich selbst als elektrosensibel (EHS = Electrohypersensitivity) bezeichnen, von 52 Personen, die nach eigenen Angaben übermäßig auf chemische Substanzen reagieren (MCS = Multiple Chemical Sensitivity) und 154, die sich selbst von beidem betroffen fühlen (EHS/MCS). Der Vergleich zeigt eine große Übereinstimmung der Beschwerden, weshalb man einen ähnlichen pathophysiologischen Mechanismus vermutet. Als Kontrollgruppe dienten 50 Personen.

Bei diesen Patient:innen wurden auch Blutuntersuchungen durchgeführt. Dabei sind beispielsweise bei der Gruppe EHS/MCS die Werte für das hypersensitive C-reaktive Protein 14,3 % über dem Kontrollwert, das Immunoglobulin E 24,7 % darüber, das Heat Shock Protein 27 31,8 % und Histamin sogar um 41 % erhöht. Die Autoren schrieben, dass sie neuerdings auch unterschiedliche oxidative und nitrosative Stress-Biomarker messen wie oxidiertes Glutathion (GSSG), Nitrotyrosin (NTT) und andere, wobei gegen 80 % der EHC-Patienten eine Erhöhung zeigen. Es sind teilweise die gleichen Biomarker, die bei multiplen Belastungen gefunden werden [vgl. S. 19]. Auch die Therapie, empfohlen wird neben anderen Vitaminen vor allem Vitamin D, Zink, Glutathion, fermentierte Papaya und Ginkgo biloba, Substanzen, die dank bioenergetischen Testungen schon lange bekannt sind.

Die Autoren argumentieren, dass mit diesen Laborwerten eine »low-grade inflammation« und/oder oxidativer/nitrosativer Stress bei EHS-Patienten nachgewiesen sei. Dabei zeigen weltweit Studien, dass zwischen 0,7 %, gemäß einer finnischen Studie, und 13,3 %, gemäß einer Arbeit aus dem dicht besiedelten Taiwan, von EHS betroffen sind.

Ich bin selbst überzeugt, dass diese vielfältigen Reaktionen nur mit Einbezug der Chaos- und Quantenphysik erklärt werden können.

Klinische Symptome	*EHS (%)*	*Kontrollgruppe (%)*	*MCS (%)*	*EHS/MCS (%)*
Kopfschmerzen	88	0	80	96
Dysästhesie (auf Reiz falsche Empfindung)	82	0	67	96
Myalgie (Muskelschmerzen)	48	6	48	76
Arthralgie (Gelenkschmerzen)	30	18	24	56
Hitze im Ohr	70	0	16	90
Tinnitus (Ohrgeräusche)	60	6	35	88
Hyperakusis (Geräuschüberempfindlichkeit)	40	6	20	52
Schwindel	70	0	52	68
Gleichgewichtsstörung	42	0	40	52
Verminderte Konzentrationsfähigkeit	76	0	67	88
Verlust des Kurzzeitgedächtnisses	70	6	56	84
Verwirrung	8	0	0	20
Müdigkeit	88	12	72	94
Schlaflosigkeit	74	6	47	92
Tendenz zur Depression	60	0	29	76
Selbstmordgedanken	20	0	9	40
Vorübergehende Herz-Kreislauf-Anomalie	50	0	36	56
Okuläre Defizite	48	0	43	56
Ängstlichkeit/Panik	38	0	19	28
Emotivität	20	12	16	20
Reizbarkeit	24	6	14	24
Hautveränderungen	16	0	14	45
Körpertemperatur-Störung	14	0	6	8

Weitere Theorien zu Lebewesen

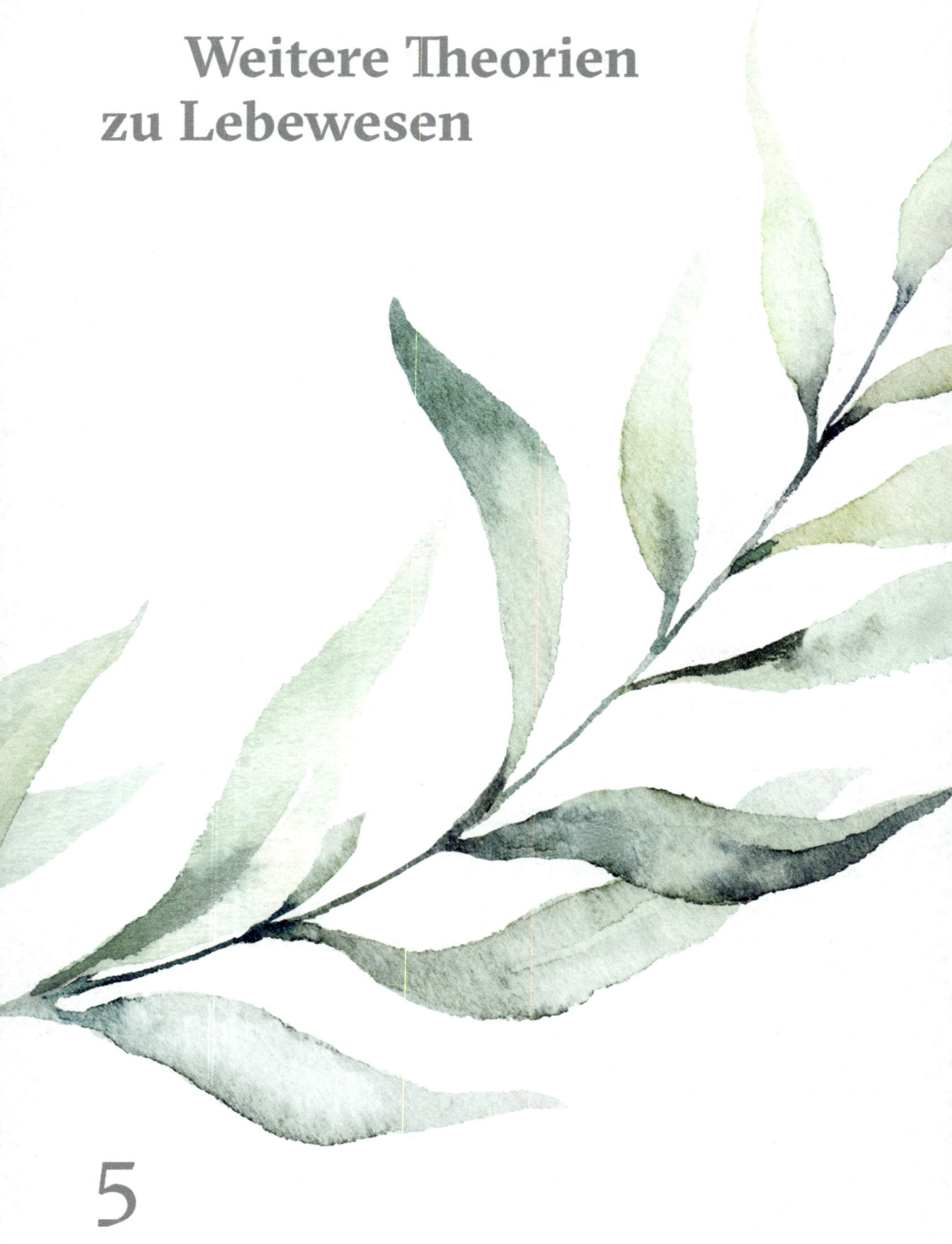

5

Die folgenden Autoren versuchen mit ihren Theorien, Antworten auf weitere, bis heute unverstandene Vorgänge in Lebewesen zu finden. Dabei fällt auf, dass oft ähnliche Phänomene mit anderen Worten beschrieben werden.

5.1 Robert B. Laughlin – Emergenz als Grundlage physikalischer Gesetze

Emergenz ist kein genau bestimmter Begriff. Eine Definition lautet: »*Emergenz bezeichnet die Möglichkeit der Herausbildung von neuen Eigenschaften oder Strukturen eines Systems infolge des Zusammenspiels seiner Elemente. Dabei lassen sich die emergenten Eigenschaften des Systems nicht – oder jedenfalls nicht offensichtlich – auf Eigenschaften der Elemente zurückführen, die diese isoliert aufweisen.*«[1] Das bedeutet, dass das Ganze mehr ist als die Summe seiner Teile.

Ich las das erste Mal von Emergenz im Buch »Schatten des Geistes« (1995) von Roger Penrose. Er behauptet darin, dass Bewusstsein als emergentes Phänomen sich nur dann einstellen könne, wenn im Gehirn gewisse, nicht rechnerische quantenphysikalische Vorgänge ablaufen würden.[2] Es war jedoch das Buch »Abschied von der Weltformel« (2005) des amerikanischen Physik-Nobelpreisträgers von 1998, Robert B. Laughlin (*1950), zur Emergenz, das mein Wissenschaftsverständnis einmal mehr veränderte. »Bild der Wissenschaft« würdigte es mit folgenden Worten: »*Laughlins Buch bringt wirklich Neues: Eine Vision der Wissenschaft, die aus dem Zeitalter des Reproduktionismus mit seiner fortwährenden Suche nach den stets kleiner werdenden Bausteinen der Welt in das der Emergenz, der Selbstorganisation der Natur, übergeht.*«[3]

Selbstorganisation wurde schon durch die Theorien von Prigogine beschrieben, und auch Laughlin bezieht sich auf dessen ausführliche Schriften. Laughlins Ansichten sind jedoch wegen neuer Ereignisse wesentlich radikaler geworden als die seiner Vorgänger. Er war zunehmend davon überzeugt, dass alle und nicht nur einige der uns bekannten physikalischen Gesetze aus kollektivem Geschehen hervorgehen.[4]

Zeitungen wie die »Weltwoche« und die »NZZ« berichteten damals ausführlich über dieses Buch. Ein Auszug aus einem Interview liefert eine gute Einführung in Laughlins neue Wissenschaftsphilosophie.

»NZZ«: Sie loben die Einfachheit, kritisieren aber zugleich den Reduktionismus. Wie passt das zusammen?

Die Suche nach Einfachheit ist nicht mit Reduktionismus gleichzusetzen. Es ist eine sehr westliche Ansicht, dass es nur eine einzige fundamentale Idee oder Theorie geben kann, die durch eine logische Kette zu allen anderen Ideen führt. Das ist ein Dogma, das uns nach grundlegenden Naturgesetzen suchen lässt. Und dann finden wir sie auch. Oft begegnen wir dabei aber statt mehr Einfachheit zunehmender Komplexität. Warum? Weil einige Naturgesetze durch Organisationsprinzipien verursacht werden. Sie sind nicht einfach da, sondern sie entstehen, sie emergieren.

Was verstehen Sie unter Emergenz?

Leider ist der Begriff Emergenz ein Modewort, er hat verschiedenste Bedeutungen. Ich meine damit ein Naturphänomen, bei dem ein Naturgesetz – das heißt, eine quantitative Beziehung zwischen gemessenen Größen, die sich im Experiment immer wieder exakt bestätigen lässt – durch ein Organisationsprinzip erzeugt wird. Ein Beispiel dafür ist die Starrheit. Zerlegt man einen starren Körper in seine Bestandteile, um zu sehen, wo die Starrheit herrührt, verschwindet sie vollständig – Atome und Moleküle sind nicht starr. Genauso sind viele andere Aspekte der Physik nicht fundamental, sondern emergent.

Sind die bisherigen Erfolge der Wissenschaft nicht wesentlich dem Reduktionismus zu verdanken?

Doch, sicher. Der Reduktionismus ist ein sehr mächtiges Instrument, und wenn er funktioniert, dann schön und gut. Es ist durchaus sinnvoll, über die kleinsten Teilchen nachzudenken, aus denen die Welt besteht, und diese Elementarteilchen dann in eine Theorie zu fassen. Etwas ganz anderes ist es aber, an diese Teilchen auf quasireligiöse Weise zu glauben, wenn es Experimente gibt, in denen die Teilchen unwichtig sind oder nicht zur Erklärung der Beobachtung beitragen. Mich stört es, wenn solche Experimente ignoriert werden. Wo der Reduktionismus versagt, braucht es andere Ansätze.

Ist alles ein kollektives Phänomen?

Auf den ersten Blick lautet die Antwort: Nein, denn die grundlegenden Bausteine der Materie – Elektronen, Neutronen und Protonen – brechen unter gewöhnlichen Umständen nicht auseinander. Doch in den vergangenen 50 Jahren hat sich bei Experimenten in Teilchenbeschleunigern gezeigt, dass Neutronen und Protonen eben doch bersten, wenn man sie aufeinanderprallen lässt. Ihr Verhalten wird dabei sogar komplizierter, nicht einfacher. Ein Grund dafür ist, dass das Vakuum nicht so leer ist, wie wir uns das bisher vorgestellt haben, sondern dass es eher einer Substanz ähnelt, durch die wir alle uns bewegen, wie Licht durch ein Stück Fensterglas. Emergente Phänomene lassen sich aufgrund von Regeln auf tiefer liegenden Ebenen nicht vorhersagen. Aber man kann sie beobachten und klassifizieren.

Wie geht man dabei vor?

Ein traditioneller Weg, emergente Phänomene zu entdecken, ist, über sie zu stolpern, während man etwas anderes misst. […] Ein anderer Weg, um ein emergentes Phänomen zu finden, ist, darauf zu achten, ob ein System robust auf die Veränderungen eines Bestandteils reagiert. Wenn die gemessene Beziehung nicht von dessen Eigenschaften abhängt, muss sie kollektiver Natur sein.[5]

Im Buch »Abschied von der Weltformel« beschrieb Laughlin anhand verschiedenster Beispiele, wie sich kollektives Verhalten zeigen kann. Dabei wies er zuerst auf die Verführungskraft von scheinbar einfachen Formeln hin: »*Zudem ist die Physik eine Mischung aus guten und schlechten Nachrichten. Zunächst lässt sich feststellen, dass der Wunsch nach einer grundlegenden Theorie auf der Ebene der Phänomene menschlicher Größenordnung erfüllt worden ist. Wir sind stolze Besitzer einer Zusammenstellung mathematischer Beziehungen, die, soweit wir wissen, alles in der Welt der Natur erklären, was größer ist als ein Atomkern. Sie sind sehr einfach und schön und lassen sich in zwei oder drei Zeilen niederschreiben. Dann aber erkennt man, dass diese Einfachheit äußerst irreführend ist und eher jenen billigen Armbanduhren mit nur einem oder zwei Einstellknöpfen gleicht. Die Gleichungen sind teuflisch schwer zu handhaben und außer für eine kleine Handvoll von Fällen nicht zu lösen.*«[6]

Als ein Beispiel beschrieb er den Quanten-Hall-Effekt, dessen Auswirkungen auf die Physik kaum überbewertet werden könnten. 1879 entdeckte der amerikanische Physiker Edwin Hall (1855–1938), dass in einem stromdurchflossenen Leiter, der einem starken Magnetfeld ausgesetzt wird, das die Elektronen ablenkt, der Widerstand proportional zur Stärke des Magnetfeldes zunimmt. Das wurde als Hall-Effekt bezeichnet. 1980 kühlte der deutsche Physik-Nobelpreisträger von 1985, Klaus von Klitzing (*1943), eine ähnliche Versuchsanordnung bis nahe an den absoluten Nullpunkt ab. Dabei zeigte sich, dass die Widerstandsänderung plötzlich in Stufen, also quantisiert, ablief, womit die Quantenmechanik ins Spiel kam.

Gemäß Laughlin war das Erstaunliche dabei, dass der sogenannte Quanten-Hall-Widerstand primär nicht von den Materialeigenschaften abhängig war. Sie alle hätten gewusst, dass die Materialproben für den Versuch nicht perfekt waren; dennoch hätte das die Resultate nicht beeinflusst, was damals niemand erklären konnte. Die Genauigkeit der Messung nehme hingegen zu, wenn man die Temperatur weiter absenke und die Proben vergrößere. Für die meisten Physiker sei das »zutiefst bedeutsam und zutiefst anstößig« gewesen. Laughlin verwies auch auf eigene Arbeiten, die zeigten, dass mangelnde Perfektion genau den gegenteiligen Effekt habe, als man erwarten würde; sie verursacht die Perfektion der Messung – »eine dramatische Wendung, die des schönsten griechischen Dramas würdig wäre«. Dieser Quanten-Hall-Effekt sei ein großartiges Beispiel, wie Perfektion aus Unvollkommenheit hervorgehe; der Effekt verschwinde hingegen, wenn die Probe zu klein werde. In den vielen Jahren, in denen er sich mit diesem Effekt befasst habe, sei ihm klar geworden, dass die Naturwissenschaft aus dem Zeitalter des Reduktionismus in das der Emergenz übergegangen sei. In der Presse sei das oft als Übergang der Ära der Physik in die Ära der Biologie beschrieben worden. Wir würden eine Veränderung der Weltsicht sehen; wobei das Ziel, die Natur zu verstehen, von der Zerlegung in immer kleinere Teile zum Verstehen der Selbstorganisation führe.[7]

Zur Veranschaulichung wählte er u.a. Wasser mit seiner flüssigen, gasdampfförmigen und festen Phase. Diese Phasen seien auch Ordnungsphänomene und träten erst bei einer genügend großen Anzahl von Wassermolekülen auf. Dabei weise Wassereis mindestens elf verschiedene kristalline Formen auf, von denen keine einzige aus grundlegenden Prinzipien vorhergesagt werden könne. Ein im Sinne der Emergenz exaktes Phänomen wie die Festigkeit hänge daher nicht von Details ab.[8]

Kristallgitter mit ihrer Regelmäßigkeit bezeichnete Laughlin als den schlichtesten Prototypen emergenter Exaktheit. Am erstaunlichsten an dieser kristallinen Ordnungsausbildung sei, dass sie exakt bleibe, auch wenn man die Temperatur erhöhe.[9] In solchen Gitterstrukturen haben dann schwingende Atomkerne nie einen genau definierten Platz, dennoch zeigten sie bei großer Anzahl extrem genaue, reproduzierbare, globale Eigenschaften, was ein kollektives Verhalten sei. Zu dieser neuen Interpretation von Phasen schrieb er, dass der bei Weitem wichtigste Effekt der Phasenorganisation darin bestünde, dass er diese Objekte dazu bringe, überhaupt so zu existieren.

Das werde oft übersehen, da wir gewohnt seien, uns die Herausbildung fester Substanzen als Zusammenschluss newtonscher Kugeln vorzustellen. Atome seien jedoch keine Kugeln, sondern flüchtige quantenmechanische Wesen – es sei nur ihre Zusammenballung zu großen Objekten, die einer newtonschen Beschreibung der Atome Sinn verleihen würde.[10]

Die klassische Physik könne daher nicht grundlegend die Natur und Lebewesen beschreiben. Laughlin wies folgerichtig darauf hin, dass es aus physikalischer Sicht besonders viel Spaß mache, über das Leben zu sprechen, weil es den extremsten Fall der Emergenz von Gesetzmäßigkeiten darstelle. Die biologischen Strukturen blieben stabil, obwohl die mikroskopischen Gesetze der Chemie, aus denen sie sich herleiteten, zufalls- und wahrscheinlichkeitsbestimmt seien.[11]

Betrachte man die Biotechnologie, könne man feststellen, dass es möglich sei, wirksame Medikamente zu entwickeln, ohne die Steuerungsmechanismen zu verstehen. Das führe beispielsweise bei Tumormedikamenten nur zur Entwicklung von krebszerstörenden Mitteln. Jenseits dieser Möglichkeiten wüssten die »Manipulatoren« in Wahrheit nicht, was sie täten.[12]

Er kritisierte die sture, ablehnende Reaktion des wissenschaftlichen Establishments auf die potenziell im Leben vorhandene Emergenz als ein eklatantes Symptom für dessen Sucht nach reduktionistischen Überzeugungen – fröhlich unterstützt von der Pharmaindustrie, die es sehr zu schätzen wisse, dass die für ihre Branche relevante Kleinarbeit auf Kosten des Steuerzahlers erledigt würde. Die Ablehnung der Emergenz werde als Verteidigung der Wissenschaft gegen den Mystizismus gerechtfertigt. Die angeblich wissenschaftliche Ansicht laute, Leben sei durch chemische Reaktionen definiert und es sei die kühne, mannhafte Aufgabe, dies zu erkennen und mit unfassbaren Geldbeträgen und Supercomputern zu manipulieren.[13]

Eines jedoch sei sicher: *»Verwirft man diese Möglichkeit [der Emergenz] in arroganter Weise, so führt das zu einem endlosen und unvorstellbar teuren Morast aus schlechten Experimenten.«*[14]

Laughlin erhielt den Physik-Nobelpreis zusammen mit dem deutschen Physiker Horst Ludwig Störmer und dem chinesisch-amerikanischen Physiker Daniel Chee Tsui für die Entdeckung des fraktionalen (gebrochenzahligen) Quanten-Hall-Effekts. Auch wenn man die Details nicht verstehen muss, sind die Folgerungen von Laughlin doch erstaunlich. Eine neue Art von Quantenflüssigkeit zeige ähnliche Eigenschaften wie beim Quanten-Hall-Effekt. Die Anregungszustände dieser Flüssigkeit bestünde aus einer Art von Quasiteilchen, die exakte Bruchteile von Elementarladungen tragen würde. Gemäß Laughlin konnte dieser Effekt von keiner Theorie vorhergesagt werden und zeige keinerlei Analogien zu irgendetwas, das in der Natur vorher bekannt gewesen sei. Er enthüllte, dass angeblich unteilbare Größen – in diesem Fall die elektrische Elementarladung *e* – durch die Selbstorganisation von Phasen doch zerlegt werden können. Anders gesagt, die fundamentalen Dinge seien nicht notwendigerweise grundlegend.[15]

5.2 Was ist real – Teilchen, Felder oder Strukturen?

Im Doppelspaltexperiment zeigt Materie manchmal ihren Teilchen-, manchmal ihren Wellencharakter, was bis heute nicht schlüssig erklärt werden kann. Unter anderem deshalb vermutet eine neue Generation von Physiker:innen und Philosoph:innen, dass man nach ganz neuen, fundamentaleren Interpretationen der Wirklichkeit suchen müsse.

Unter dem Titel »Was ist real?« fasste der deutsche Physiker und Wissenschaftsphilosoph Ralf-Meinard Kuhlmann (*1967), 2012–2021 Sprecher der Arbeitsgemeinschaft Philosophie der Physik der Deutschen Physikalischen Gesellschaft, einige Aspekte zu diesem Thema zusammen. Zuerst beschrieb er die Unvollständigkeit der bisherigen Ansichten. Zum Teilchenaspekt der Materie meinte er, dass sich Teilchen in der Quantentheorie nicht wie klassische Objekte verhielten, sondern paradox anmutende Eigenschaften zeigten. Quantenteilchen seien insbesondere nicht lokalisierbar. Im Allgemeinen könne man diesen Teilchen keine eigenständige Existenz und keine bestimmten Eigenschaften zuschreiben, wenn sie zu einem Gesamtsystem gehörten. Das sei sehr unbefriedigend; er erläuterte das mit folgendem Beispiel: »*Angenommen, Sie möchten wissen, wie viele Teilchen sich in Ihrem Haus befinden. Sie gehen durch die Räume und finden drei Teilchen im Esszimmer, fünf unter dem Bett, acht in einem Küchenschrank und so weiter. Nun zählen Sie alles zusammen. Zu Ihrer Bestürzung wird die Summe nicht der Gesamtzahl der Teilchen entsprechen. In der Quantenfeldtheorie ist die Teilchenzahl eine Eigenschaft des gesamten Hauses. Um sie zu bestimmen, müssten Sie das Kunststück fertigbringen, das ganze Haus auf einmal zu vermessen, nicht Zimmer für Zimmer. Ein extremes Beispiel für die Haltlosigkeit der Teilcheninterpretation ist das Vakuum, das in der Quantenfeldtheorie paradoxe Eigenschaften besitzt. Man kann insgesamt ein Vakuum vor sich haben – definitionsgemäß ein Zustand mit null Teilchen – und dennoch in jedem endlichen Teilgebiet etwas ganz anderes beobachten als ein Vakuum. Das Haus kann sozusagen völlig leer sein, obwohl man in den Zimmern überall Teilchen findet.*«[16]

Zum Wellenaspekt der Materie und der daraus abgeleiteten Feldinterpretation schrieb Kuhlmann, dass diese auch nicht anschaulicher sei. So weise ein klassisches Feld an jedem Punkt der Raumzeit eine physikalische Größe auf, zum Beispiel Temperatur oder elektrische Feldstärke. Im Gegensatz dazu gehe es bei einem Quantenfeld um abstrakte mathematische Ausdrücke, die nicht bestimmte Messwerte darstellen würden, sondern mögliche Arten von Messungen. Manche mathematischen Gebilde würden zwar physikalische Werte repräsentieren, doch diese ließen sich nicht bestimmten Punkten der Raumzeit, sondern nur verschmierten Gebieten zuordnen. Ein klassisches Feld veranschauliche beispielsweise, wie sich Licht durch den Raum ausbreite; das Quantenfeld beraube uns dieses Bildes und sage nichts darüber aus, wie die Welt funktioniere. Das sei auch für Fachleute sehr verwirrend!

Kuhlmann verwies auf zwei neue Interpretationsversuche dieser schwer verständlichen Tatsachen:

1. Struktur als Basis der Realität – Strukturenrealismus
Immer mehr Leute glaubten heute, dass es in Wirklichkeit nicht auf die Dinge selbst ankomme, sondern auf die Beziehungen zwischen ihnen. Diesen Standpunkt nenne man Strukturenrealismus. Er breche mit herkömmlichen atomistischen Konzepten der materiellen Welt noch radikaler als alle ontologischen Varianten von Teilchen und Feldern. Die Struktur der Welt, die ausdrücke, wie Dinge wechselwirken, sei der dauerhafteste Teil physikalischer Theorien.

Neue Theorien könnten unsere Vorstellung von den Grundbausteinen der Welt umstürzen, aber oft würden sie die Strukturen bewahren. Das werfe die Frage auf: »Warum kennen wir nur die Relationen zwischen Dingen und nicht die Dinge selbst?« Die einfachste Antwort darauf würde lauten: Es gibt nur Relationen! Dieser Paradigmen-Sprung führe zu einem noch radikaleren Standpunkt, dem des ontischen Strukturenrealismus: »ontisch« bedeutet »seiend« und »unabhängig vom Bewusstsein existierend«. Kuhlmann forderte daher, dass wir darauf verzichten sollten, Dinge als etwas Fundamentales zu betrachten. *»Betrachten wir die Welt als eine Gesamtheit von Strukturen und als Netzwerk von Beziehungen.«*

2. Bündel von Eigenschaften als Realität – Tropenontologie
Eine andere Betrachtungsweise ergibt sich, wenn man von den Eigenschaften ausgeht: Was wir beispielsweise Elektronen nennen, seien Bündel von Eigenschaften, die man Tropen nenne. Diese hätten drei feste Eigenschaften – Masse, Ladung, Spin – sowie zahlreiche wandelbare, nicht wesentliche Eigenschaften, die sich auf Wahrscheinlichkeiten für Ort und Geschwindigkeit beziehen würden. So sage die Theorie voraus, dass Elementarteilchen spontan entstehen und vergehen könnten. Obwohl im Vakuum die mittlere Anzahl der Teilchen null sei, wimmle es

von Aktivität. Unentwegt würden unzählige Prozesse stattfinden, bei denen alle möglichen Teilchen erzeugt und sofort wieder vernichtet würden. In einer Teilchenontologie sei diese Aktivität paradox, denn wenn Partikel fundamental seien, wie könnten sie dann aus dem Nichts entstehen? Woraus gingen sie hervor? In der Tropenontologie hingegen sei die Situation unproblematisch. Das Vakuum enthalte, wie es sich gehöre, keine Teilchen – wohl aber Eigenschaften. Ein Teilchen sei das, was man bekomme, wenn diese Eigenschaften sich auf eine bestimmte Weise bündeln würden.[17]

Diese radikale Änderung der Naturbetrachtung – statt Teilchen und Wellen sind plötzlich unerkannte Strukturen und Eigenschaften grundlegend – eröffnet völlig neue Interpretationsmöglichkeiten für komplementärmedizinische Beobachtungen. Mit dem kinesiologischen Muskeltest möchte ich beispielsweise herausfinden, welche Pflanze einen positiven Effekt auf den Zustand eines Patienten hat. Dafür lege ich ein Präparat auf den Patienten und überprüfe dessen Muskelantwort – ein Resonanzphänomen. Erstaunlicherweise bekomme ich fast immer die gleiche Antwort, wenn ich der Testperson nur ein Bild der entsprechenden Pflanze zeige! Es scheint, als ob sich die Strukturinformation nicht nur in der Biochemie, sondern auch im äußeren Erscheinungsbild zeigt.

5.3 Rupert Sheldrake – morphogenetische Felder

Der britische Biologe Rupert Sheldrake sammelt seit mehreren Jahrzehnten Beobachtungen, die mit der klassischen Physiktheorie nicht verstanden werden können und die er 2012 im Buch »Der Wissenschaftswahn« veröffentlichte.

Seine Hypothese besagt, dass die Bildung von Gewohnheiten auf etwas beruhe, was er »morphische Resonanz« nennt. Ein Aktivitätsmuster, das über Raum und Zeit hinweg in Resonanz mit späteren Mustern ähnlicher Art tritt. Diese Hypothese gilt für alle selbstorganisierenden Systeme wie Moleküle, Kristalle, Zellen, Pflanzen, Tiere und Menschen. Sie alle schöpften aus einem kollektiven Gedächtnis und würden zu ihm beitragen.

Einfacher ausgedrückt: Alles Neue generiere ein neues morphisches Feld, das sich auch auf Verhaltensfelder, soziale Felder, kulturelle Felder und mentale Felder beziehen würde. Als Anhänger:in des Strukturrealismus würde man dann wohl von einer neuen Struktur sprechen.

Das morphische Feld kann man auch als kollektives unbewusstes Gedächtnis auffassen, ähnlich dem kollektiven Unbewussten, zu dem jedes Mitglied seiner Art beiträgt und auf das es sich stützt. Möchte jemand etwas entwickeln, das ähnlich bereits gedacht wurde oder sogar schon existiert, könne er auf diese Informationen zugreifen, und es würde für ihn einfacher, das Neue zu »erfinden«.

Sheldrake beschreibt seine Hypothese folgendermaßen: *»Selbstorganisierende Systeme – Moleküle, Zellen, Gewebe, Organe, Organismen, Gesellschaften, Bewusstsein – bestehen aus geschachtelten Hierarchien. [...] Auf jeder Ebene ist das Ganze mehr als die Summe seiner Teile, und auch diese Teile sind wieder Ganzheiten, die aus Teilen bestehen. Die Ganzheit jeder Ebene wird von einem organisierenden oder morphischen Feld gewahrt. Dieses Feld ist in dem von ihm organisierten Feld und umgibt es zugleich. Es ist ein schwingendes Aktivitätsmuster, das in Wechselwirkung mit den elektromagnetischen und Quantenfeldern des Systems steht. ›Morphische Felder‹ ist ein übergeordneter Begriff für:*

1. *morphogenetische Felder, nach denen sich die Entwicklung von Pflanzen und Tieren gestaltet*
2. *Verhaltens- und Wahrnehmungsfelder für die Bewegungen, fixierten Aktionsmuster und Instinkte der Tiere*
3. *Sozialfelder, die das Verhalten sozialer Gruppierungen ›verlinken‹ und koordinieren*
4. *mentale Felder aller geistigen Aktivitäten, die auch die Ausbildung geistiger Gewohnheiten leiten«*[18]

Die Frage, wie morphische Resonanz funktioniert, wird von Sheldrake nicht beantwortet. Er vergleicht diese Felder, die Wahrscheinlichkeiten für Selbstorganisation beinhalten, mit Quantenfeldern. Dennoch sind für ihn genügend experimentelle Beweise vorhanden. Als Beispiel erwähnt er unter anderem folgenden Versuch: Wenn Ratten irgendwo etwas Neues lernen, sollte der gleiche Lernschritt anderen Ratten, ganz gleich wo sich diese aufhalten, leichter fallen. Und je mehr Ratten das neue Verhalten gelernt hätten, desto deutlicher sollte sich der Effekt des leichteren Lernens überall auf der Welt zeigen. Eine der längsten Experimentalreihen in der Geschichte der Psychologie deute darauf hin, dass Ratten von anderen bereits Gelerntes tatsächlich schneller lernten. In einem Fall hätten sie lernen müssen, aus einem Wasserlabyrinth zu entkommen, und je mehr Ratten dies bereits gelernt hätten, desto weniger Zeit hätten die nächsten für diesen Lernschritt gebraucht. Diese Experimente begannen in Harvard und wurden an den Universitäten von Edinburgh und Melbourne fortgesetzt. Es habe sich gezeigt, dass die Ratten in Edinburgh und Melbourne ungefähr auf dem von den Ratten in Harvard erreichten Stand begannen und ihre Nachkommen hätten sogar noch schneller lernen können.[19]

Mit einem weiteren Beispiel zeigte er, dass Attraktoren nicht nur für lebende Organismen eine Rolle spielen würden. Auch Moleküle seien Formen oder Strukturen, die morphogenetischen Einflüssen unterlägen. Bei großen und komplexen Molekülen, wie etwa Eiweißmolekülen, müsse bei deren Entstehung immer eine funktionsfähige und energetisch stabile Form durch Faltung gebildet werden. Dabei könne die Anzahl der möglichen Strukturen schnell ins Unermessliche wachsen. Die Frage sei nun, ob diese Faltungen zufällig ablaufen würden oder ob ordnende Felder als Attraktoren eine Rolle spielten. Er zitierte dazu den amerikanischen Biochemiker und Chemie-Nobelpreisträger von 1972, Christian Anfinsen (1916–1995): »*Würde die Polypeptidkette alle überhaupt möglichen Konfigurationen nach dem Zufallsprinzip durch Rotation um seine verschiedenen Einfach-*

bindungen ausprobieren, würde es bis zum Erreichen der nativen Konfiguration zu lange dauern. Wenn wir zum Beispiel annehmen, dass die Einheiten einer nicht gefalteten Polypeptidkette in lediglich zwei Zuständen existieren können (in der Realität sind es weitaus mehr), kommen wir für eine Kette von 150 Aminosäuren auf 1045 mögliche Konformationen (Faltungsformen), von denen freilich die meisten aus sterischen (räumlichen) Gründen nicht zu verwirklichen sein dürften. Würden nun alle Konformationen mit der Schnelligkeit einer molekularen Rotation (10–12 Sekunden) durchprobiert, was sicher eine Überschätzung darstellt, kämen wir auf eine ungefähre Gesamtdauer von 1026 Jahren für die Erkundung sämtlicher möglichen Konformationen.«

Die Synthese und Faltung einer Proteinkette wie der Ribonuklease dauere aber nur etwa zwei Minuten. Als mögliche Erklärung sah Sheldrake ein dreidimensionales, morphogenetisches Feld, das als Attraktor wirken würde.[20]

Mein Kinesiologielehrer, der Amerikaner Richard Utt (1950–2011), Begründer der Applied Physiology, berichtete, dass er einige Mudras, das sind bestimmte Handstellungen, die spezifische Fragen symbolisieren, »erfand«. Erst später vernahm er, dass unabhängig von ihm andere Therapeuten das Gleiche »erfunden« hatten. Er vermutete, dass das nur dank morphogenetischer Felder möglich gewesen sei.

5.4 Skalarwellen – Realität oder Spekulation?

Die in Kapitel 1 beschriebenen Patient:innenbeispiele kamen nur dank des Testcomputerprogramms SkaSys zustande, das gemäß seiner Entwickler Skalarwellen produziert.[21] Es waren zwei Bücher, die mir theoretische Grundlagen zu beobachteten Praxisphänomenen näherbrachten.

Das eine verfasste der Schweizer Wissenschaftsautor Marco Bischof (*1947), der mit rund 40 000 Fachbüchern und etwa 10 000 weiteren Artikeln die vermutlich größte private Bibliothek zu den Themen »Grenzwissenschaften« und »Medizin« besitzt. Im Buch »Tachyonen, Orgonenergie, Skalarwellen. Feinstoffliche Felder zwischen Mythos und Wissenschaft« beschrieb er 2002 ungeklärte Ereignisse aus der Geschichte, bei denen solche Felder vermutlich eine Rolle spielten. Dann erwähnte er im zweiten Teil »Physik und die feinstofflichen Felder« verschiedenste Theorien, die auf die Existenz von unbekannten Informationswellen hinwiesen. Im dritten Teil »Praxis und Technologie des Feinstofflichen« wurden Therapiegeräte wie das SkaSys beschrieben.[22]

Vereinfacht kann man sich Skalarwellen so vorstellen, dass bei elektromagnetischen Wellen, die transversal schwingen, immer auch ein longitudinal schwingender Anteil vorkommt, wie bei Schallwellen. Werden die Transversalschwingungen durch destruktive Interferenz gelöscht, bleiben die longitudinalen Schwingungen als Informationswelle weiter bestehen. Das hängt mit Potenzialen im Vakuum zusammen. Mit bioenergetischen Techniken kann man aufzeigen, dass der Mensch auf solche Wellen reagiert. Zur Erzeugung dieser Wellen schrieb Bischof, dass das wesentliche Element bei all diesen Generatoren die Erzeugung von gegenläufigen elektrischen Strömen in stromdurchflossenen Leitern sei. Dabei entstünden »antiparallele« Magnetfelder, die sich durch Interferenz gegenseitig auslöschten und ein Nullvektor-Feld erzeugten, in dem jedoch elektromagnetische Potenziale weiterbestehen könnten, deren Größe nicht null sei.[23]

Im zweiten Buch »Energiemedizin. Konzepte und ihre wissenschaftliche Basis« ergänzt James L. Oschman [→ Kapitel 3.5 und 4.1]: *»Lange hielt man diese Potenziale für nicht existent oder nicht wichtig. Sie waren als abstrakte Größe eingeführt worden, um Quantengleichungen zu vereinfachen und berechnen zu können. Dass aber sehr viel mehr dahintersteckte, enthüllte ein klassisches Thesenpapier von Aharonov und Bohm (1959). Die beiden Autoren zeigten, dass die Potenziale physikalisch real sein mussten, und schlugen Experimente vor, um das zu beweisen. […] Trotz destruk-*

tiver Interferenz, bei der sich die klassischen Felder gegenseitig auslöschen, können demnach elektrostatische Skalar- und magnetische Vektorpotenziale übrig bleiben. Im Grunde heißt das, dass die in den Originalwellen enthaltene Energie und Information durch Interferenz nicht zerstört werden. […] Durch unterschiedlich gebaute Spulen können sich die Vektoren elektrischer und magnetischer Felder schwächen oder gegenseitig auslöschen, also ›destruktiv‹ interferieren und so Skalarwellen produzieren. […] Skalare Wellen scheinen eher mit den Atomkernen als mit Elektronen in Wechselwirkung zu treten. Solche Interaktionen werden von der Quantenchromodynamik beschrieben. Faradaykäfige oder andere Abschirmungen können skalare Wellen nicht blockieren. Sie werden vermutlich von lebenden Systemen ausgesandt und scheinen sehr eng mit Heilwirkungen verbunden zu sein. […] Aus der Erforschung der skalaren Wellen ergeben sich wichtige Schlussfolgerungen für die Weiterentwicklung der energetischen Körperarbeit und Energiemedizin. Jedes bioelektrische und biomagnetische Feld, das von Herz, Hirn, Augen, Muskeln, Organen im menschlichen Körper oder von den Händen eines Manual- oder Qi-Gong-Therapeuten ausgesandt wird, wird auch mit skalaren Wellen und Vektorpotenzialen verbunden sein.«[24]

An gleicher Stelle wies er auf verschiedene Spulen, wie z. B. die Möbiusspule hin, die beim SkaSys die skalaren Felder technisch erzeugt. Die Grundlage bildet ein Möbiusband. So ein Gebilde ergibt sich, wenn man einen längeren Streifen Papier mit beiden Enden ringförmig zusammenklebt, ein Ende aber vor dem Zusammenkleben um 180° verdreht. Es gibt dann nur einen durchgehenden Rand. Leitet man Strom hinein, kann es zu den destruktiven Interferenzen kommen.

Außerdem besprach Oschman die Möglichkeit, dass jeder im Körper produzierte elektromagnetische Impuls theoretisch durch destruktive Interferenz ausgelöscht werden könne, wobei körpereigene Skalarwellen produziert werden könnten. Er wies auf Untersuchungen hin, die zeigten, dass sich bei der Elektroenzephalografie Korrelationen von Mustern einstellten, wenn Personen eine emotionale Verbundenheit zueinander zeigten.

Diese schwächten sich nicht ab, wenn die Personen räumlich getrennt wurden oder sich sogar in einen Faradaykäfig begaben, der elektromagnetische Strahlen abschirmt. *»Derartige Studien in abgeschirmten Räumen scheinen energetische Wechselwirkungen auszuschließen, aber tun sie das wirklich? Was ist mit den oben beschriebenen skalaren Wellen und Vektorpotenzialen? Könnte der Aharonov-Bohm-Effekt nicht auch nicht lokale Interaktionen erklären? Möglicherweise beruhen biologische Interaktionen über lange Strecken auf einer Modulation der skalaren Komponente der Schumann-Resonanz.«*[25]

Zusätzlich zu Oschman verwies Bischof auf den amerikanischen Lieutenant Colonel Thomas E. Bearden (1930–2022), der im Auftrag der Armee die Literatur des Ostblocks studiert habe und zu ähnlichen Schlussfolgerungen gekommen sei. Dort seien Forschungen des serbischen Erfinders und Physikers Nikola Tesla (1856–1943), der in 26 Ländern über 280 Patente (davon 112 in den USA) erworben hatte, und der vermutlich als Erster solche Skalarwellen produzierte, militärisch aufgearbeitet worden. Gemäß Bearden könnten Skalarwellen zusätzlich folgende Merkmale aufweisen:

- Sie könnten mit den üblichen Messgeräten, die mit der Wechselwirkung von Elektronenfluss und Energieübertragung arbeiten, nicht gemessen werden. Sie seien daher spekulativer Natur.
- Sie seien fundamentaler als elektromagnetische Felder.
- Sie würden Information, aber keine Energie übertragen.
- Sie würden Materie und Faradaykäfige durchdringen.
- Sie würden auf den Atomkern wirken und könnten deshalb Umwandlungen von chemischen Elementen bewirken.
- Sie könnten aus einer höheren Dimension in die Raum-Zeit einwirken.
- Sie stellten einen Bereich dar, in dem Materie und Bewusstsein aufeinander einwirken könnten.

Da Bearden das Vakuum als Schnittstelle zwischen Materie und Bewusstsein betrachtete, vertrat er die Ansicht, dass Skalarwellen psychische Prozesse steuern, und umgekehrt auch von ihnen beeinflusst werden können. Für ihn war Fritz-Albert Popps Biophotonenkonzept Ausdruck eines fundamentalen Skalarwellen-Prozesses und die Wirksamkeit von Bioresonanz und ähnlicher Verfahren sei auch darauf zurückzuführen.[26]

Wie uneinheitlich die Meinungen dazu sind, habe ich 2017 bei einem Nachtessen mit dem Zahnarzt und SkaSys-Entwickler Johann Lechner (*1949) und Thomas Görnitz erlebt. Praktiker Lechner argumentierte, die beobachteten Phänomene am Patienten zeigten die Existenz von Skalarwellen, während für Görnitz dieser Begriff in der Physik nicht existiert, da Skalarwellen nicht messbar sind. Er konnte aber den Begriff Bewusstseinsfeld akzeptieren, was für einen Praktiker wie mich nicht weniger abstrakt ist! [→ vgl. S. 193]

Wir können nur empirisch feststellen, dass das Testsystem SkaSys reproduzierbare Körperreaktionen verursacht, und schlussfolgern daraus, dass das »Schwingungssystem Organismus« wie ein Verstärker für die nicht messbaren (Skalar-)Felder wirken muss. Wir versuchten daher, die Wirkung indirekt nachzuweisen, wie zwei Beispiele von Johann Lechner und mir zeigen.

Eine Patientin stand wegen des Konkurses ihres Geschäftspartners unter starkem psychischem Stress. Eine Kirlianfotografie, mit der man die in Kapitel 3 beschriebenen elektromagnetischen Abstrahlungen sichtbar machen kann, zeigte an den Fingern und Zehen große Unterschiede, was auf eine ungleichmäßige Energieverteilung schließen lässt. Nach »Beschallung« mit harmonisierender Musik in Form von unhörbarer Skalarwellen zeigte sich eine gleichmäßigere Verteilung. [→ Abbildung 23]

Bei Angstpatient:innen konnte ich dank SkaSys erstaunliche Erfolge beobachten. Beispielsweise bei einer Patientin, die dringend eine Füllung brauchte. Sie war schon bei vier oder fünf Zahnärzt:innen gewesen, konnte aber trotz Beruhigungsmitteln nie stillhalten. Ich fand mit kinesiologischen Techniken heraus,

ABBILDUNG 23: **Nach einer Therapieeinheit, bei der harmonische Musik von Mozart während fünf Minuten über den Kopfhörerausgang eines CD-Players auf die Möbiusspule geleitet wurde, zeigte sich ein völlig anderes Bild in der Kirlianfotografie, eine viel ausgeglichenere Energieverteilung. Man kann sich also vorstellen, dass sich in solchen elektromagnetischen Feldern polare Moleküle jeweils anders ausrichten.**[27]

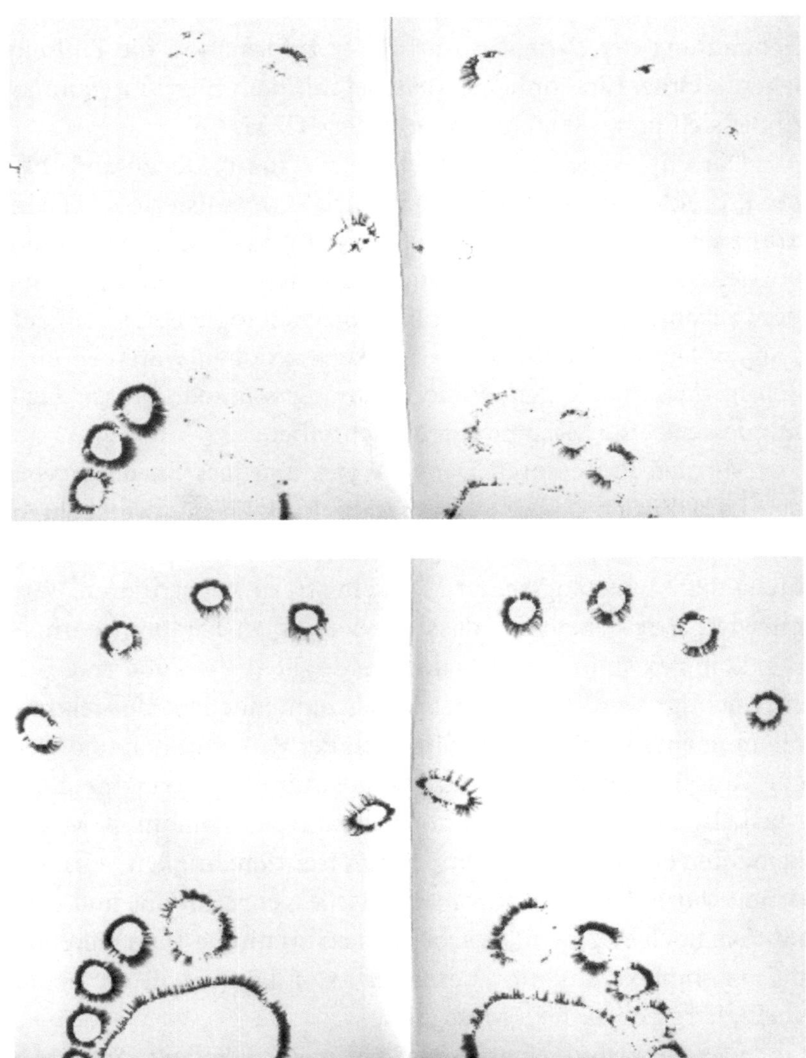

dass das Grundproblem auf der emotionalen Ebene lag, und suchte mit Begriffen, die als unhörbare Skalarwellen gesendet wurden, nach einem Resonanzphänomen. Das gab es bei »sexuelle Unsicherheit«. Mit SkaSys gibt es die Möglichkeit, diese Information wie in der Homöopathie zu potenzieren und als »Sexuelle Unsicherheit D200« als Informationstherapeutikum zu verwenden. Das Erstaunliche war, dass ich bei gleichzeitiger Behandlung der Patientin mit dieser Information die Füllung legen konnte. Ein ähnliches Beispiel mit dem Begriff »Trauma« findet sich in der Jubiläumsschrift der SGZM.[28]

Der Physikprofessor Daniel Wyler (*1949), Dekan und später Prorektor an der Universität Zürich, organisierte 2011 ein Treffen, an dem ich das System SkaSys fünf Hochschuldozenten vorstellen konnte, darunter auch dem als »Phänomen-Enttarner« bekannten Proffessor für Neuropsychologie Peter Brugger (*1957). Die kinesiologischen Muskelreaktionen waren so eindeutig, dass man allgemein der Meinung war, man müsse dazu mindestens eine Masterarbeit ausschreiben.

Mit den Professoren Daniel Wyler und Jess Snedeker von der ETH Zürich sowie zwei Messtechnik-Firmen versuchten wir, ein Messgerät für eine objektive Darstellung des Phänomens des kinesiologischen Muskeltests zu konstruieren. Wir mussten aber feststellen, dass die beteiligten Faktoren dermaßen komplex sind, dass dies unsere Möglichkeiten übertraf. Berücksichtigt werden muss neben der individuellen Muskelkraft die momentane emotionale Situation der Patient:innen und wegen Resonanzen auch die der Therapeut:innen, die momentane Muskelspannung, abhängig von Schmerzen, Ermüdung, Medikamenten etc., die Körpertemperatur, Hautfeuchtigkeit, vorhandene externe Felder (elektromagnetische, geopathische) und vermutlich noch viel mehr. Es scheint, dass erfahrene Therapierende diese komplexe Situation besser erfassen können als die heute verfügbaren objektiven Messgeräte.

2013 versuchte ich trotzdem bei meinen Patient:innen mit einem einfachen Messgerät, das mir Jess Snedeker zur Verfü-

ABBILDUNG 24: Messung der Kraft, die beim kinesiologischen Muskeltest angewandt wird, mit dem »Iso Force Control« der MDS (Medical Device Solutions AG), Typ IFC V1.11. [Ergebnisse: Abbildung 25] Die liegenden Testpersonen wurden nach entsprechenden Vortestungen angehalten, den Arm ausgestreckt nach oben zu halten und maximalen Widerstand gegen den Zug mit dem Testgerät zu geben. Es zeigte sich, dass bei einer normalen Muskelreaktion die Kraft länger aufrechterhalten blieb als bei einer Stressbeeinflussung.

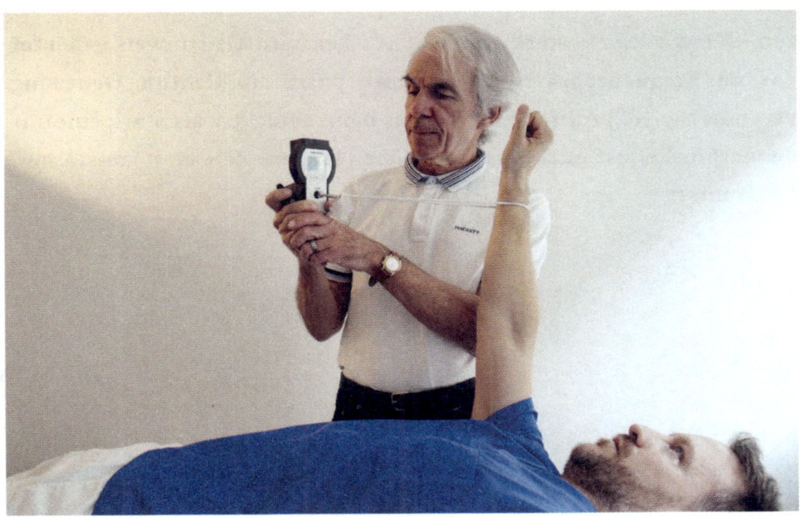

gung gestellt hatte, kinesiologische Reaktionen zu objektivieren [→ Abbildung 24]. Die Ergebnisse waren interessant, aber gemäß ETH-Statistikern hätte ich für eine beweiskräftige Statistik viel mehr Messungen machen müssen [→ Abbildung 25]. Zusätzlich wurde ich gewarnt, dass auch solche »Versuche« neu von einer Ethikkommission bewilligt werden müssten, was für mich als Praktiker ein unverhältnismäßiger Aufwand gewesen wäre.

Besonders interessant war, dass das bloße Auflegen von Wasserfläschchen, die mit Informationen der gefundenen Toxine in Form von Skalarwellen behandelt worden waren, messbare kinesiologische Reaktionen bei der Versuchsperson zeigten. [→ Tabelle 3, S. 42–46].

ABBILDUNG 25: Die dargestellten Resultate stammen von einer Patientin aus Kapitel 1.4 und repräsentieren in etwa die durchschnittlich gefundenen Messwerte: 1. Ausgangssituation nach den kinesiologischen Vortestungen und Vorbereitungen (starke, normale Muskelreaktion) | 2. Messung: nach Auflage der mit SkaSys gefundenen und auf Wasser gespeicherten Nosodeninformation (schwacher Muskel) | 3. mit kinesiologischen Techniken in den Körper eingespeicherte Nosodeninformation (schwacher Muskel) | 4. Beeinflussung mithilfe der ultraschwachen Energie des Bioresonanz-Gerätes und individuell gesuchter Frequenzen. Der wieder als stark testende Muskel wird als Hinweis gedeutet, dass das Frequenzspektrum des Körpers positiv, in Richtung Genesung, verändert wird. | Auffallend ist, dass beim subjektiv als stark empfundenen Muskeltest auch das Gerät über längere Zeit eine konstantere Kraft misst.

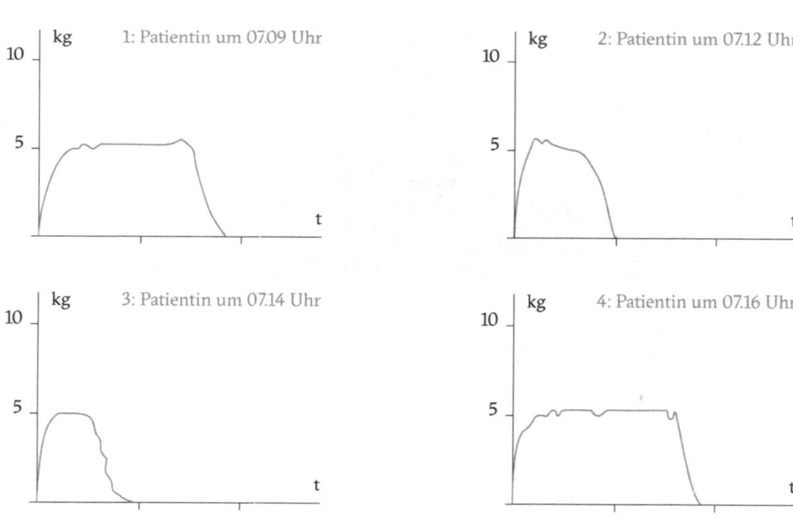

Meine rund 20-jährige Erfahrung mit SkaSys prägte meine Vorstellung der Realität. Wenn man mit einem technisch so einfachen und leicht nachbaubaren Gerät immer wieder reproduzierbare Reaktionen verursachen kann, ist das unheimlich. Es stellt sich die Frage, durch wie viele unbekannte Informationsfelder wir dauernd positiv und negativ beeinflusst werden.

5.5 Topologie – mögliche Erklärung für Flussrichtungen in Meridianen?

Ein Phänomen aus der Akupunktur hat mich seit meinen ersten Akupunkturkursen 1987 beschäftigt. Wie kann es sein, dass man Meridianen eine Flussrichtung zuschreiben kann? Für solche energetischen Einbahnstraßen in einem lebenden System gibt es keinerlei wissenschaftliche Erklärungen. Yang-Meridiane, die man einem »Hohlorgan« wie Dickdarm, Dünndarm, Blase oder Gallenblase zuordnet, fließen gemäß Theorie, wenn man die Hände über den Kopf hält, abwärts, Yin-Meridiane, die man einem »festen Organ« wie Lunge, Herz, Niere und Leber zuordnet, dagegen aufwärts. Klinisch zeigt sich, dass man Meridiane kurzzeitig für ca. 1–3 Sekunden schwächen kann, indem man mit der Hand in ihre Gegenrichtung streicht, was jeweils zu einer kinesiologischen Stressreaktion führt. [→ Abbildung 26]

Ich war richtig aufgeregt, als ich 2020 in einer Arbeit über die neue Stoffklasse der topologischen Isolatoren las, dass es an deren Rändern etwas wie elektrische Einbahnstraßen gibt.

»*Auf dem Rand topologischer Isolatoren fließen Elektronen wie auf einer Einbahnstraße. [...] Topologische Isolatoren sind der Beweis dafür, dass es möglich ist, Strom störungsfrei zu transportieren, ohne auf externe Mittel wie elektromagnetische Felder zurückzugreifen. Die Aufregung unter Wissenschaftlern war daher groß, als sie herausfanden, dass sich dieses Phänomen auf Photonen übertragen lässt, denn das könnte mit einem Schlag die Hauptprobleme der Photonik lösen*«, schrieb Dmitry Solnyshkov mit seinen Mitarbeitern vom Centre national de la recherche scientifique am Institut Pascal in Clermont-Ferrand unter dem Titel »Photonik. Schalten mit Licht«.[29]

Topologie ist ein Teilgebiet der Mathematik, das durch den Schweizer Mathematiker Leonhard Euler (1707–1783) begründet wurde und das sich mit globalen Eigenschaften von Körpern beschäftigt. In den letzten Jahren konnten dank topologischer Theorien verschiedene Phänomene wie der Quanten-Hall-Effekt

ABBILDUNG 26: Vereinfachte Darstellung des »Energieflusses« der Meridiane. Bei gestreckten Armen fließen die Yin-Meridiane (dunkelgrün) aufwärts, die Yang-Meridiane (hellgrün) abwärts. Dabei gibt nach der Vorstellung der klassischen chinesischen Medizin jeder Meridian seine Energie an einen anderen weiter, sodass ein dauernder Fluss entsteht. Vom Lungen- zum Dickdarm-, Magen-, Milz-Pankreas-, Herz-, Dünndarm-, Blasen-, Nieren-, Kreislauf-, 3Erwärmer-, Gallenblasen-, Leber- wieder zum Lungenmeridian. Wichtig sind diese jahrhundertealten Erfahrungen, weil sie auf dynamische Eigenschaften im emergenten System Mensch hinweisen.

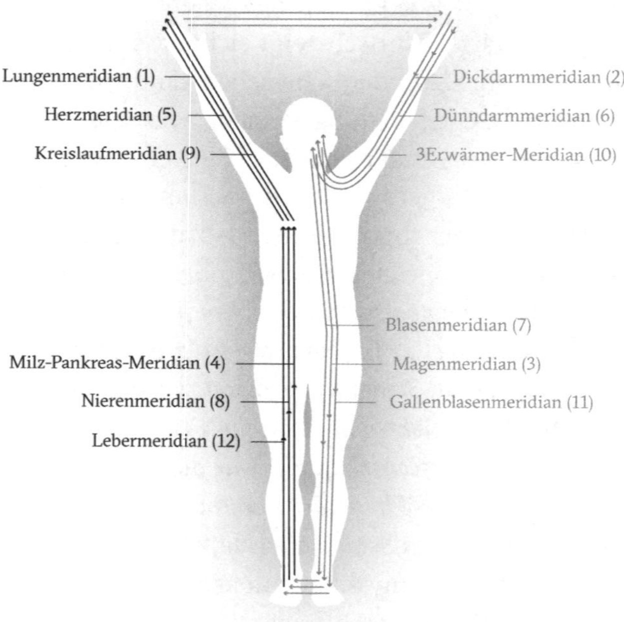

besser verstanden werden. Das wurde 2016 mit der Vergabe des Nobelpreises an die britischen Physiker David Thouless (1934–2019), Duncan Haldane (*1951) und Michael Kosterlitz (*1943) für »die theoretische Entdeckung von topologischen Phasenübergängen und topologischen Phasen der Materie« gewürdigt, für Arbeiten, die bis in die 1970er-Jahre zurückgehen.

Zum besseren Verständnis dieser schwierigen Materie soll auf drei Webseiten verwiesen werden, die unter den Titeln »Physik-Nobelpreis für Materiezustände in Supraleitern«,[30] »Physik-Nobelpreis 2016: Die Quantenmechanik der Löcher«[31] und »Topologische Materiezustände«[32] auf verschiedene Aspekte der Thematik hinweisen.

Zusammenfassend kann man sagen, dass in der Topologie Körper nach ihrer Fähigkeit eingeteilt werden, durch Kneten ineinander umgewandelt zu werden. Dabei zeigt sich als zentraler Unterschied die Anzahl Löcher in einem Körper. Eine Tasse mit einem Henkel und damit einem Loch kann beispielsweise in einen Schwimmring oder Donut umgeformt werden, aber nicht in eine Kugel ohne Löcher. Diese wiederum kann zwar in einen Würfel umgeformt werden, aber nie in eine Brezel mit drei Löchern. Man spricht dabei von topologischen Invarianten. Diese lassen sich berechnen, indem man die Summe der Oberflächenkrümmungen zusammenzählt, wodurch sich Objekte, unabhängig von ihren lokalen Eigenschaften, eindeutig einer Klasse zuordnen lassen. Das Entscheidende dafür ist das Verhalten der Elektronen an der Oberfläche. Diese haben eine Art Drehsinn, ein quantenmechanisches Drehmoment, den man als Spin bezeichnet und der zu fremdartigen, zweidimensionalen Wirbeln führt. Bei niedrigen Temperaturen treten zwei gegenläufige Quantenwirbel als Paar auf, wobei sich der Gesamtdrehsinn der gekoppelten Spinwirbel aufhebt. Bei bestimmten Bedingungen trennen sich die beiden Wirbel, und es gelten andere physikalische Eigenschaften, wie beim Quanten-Hall-Effekt, bei dem sich der elektrische Widerstand plötzlich ändert. Man spricht dann von topologischen Phasenübergängen von Aggregatszuständen, was nicht verwechselt werden darf mit Phasenübergängen wie beispielsweise beim Übergang von Eis zu Wasser, bei dem sich die Atomanordnung ändert.

Eine Aussage, die Wolfgang Pauli zugeschrieben wird, lautet, dass Gott die Festkörper, der Teufel hingegen die Oberflächen erschaffen habe. Das soll verdeutlichen, dass man oft recht gut versteht, wie die Atome im Innern wechselwirken, während man die Wechselwirkung des Gegenstands mit seiner Umgebung an der Oberfläche noch wenig kennt. Das zeigt sich an der neuen Klasse von topologischen Isolatoren, die an der Oberfläche elektrischen Strom gut leiten, während sie im Innern Isolatoren sind. 2018 stellte der amerikanische Physiker Noah P. Mitchell mit seinen Kollegen in der Fachzeitung »Nature Physics« ein mechanisches Modell vor, mit dem diese Merkwürdigkeit veranschaulicht werden konnte. Sie stellten eine große Anzahl von rotierenden Kreiseln auf, die den Spin der Elektronen symbolisieren sollten, und verbanden diese mit elastischen Federn. So ließ sich das Wechselspiel von Atomen und Elektronen in einem topologischen Isolator simulieren. In den nun durchgeführten Experimenten stabilisierten sich die Kreisel, die durch einen Elektromotor angetrieben wurden, an einem Ort. Wenn man nun die Kreisel an den Rändern durch kleine Krafteinwirkung beeinflusste, begannen sie zu trudeln. Dieses Trudeln setzte sich völlig selbständig in Form einer vom Spin abhängenden Welle an den Rändern in einer Richtung fort, vergleichbar mit einer La-Ola-Welle in Fußballstadions. Dieses Verhalten entspreche gemäß Mitchell der Leitfähigkeit für elektrischen Strom an der Oberfläche eines topologischen Isolators.[33]

Heute nimmt man an, dass dieses Phänomen weit verbreitet ist. Das hängt auch damit zusammen, dass es in großen, selbstorganisierenden Systemen die Möglichkeiten gibt, das nötige Magnetfeld, das den Hall-Effekt bewirkt, selbst zu produzieren und damit topologische Zustände zu erzeugen. Das kann durch den gleichen Spin (Drehsinn) von sehr vielen Elektronen entstehen, einem kollektiven Quanteneffekt, wobei man dann vom Quanten-Spin-Hall-Effekt spricht.

Diese »Einbahnstraßen« stehen in Zusammenhang mit der Drehrichtung der Elektronenwirbel am Rand des Materials. Solnyshkov wies auch auf Arbeiten von Haldane hin, die zeigten, dass sich die Konzepte der topologischen Physik auf jede Art von Wellen anwenden lassen. Das Prinzip würde heute vielseitig genutzt, beispielsweise um Bewegungen äquatorialer geophysikalischer Wellen zu beschreiben. 2017 hätte ein Team der ETH Lausanne und der École supérieure de physique et de chimie industrielles de la ville de Paris topologische Effekte untersucht im Zusammenhang mit akustischen Wellen, die sich in Coca-Cola-Dosen ausbreiteten.[34]

Sie können sich vorstellen, dass ich beim Lesen dieser Arbeiten sofort an die vorgestellten Schwingungstheorien zu Lebewesen dachte. Außerdem wurde mir klar, dass Säugetiere mit einem Magen-Darm-Kanal zur topologischen Klasse des Torus und Donuts gehören. Später fand ich in einem Mathematikbuch dazu eine Bestätigung.[35] Ich spekuliere daher, dass auch an uns prinzipiell topologische Eigenschaften vorkommen können, die sich im Zusammenhang mit externen und eventuell selbst produzierten Magnetfeldern in Einbahnstraßen für elektrische Leitfähigkeit äußern, ähnlich der Flussrichtung in Meridianen. Auch das mechanische Modell mit leicht beeinflussbaren Kreiseln an Oberflächen, die sich nach Manipulation jedwelcher Art (Aktivierung eines Meridians in die falsche Richtung) wieder stabilisieren können, ist mit klinischen Beobachtungen vereinbar. Das trifft vermutlich auch auf die auf S. 144 geschilderten Meridian-Eigenschaften zu. Dass lokale »Verunreinigungen« wie Prothesen, Implantate, Narben etc. diese »globale«, emergente Eigenschaft nur bedingt beeinflussen, scheint mir am ehesten aus dieser Sicht erklärbar zu sein.

Ich glaube daher, dass Topologie in Zukunft einen wichtigen Beitrag zum Verständnis von Lebensprozessen leisten wird. Anerkannter als meine Spekulationen sind Berichte von 2022 über aktivierte Hirnzellen (Gitterzellen) in Tierversuchen, deren Daten nach topologischer Datenanalyse bei verschiedenen Außenreizen auf einen Torus (in der Form vergleichbar mit einem Donut) als Attraktor für das entsprechende Neuronennetzwerk hinweisen.[36]

Unterschiedliche Einschätzungen zum Körperwasser, Bindegewebe und zur Herd-Störfeldproblematik

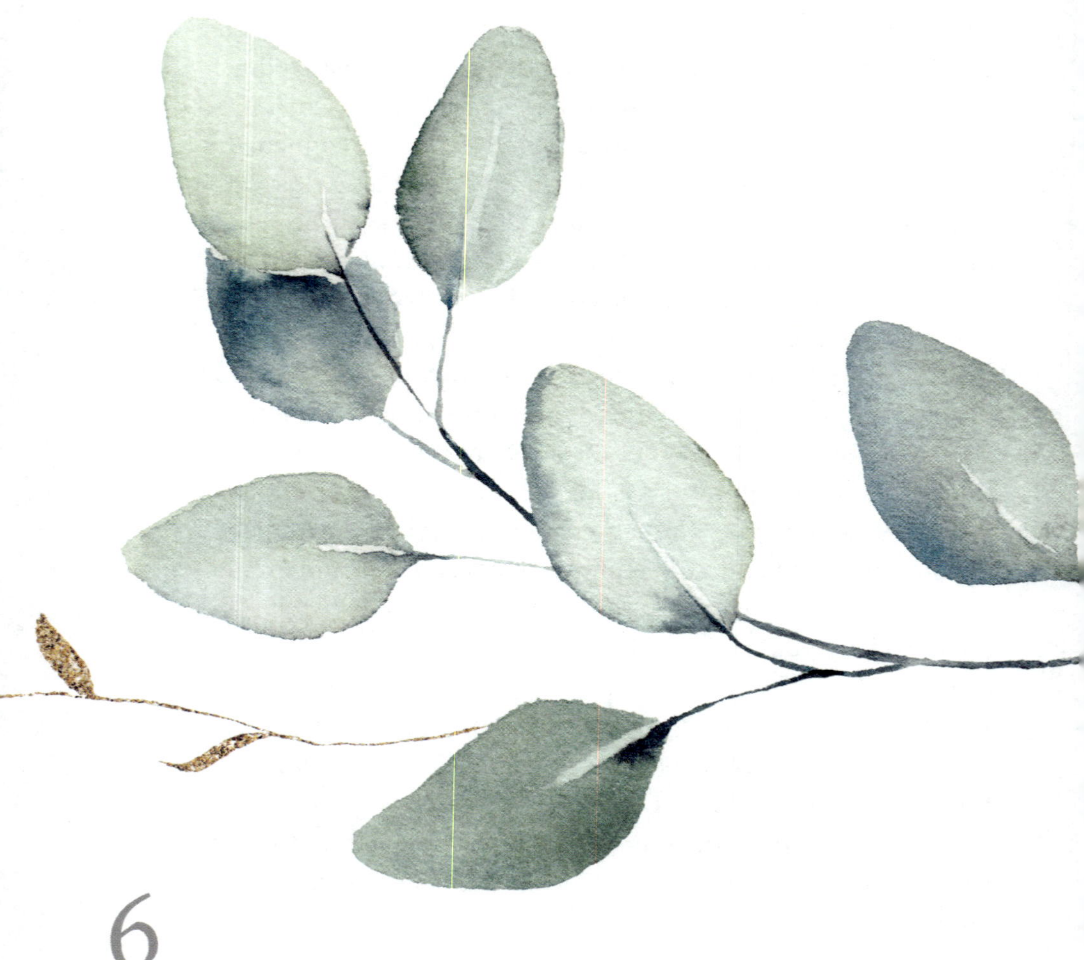

6

An den beiden Beispielen »Körperwasser« und »Bindegewebe« zeigt sich exemplarisch eine völlig andere Wertung der gleichen morphologischen Strukturen.

6.1 Wasser – Basis des Lebens

Mein Interesse an Wasserstrukturen wurde vor ca. 25 Jahren durch einen Vortrag des deutschen Ingenieurs Bernd Kröplin (1944–2019), bis 2010 Institutsleiter für Statik und Dynamik der Luft- und Raumfahrtkonstruktionen der Universität Stuttgart, geweckt. Er analysierte Wassertropfen, die Personen mit einer ganz kleinen Pipette auf einen Objektträger tropften. Man ließ sie trocknen und fotografierte sie. Kröplin hat bis 2016 rund 20 000 solcher Wasserproben fotografiert und im Buch »Die Geheimnisse des Wassers« teilweise veröffentlicht.

Er untersuchte während Jahren an einem Referenzwasser den Einfluss von externer Strahlung, klimatischen Verhältnissen und ähnlichen Faktoren und fand reproduzierbare Resultate. Eines Tages jedoch hätten alle Proben ein anderes Bild gezeigt. Auf Nachfrage sei dann herausgekommen, dass dem Experimentator eine schockierende Nachricht überbracht worden sei. Dieser habe sich aber zusammengerissen und die Experimente beendet. Nach Ausschluss aller Erklärungsmöglichkeiten für die Veränderungen musste man zum Schluss kommen, dass der Experimentator selbst die Strukturen verändert haben könnte, obwohl er das Wasser nie berührt hatte. Man muss dazu wissen, dass die Proben mit einer ganz kleinen Pipette genommen werden. Die Möglichkeit, dass Personen mit ihrem momentan abgestrahlten Energiefeld Wasser beeinflussen könnten, wollte Kröplin anhand von Mehrpersonen-Experimenten untersuchen. Die Resultate waren verblüffend! Es zeigte sich, dass bei der gleichen Person immer ein ähnliches Bild, jedoch nie ein genau gleiches, entstand. Die Unterschiede zu anderen Personen jedoch waren sehr auffällig. Er schrieb: *»Nach diesem*

Versuch wurden die abenteuerlichsten Hypothesen zur Erklärung des Phänomens aufgestellt. Wenn die Naturwissenschaft nicht genug Theorien lieferte, konnten plötzlich auch Psyche und Gedanken die Urheber sein. Klar war zumindest, dass die uns bisher bekannte Reproduzierbarkeit in Bezug auf mehrere Experimentatoren überdacht werden musste.«[1]

Medizinisch interessant sind die Beobachtungen, die im Kapitel »Wasser und elektromagnetische Wellen« veröffentlicht wurden. Es zeigte sich, dass komplexe Strukturen im Speichel und Blut nach Handytelefonaten und Röntgenstrahlen-Exposition zu einfacheren Formen umgewandelt wurden. Kröplin beschrieb diese Strukturen als »zusammengezogener, verarmter und starrer« als vorher. »*Nach unserer Erfahrung bildet sich die persönliche Struktur und Befindlichkeit einer Person im Körperwasser, das heißt in Blut, Speichel, Urin und Lymphen, ab. Berücksichtigt man dies, so könnte das Speichelbild nach einem Handytelefonat bedeuten, dass der Körper seine Lebensäußerungen nach innen zurückzieht, mit sich selbst beschäftigt ist und den äußeren Einfluss erst einmal verarbeitet. Bei einem gesunden, vitalen Menschen erholt sich nach unseren Erfahrungen der Speichel im Mund nach einem Telefonat in wenigen Minuten wieder. [...] Bei vital schwachen Menschen dauert diese Restrukturierungsphase länger.«*[2]

Diese Forschung ist beeindruckend, bedeutet sie doch, dass man im Wasser scheinbar Informationen über einen Menschen speichern und eventuell sogar einen Wechsel des psychischen Zustands optisch dokumentieren könnte. Es waren weitere Vorträge des Physikers Emilio Del Giudice (1940–2014) vom italienischen Nationalen Institut für Kernphysik und des russischen Biologen Vladimir Voeikov von der Lomonosov-Universität in Moskau bei Popps Summer School, die nachvollziehbare Erklärungen für diese außergewöhnlichen Beobachtungen boten.

Sie zeigten, dass aus Sicht der Quantenfeldtheorie Wassermoleküle als schwingende Teile benachbarte Moleküle zu einem gemeinsam oszillierenden Komplex vereinen können, der bis zu einer gewissen Größe sehr stabil und langlebig, das heißt monatelang oder sogar jahrelang, existieren kann. Diesen nennt man »Coherent Domain« (CD).[3] Weil dabei die Moleküle viel dichter zusammengepackt sind, treten in diesen Bereichen andere physikalische Eigenschaften auf. Dabei können sich Ordnungsstrukturen wie bei den dissipativen Systemen über das ganze Wasser ausdehnen, was Del Giudice und Voeikov unter dem Titel »Water: A medium where dissipative structures are produced by a coherent dynamics« publiziert haben.[4] Schon 2011 beobachtete eine Gruppe um den französischen Virologen und Medizin-Nobelpreisträger von 2008, Luc Montagnier (1932–2022), in der auch Emilio Del Giudice mitarbeitete, dass Informationen von gewisser Bakterien-DNA als niederfrequente Schwingungen Spuren im Wasser hinterlassen können.[5]

2015 fasste der amerikanische Wasserforscher Gerald H. Pollack (*1940), Professor für Bioengineering an der University of Washington, verschiedenste Aspekte zu dieser faszinierenden Forschung zusammen. Zu Beginn zitierte er Albert Szent-Györgyi mit dem Satz »Leben ist Wasser, das zum Klang von Feststoffen tanzt«, sowie den englischen Chemiker und Physiker Philip Ball (*1962), der 20 Jahre als Redaktor für die Zeitschrift »Nature« arbeitete, mit der Aussage: *»Niemand versteht Wasser wirklich. Es ist beschämend, dies zuzugeben, doch der Stoff, der zwei Drittel unseres Planeten bedeckt, ist immer noch ein Geheimnis. Schlimmer noch, je mehr wir suchen, umso mehr häufen sich die Probleme. Neue Techniken, die die molekulare Architektur flüssigen Wassers tiefer erforschen, rufen neue Rätsel auf den Plan.«*[6]

Pollack führt anhand verschiedener Experimente in die Thematik ein. In ein Gefäß mit einer hydrophilen (Wasser anziehenden) Oberfläche wird Wasser mit gelösten Mikroteilchen gefüllt. Nun zeigt sich, dass sich diese Mikroteilchen schon nach 2–3 Minuten von der Wand 0,1–0,2 mm wegbewegen. Dieses vielfach wiederholte Experiment konnte Pollack mit keiner bisher bekannten Theorie erklären. Weil diese Teilchen immer wieder aus dieser Zone verdrängt wurden, wird sie als EZ (Exclusion Zone) bezeichnet. Diese Ausschlusszonen fand Pollack auch bei geladenen Oberflächen wie Zellwänden, unter dem Gefäß-Endothel (die Innenseite von Blutgefäßen), bei Muskelzellen und in Pflanzenwurzeln. Das Spektrum der ausgeschlossenen Substanzen reichte von großen, schwebenden Partikeln bis hin zu kleinen, gelösten Stoffen von 10–0,1 Mikrometern. Dazu gehörten sogar rote Blutkörperchen, einige Bakterienstämme, das Protein Albumin sowie kleinste Farbstoffe, nur wenig größer als Salzmoleküle. Der kleinste Partikel maß etwa ein Tausendmilliardstel des größten. Das Team von Pollack schloss daraus, dass das Ausschlussphänomen allgemeingültig sei. Fast jede hydrophile Oberfläche könne EZ erzeugen und EZ würden fast alles ausschließen, was im Wasser schwebe oder gelöst sei.[7]

Ein weiterer Versuch zeigte, dass sich bei solchen Zonen ein »Batterieeffekt« einstellen kann. Gibt man in ein mit Wasser gefülltes Gefäß ein hydrophiles Gel, ergibt sich eine Spannungsdifferenz von bis zu 200 Millivolt zwischen dem Wasser der EZ neben dem Gel und dem übrigen Restwasser, das im Deutschen als »Bulkwasser« bezeichnet wird. Mit pH-Messungen konnte man zeigen, dass sogar die positiv geladenen Protonen aus der EZ verdrängt wurden und wahrscheinlich so zum Batterieeffekt geführt haben.[8]

Als einzige Erklärung für diese Effekte und viele mehr im Buch diskutierten Beispiele sieht Pollack für Wasser einen neuen, vierten Aggregatszustand. Dieser kann sich nur einstellen, wenn von irgendwo Energie zur Verfügung gestellt wird. Fast zufällig fand man als Quelle elektromagnetische Wellen.

Pollack fasste das so zusammen: *»Ausschlusszonen (EZ) entstehen mithilfe von Lichtenergie, insbesondere mit infrarotem Licht. Infrarot-Energie ist auch dann verfügbar, wenn das Licht ausgeschaltet ist. Akustische Energie kann ebenfalls eine EZ aufbauen. Es erscheint uns plausibel, dass diese Energien Wassermoleküle des normalen Wassers voneinander trennen, die damit frei werden und die EZ erzeugen. Durch die Ladungsanziehung der wachsenden EZ angelockt, heften sich die Wassermoleküle an die Gitterstruktur. Daraus resultieren das Wachsen der EZ und die damit verbundene La-*

dungstrennung. [...] Die EZ beginnt möglicherweise, sich aufzulösen, wenn ein Mangel an Energie herrscht. Getrennte Ladungen bewegen sich unvermeidlich in das Gitter zurück. [...] Wenn die Bedingungen für diesen Umkehrprozess nicht ausreichend gegeben sind, können sich Sauerstoffradikale anstatt Wasser bilden. Diese Radikale können sehr unangenehm werden. Um ihre zerstörerische Kraft zu brechen, ergreifen biologische Systeme spezielle Maßnahmen: Sie stellen Enzyme im Überfluss zur Verfügung, die die Radikale so schnell aufsaugen, wie sie sich bilden. Selbsterhaltung scheint eines der hervorstechenden Merkmale der Natur zu sein.«[9]

Es gibt heute unzählige Publikationen, die mit unterschiedlichen Techniken Ordnungsstrukturen im Wasser aufzeigen. Die bekanntesten sind wohl jene des japanischen Parawissenschaftlers Masaru Emoto (1943–2014), der behandeltes Wasser einfror und dann die Eiskristalle fotografierte.[10] Dabei zeigten sich große Unterschiede, die er auf die vorher durchgeführten Behandlungen des Wassers zurückführte. Im Internet finden sich zahlreiche seiner Aufnahmen.[11]

Johann Lechner hat zusätzlich zum besprochenen SkaSys-Testsystem das Testsystem Mindlink entwickelt, das auch Skalarwellen produziert und damit, beispielsweise mit positiven Aussagen, das Bewusstsein beeinflusst.[12] Mit Emotos Unterstützung hat er untersucht, ob Wasser auch mit Mindlink beeinflusst werden kann. Dazu wurde destilliertes Wasser mit der Aussage »Mein Herz schlägt im Rhythmus der Liebe« als Skalarwelle 30 Minuten beschallt. Im Gegensatz zu Emotos Versuchen gab es keinerlei hörbare Schallwellen. Dennoch zeigten die Wasserproben danach interessante Kristallstrukturen [→ Abbildung 27].[13]

Diese Effekte sind alle Ausdruck von Selbstorganisation und Emergenz. Pollack schrieb sogar vom »Sozialverhalten« des H_2O, das mit der üblichen Betrachtung des Einzelmoleküls nicht verstanden werden könne.[14]

Das führt zu noch viel weitreichenderen Möglichkeiten bei Lebewesen, wie die drei folgenden Beispiele zeigen. Roger Pen-

ABBILDUNG 27: Nach Beschallung mit Skalarwellen zeigten sich folgende kristalline Strukturen im Wasser:

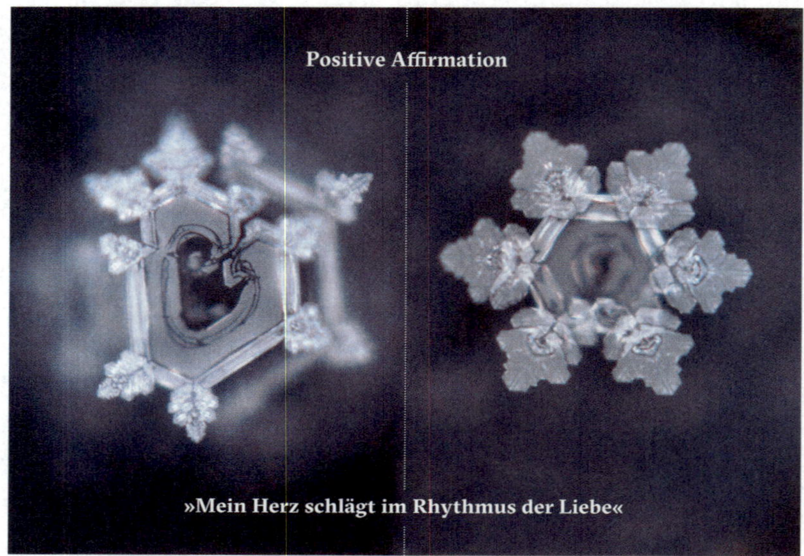

rose vermutete, dass Bewusstsein mit ausgedehnten Quantenoszillationen in Mikrotubuli zusammenhängt. Wenn diese Röhren nun mit geordnetem Wasser gefüllt wären, und bisherige Beobachtungen ließen das vermuten, könnte das eine physikalische Basis für Quantenprozesse darstellen.[15] Auf ganz andere Mechanismen wiesen Voeikov und Del Giudice seit 2007 hin. Das mit Energieaufwand an den Zellwänden entstandene EZ-Wasser könne als Energiewandler wirken. Ein Organismus könne niederwertige (low grade) Energie (Infrarotstrahlung bzw. Wärme) mit hoher Entropie aus der Umgebung in hochwertige (high grade) Energie mit tiefer Entropie umwandeln, und diese für verschiedene physiologische Prozesse brauchen. Das geordnete EZ-Wasser kann wie beim beschriebenen Batterieeffekt in »normales« Wasser (Bulkwasser) zurück-umgewandelt werden, unter Abgabe der früher aufgewendeten Energie. Da dabei Sauerstoff gebraucht wird, der aber genügend vorhanden ist, spricht man von »Wasserverbrennung«. Wir haben damit eine Möglichkeit,

ABBILDUNG 28: Wasser als Grundlage des Lebens. Der Organismus besteht zu rund 99 % aus Wassermolekülen, die sich in ungeordneter Form (Bulkwasser) zeigen oder als hoch geordnete Strukturen mit anderen physikalischen Eigenschaften. Dabei liegen die Wassermoleküle so nahe beisammen, dass alle anderen verdrängt werden, was zur Bezeichnung EZ, »Exclusion Zone«, geführt hat. Solche EZs haben gegenüber dem Bulkwasser eine negative Ladung, was mit dem Verdrängen von Protonen erklärt wird. Sie kommen entweder als freie Gebilde, als »Coherent Domains« (CD) mit einer spezifischen Schwingungsfrequenz, vor, oder bilden sich an hydrophilen Membranen wie Zellwänden. Es wird vermutet, dass sie zur Negativladung von Zellwänden beitragen. Gebildet werden sie hauptsächlich durch Strahlungsenergie, vor allem im Infrarotbereich (Wärme), sowie akustische Energie, und sie können diese Energie wie eine Batterie speichern.[18] Die Rückverwandlung in Bulkwasser erfolgt unter Beteiligung von Sauerstoff, sodass auch von »Wasserverbrennung« gesprochen wird.[19] Es wird elektrische Energie freigesetzt, die verschieden genutzt werden kann, wie zum Beispiel zur spezifischen Beeinflussung von biochemischen Reaktionen. Die Umwandlung von Energie mit niedriger Wertigkeit in solche mit hoher Wertigkeit und die mögliche Steuerung biochemischer Prozesse mittels Wasser scheinen grundlegende Vorgänge in Lebewesen zu sein.[20]

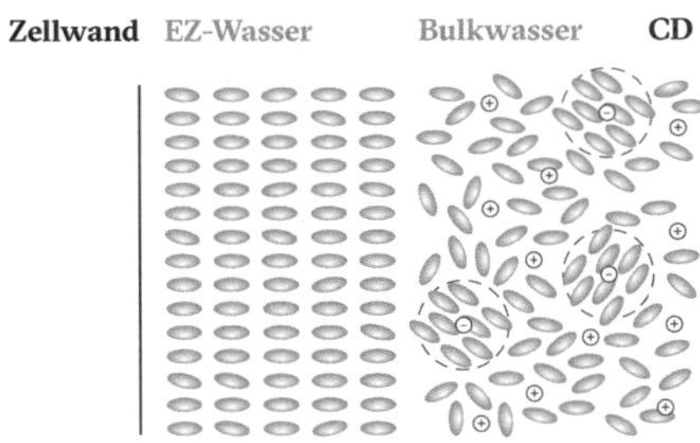

Aufbau der geordneten Wasserstrukturen und Ladungstrennung (Batterieeffekt) durch
- **Strahlungsenergie, hauptsächlich Infrarot-Strahlen**
- **akustische Energie**

Abbau der geordneten Strukturen unter Abgabe von Energie in Form von physio-chemischer, optischer, elektrischer, mechanischer oder Strahlungsenergie

$2H_2O$ (EZ-Wasser) + $O_2 \rightarrow O_2$ + $2H_2O$ (Bulkwasser) + Energie

nahrungsunabhängig Energie in den Zellen zu generieren und zu speichern sowie bei Bedarf freizusetzen.[16] Der Titel einer ihrer Publikationen, »Water respiration – The Basis of the Living State«, zeigt, für wie grundlegend sie diesen Mechanismus halten [→ Abbildung 28].[17]

Ein weiteres interessantes Experiment führte das Team von Luc Montagnier 2014 durch. Unter dem Titel »Transduction of DNA information through water and electromagnetic waves« konnten sie nach rund 10-jähriger Vorarbeit zeigen, dass es nicht nur Zusammenhänge zwischen DNA-Information, Wassergedächtnis und elektromagnetischen Feldern gibt, sondern auch, dass diese Daten als digitale Information sogar an entfernte Orte versandt werden können.

Bei diesem Versuch gab man DNA von Bakterien in Wasser und regte dieses mit elektromagnetischen Wellen an. Dann nahm man mit einem ähnlichen Verfahren, wie es bei der Bioresonanz verwendet wird, elektromagnetische Information ab und schickte diese per Internet an ein anderes Labor, in dem diese Bakterien vorher nie nachgewiesen wurden. Dort wurde, wieder mit einem Bioresonanzverfahren, Wasser insofern mit der verstrickten Information behandelt, als dass man Moleküle hinzugab, wie sie in der DNA vorkommen. Das Erstaunliche war nun, dass sich diese Moleküle praktisch gleich anordneten wie in der ursprünglichen Bakterien-DNA.

- Die Autoren folgerten daraus, dass diese komplexen Vorgänge auf völlig neue Möglichkeiten in der Biologie hinwiesen. Einerseits zeigten sie, dass in Wasser gelöste DNA niederfrequente elektromagnetische Information abgeben kann und dass diese vom umgebenden Wasser gespeichert wird. Zusätzlich scheint es möglich, dass Information in den CDs (Coherent Domains) nicht nur gespeichert wird, sondern aktiv biochemische Prozesse beeinflussen kann.
- Außerdem diskutierten sie die Möglichkeit, dass gerade bei chronischen und therapieresistenten Krankheiten patholo-

gische Information im Körperwasser gespeichert und mit konventionellen Medikamenten nicht ausreichend therapiert werden kann. Sie wiesen zudem darauf hin, dass dieser Erklärungsansatz nur unter Einbezug der Quantenfeldtheorie (aber nicht mit der Quantenmechanik) wissenschaftlich adäquat beschrieben werden könne.[21]

Solche Erkenntnisse ermutigten mich immer mehr, mit auf Wasser gespeicherten Informationen zu behandeln. Erstaunlich ist dabei, wie langlebig diese gespeicherten Informationen sind. Zugleich zeigen die Bilder der Wasserforscher, wie »sensibel« Wasser auf Informationen reagiert. Wenn wir uns weiter vorstellen, dass unser Körpervolumen aus etwa zwei Dritteln Wasser besteht – wenn man die Einzelmoleküle zählen würde, seien es sogar etwa 99 % der Teilchen[22] –, ist man versucht, den Menschen als Wasserwesen mit eingelagerten Makromolekülen zu betrachten. Voeikov gab im Gespräch zu bedenken, dass Quallen zu ca. 99 % aus Wasser bestünden, sie somit oft wässriger seien als das sie umgebende Meer, und dass man daher sicher von Wasser als Basis des Lebens ausgehen könne.

Sie fragen sich sicher, warum dann in dem Bereich nicht mehr geforscht wird. Ein Grund dafür sind gemäß Pollack die Versuche des französischen Immunologen Jacques Benveniste (1935–2004), ehemaliger Direktor am »Institut national de la santé et de la recherche médicale« (INSERM). Seine Forschung ergab, dass Antikörper auch in sehr verdünnter Form, wie in der Homöopathie, Leukozyten (weiße Blutkörperchen) beeinflussen könnten und schloss daraus, dass Wasser ein Gedächtnis haben könne. Ein Bericht dazu wurde nach längerer Diskussion 1988 in der Zeitschrift »Nature« veröffentlicht, unter der Bedingung, dass eine Delegation von »Nature« im Labor bei Experimenten zur Bestätigung anwesend sein dürfe. Der britische Herausgeber, Chefredaktor und Chemiker Sir John Maddox (1925–2009) reiste selber mit, begleitet unter anderem vom Bühnenmagier und erklärten Pseudowissenschaftsgegner James Randi (1928–2020).

Die erste Serie der Experimente sei zugunsten Benvenistes ausgefallen, doch als die Skeptiker dann die Verdünnungen selber herstellten, stellten sich die Resultate nicht mehr ein. Daraufhin vermuteten Maddox und Randi, dass Benveniste betrogen hatte. Als Folge erlitt Benveniste einen internationalen wissenschaftlichen Reputationsschaden, der seine weitere Forschungskarriere zerstörte. Er erhielt zweimal den »Ig-Nobelpreis für Chemie« (ignobel = unwürdig), und die meisten Forscher hüteten sich davor, sich mit diesem Thema zu beschäftigen. Pollack schrieb, dass dieses Wissenschaftsdebakel zu einem Klima des Misstrauens gegenüber ähnlichen Versuchen geführt habe, das eine objektive Forschung fast verunmögliche. Grundlagenforschung über Wasser zu betreiben sei vergleichbar mit der Suche nach Goldnuggets im Morast. Manchmal finde man etwas, aber der lange und beschwerliche Sammelprozess erfolge in einer Atmosphäre des Misstrauens, die es unmöglich mache, auch nur eine einfache Studie zu erarbeiten.[23]

Unter Berücksichtigung aller bisher in diesem Buch beschriebenen Theorien scheint es nachvollziehbar, warum die Resultate nicht reproduzierbar waren. Es war schlicht nicht möglich, die genau gleichen Ausgangsbedingungen herzustellen. Wenn ein charismatischer Skeptiker voller Energie eine Wasserprobe bearbeitet, um das Gegenteil zu beweisen, ist das nicht dasselbe, wie wenn ein Forscher mit Erfahrung und Überzeugung diese Wasserprobe bearbeitet.

Ich habe zu Beginn meiner Testtätigkeit ähnliche Versuche gemacht. Wenn ich einer Versuchsperson, die sich selber eingeredet hatte, Amalgam wäre bei ihr kein Problem, Amalgam aufgelegt und ihr das mitgeteilt hatte, zeigten einige im kinesiologischen Test tatsächlich keine Reaktion. Wenn ich dann aber 30 Minuten mit anderen Materialien weitertestete und der Person dann wieder Amalgam auflegte, ohne dass die Person es wusste, hatte ich plötzlich doch eine Reaktion. Ich interpretierte das so, dass wir mit Bewusstsein Prozesse beeinflussen können. Da auch in der Biologie nichts gratis ist, kostet das aber Energie, die nach einer gewissen Zeit abnimmt, sodass auch die Wahrscheinlichkeit einer selbst produzierten Manipulation kleiner wird.

Es darf spekuliert werden, ob mein elektromagnetisches Feld dann auch andere Wasserstrukturen produzieren würde.

6.2 Bindegewebe – das dynamische System der Grundregulation

Unter Bindegewebe, seit einigen Jahren spricht man zunehmend von »extrazellulärer Matrix«, versteht man die Strukturen, die zwischen den Blutgefäßen und den Organzellen liegen. Im schulmedizinischen Werk »Biochemie und Molekularbiologie des Menschen« findet sich im Kapitel über extrazelluläre Matrix eine hervorragende morphologische Beschreibung der Bestandteile. Das sind Kollagenfasern, elastische Fasern, verschiedene Protein-Zuckerverbindungen wie Glykosaminoglykane und Proteoglykane, Knochen, Knorpel sowie die Basallamina, die den Kontakt zu Muskelzellen, Epithelien, Endothelien, Gliazellverbänden und anderen Geweben herstellt.[24]

Im Buch fehlt allerdings die Erwähnung der umfangreichen Forschungsresultate zu diesem Gewebe, die sich mit den dynamischen Aspekten der extrazellulären Matrix befassen. Die bekanntesten sind die des Ordinarius für Histologie und Embryologie in Wien, Alfred Pischinger (1899–1983), die ab den 1950er-Jahren zu einem neuen Verständnis führten. 1975 fasste er seine Erkenntnisse im Buch »Das System der Grundregulation. Grundlagen für eine ganzheitsbiologische Theorie der Medizin«, in dem er auch neue kybernetische und thermodynamische Erkenntnisse zu offenen physikalischen Systemen berücksichtigte, zusammen.

Vereinfacht kann man sagen, dass Bindegewebe durch seine Filterwirkung bestimmt, was an Nährstoffen in die Zellen gelangen kann, und was auch wieder entsorgt wird. Das bedingt ein hoch dynamisches Steuerungssystem, das immer eine situationsgerechte »Grundsubstanz« bereitstellt – bei Stress brauchen wir andere Filter als in einer Ruhesituation.

In der Einführung zur 7. Auflage von Pischingers Buch, das von seinen Schüler:innen überarbeitet wurde, schrieb Gisela Draczynski: »*Heute definiert sich das System der Grundregulation nach Pischinger als Funktionseinheit der Gefäßendstrombahn, der Bindegewebszellen und der vegetativ-nervalen Endformation. Das gemeinsame Wirk- und Informationsfeld dieser Trias ist die extrazelluläre Flüssigkeit [heute: extrazelluläre Matrix]. Angeschlossen sind die Lymphgefäße und Lymphorgane. Es ist das größte den Organismus ganzheitlich durchziehende System. Es sorgt für die Ernährung der Zellen (innerer Kreislauf) und für deren Entsorgung. Es reguliert also das ›Zell-Milieu-System‹ und ist gleichzeitig Gegenstand aller Entzündungs- und Abwehrvorgänge. Damit ist es zuständig für alle Lebensgrundfunktionen. […] Die Einwirkung verschiedenster Noxen (stumme chronische Prozesse, Schwermetallbelastungen, Stresseinwirkungen usw.) auf das Grundsystem wurde unter Reaktionsweisenbestimmungen in der Wiener Schule seit vier Jahrzehnten beobachtet.*« Außerdem erwähnte sie, dass dieses System sowohl lokal wie auch ganzheitlich reagieren könne. Die Erfolge der Wiener Schule bei chronischen Erkrankungen verdanke diese vor allem der Berücksichtigung des individuellen Verlaufs jeder Krankheit.[25]

Das Therapieziel ganzheitlicher Behandlungen sollte daher immer sein, die Dynamik der extrazellulären Matrix zu verbessern. In der Praxis sprechen wir oft von einer Verschlackung des Bindegewebes, die durch alle möglichen Toxine, aber auch durch externe Felder, Fehlernährung, Emotionen und strukturelle Ursachen entstehen kann. Als Folge davon gibt es Beeinträchtigungen der Organzellen. Als passende Analogie zu diesem Einbezug der Umgebung erwähne ich oft einen Fischteich. Ist das Wasser darin sauber, geht es den Fischen meistens besser.

Pischinger fasste 1983 seine Erkenntnisse mit folgenden Worten zusammen: »*Der Zellbegriff ist genau genommen nur eine morphologische Abstraktion. Biologisch gesehen kann er nicht ohne das Lebensmilieu der Zelle genommen werden.*«[26]

Damit habe Pischinger die Schwächen des derzeit gültigen Paradigmas in der Medizin, das auf der virchowschen Zellenlehre basiert, erkannt. Der deutsche Arzt Rudolf Virchow (1821–1902) hatte 1858 »Krankheit« ausschließlich auf Störungen im Gefüge der einzelnen Zellen bezogen, oder, vereinfacht, auf ein »krankes Molekül« zurückgeführt. Dies scheint auch eine logische Folge des im 17. Jahrhundert vom italienischen Universalgelehrten Galileo Galilei (1564–1642) und vom französischen Philosophen und Mathematiker René Descartes (1596–1650) in die europäische Naturwissenschaft eingeführten linearen Ursache-Wirkung-Denkens. Es habe zur Konsequenz gehabt, dass Organismen, analog zu technischen Geräten, als komplizierte zelluläre Funktionseinheiten gesehen wurden, die bei Defekten entsprechend repariert werden konnten. Dies sei die Grundlage der heutigen Pharmakologie.[27]

Für Pischinger stellte die Strukturkombination von Wasser und Zuckerproteinen das älteste Informations- und Abwehrsystem mehrzelliger Lebewesen dar. Diese Polymere wären geeignet, die latente Entzündungsbereitschaft des Bindegewebes als Redoxsystem durch Elektronenaufnahme und -abgabe – auf dem Niveau der Homöostase – zu regulieren. Der Regelfähigkeit der Grundsubstanz komme daher im Krankheitsgeschehen größte Bedeutung zu. Bei allen akuten und chronischen Erkrankungen, inklusive Tumoren, ließen sich Regulationsstörungen und ultrastrukturelle Veränderungen der extrazellulären Matrix nachweisen.[28]

Auch seine Theorie zum Körperwasser scheint aus heutiger Sicht erstaunlich aktuell. Die besonderen Eigenschaften vernetzter Wassermoleküle stellten für ihn ein ideales Informations- und Speichersystem zwischen den Zellen dar. Es war schon damals bekannt, dass Wasser bei 37,5 °C aus 50 % Flüssigkristallen besteht, und man vermutete, dass es darum gerade bei Körpertemperatur die geringste Energie brauche, um Wasserstrukturen zu verändern. In den Flüssigkristallen gespeicherte Fehlinformationen könnten durch Temperaturerhöhung wieder gelöscht werden. [Anmerkung des Verfassers: Das ist eine

Grundlage der Fiebertherapie.] Weiter vermutete er, dass die ab 1976 diskutierte Biophotonenstrahlung nach Popp via diese quasikristallinen Flüssigkristalle zu fern reichweitigen, informativen Wechselwirkungen beitragen könnten.[29]

Diese frühen Matrixforscher zeigten beispielsweise, dass wegen der unspezifischen Mesenchymreaktion für gleiche Symptome unterschiedliche Ursachen verantwortlich sein können. Sie wiesen auch schon damals darauf hin, dass randomisierte, doppelblind durchgeführte Versuche, die eher einfache Zusammenhänge aufdeckten, daher nur eine Methode zur Erkenntnisgewinnung sein dürfen. Es sei zweifellos falsch, sie zur alleinigen Methode zu stilisieren, da Kasuistik und Erfahrungsberichte gerade das erfassten, was der »objektive«, kontrollierte, klinische Versuch nicht könne: Das Individuelle der Krankheit in den Vordergrund ärztlichen Bemühens zu stellen. Das virchowsche Zellularparadigma sei vor allem deshalb so erfolgreich geworden, weil sich besonders für akute, durch Mikroorganismen verursachte Erkrankungen einzelne objektivierbare Ursachen finden ließen, die unmittelbar ausgeschaltet oder repariert werden können. In der derzeitigen Situation mit chronischen Erkrankungen und Tumoren gelinge dies jedoch kaum mehr.[30] Beim einen können ähnliche Belastungen zu Knieschmerzen führen, beim anderen zu Darmproblemen, Kopfschmerzen, chronischer Müdigkeit oder weiteren Beschwerden. Die Symptome treten je nach individuellen »Schwachstellen« irgendwo am Körper auf.

Es war vor allem der deutsche Naturwissenschaftler Hartmut Heine (1941–2016), Professor an der Universität Witten/Herdecke, der diese Bindegewebsforschung mit modernen Methoden fortsetzte. Er zeigte, dass die beteiligten Strukturen aus Zucker und Proteinen (Proteoglykane – PG, Glykosaminoglykane – GAG etc.) zusammen mit anderen Wachstumsfaktoren, Hormonen und Proteasen selbstähnliche und quasikristalline Strukturen bilden, was auf Gesetzmäßigkeiten aus der Chaostheorie hinweist. Diese Strukturen werden als »Matrisom« bezeichnet und können als Attraktoren dafür gelten, wie sich diese extrazelluläre Matrix, weit weg vom thermischen Gleichgewicht, organisieren soll.[31] Heines »Lehrbuch der biologischen Medizin. Grundregulation und Extrazelluläre Matrix – Grundlagen und Systematik« von 1997 darf als Standardwerk zur Ganzheitsmedizin betrachtet werden.

An den Beispielen der Herzfrequenz und dem EEG bei Epilepsie wurde gezeigt, dass Chaos oft zur normalen Physiologie gehört, und Leben zwischen Ordnung und Chaos pendelt. Es ist einleuchtend, dass Schmerzen bei Entzündungen mit Ordnungsverlust einhergehen können. Erstaunlich ist jedoch, dass Schmerzen auch bei zu viel Ordnung entstehen können.

»Harkness (1970) hatte bereits darauf hingewiesen, dass Gefügestörungen im Kollagen schmerzauslösend seien. Dabei ist zu bedenken, dass Kollagen als ›Biosensor‹ über PGs/GAGs sowohl Beziehungen zu terminalen Axonen als auch über Fibronektin und Integrine der Zellmembran zum Zytoskelett benachbarter Zellen hat. Bei Patienten mit Fibromyalgie (myofasziales Schmerzsyndrom, Weichteilrheumatismus) konnte ultrastrukturell gezeigt werden, dass in den schmerzhaften Bezirken um terminale Axone eine hohe, parallel ausgerichtete Ordnung an […] dichtgepackten Kollagenfibrillen auftritt. Diese strenge Ordnung von Kollagenfasern ist auch von makroskopischem Narbengewebe bekannt. Da das Kollagen die negative Ladung seiner PG/GAG-Hüllen kapazitiv festhält und bei dieser dichten, parallelen Fibrillenordnung um die Axone ein saures, ›schmerzhaftes‹ Mikro-pH-Milieu aufgebaut wird, wird die frequenzcodierte Informationsleitung terminaler Nervenfasern über deren membranständige Ionenkanäle beeinflusst. […] Wird diese Fehlinformation auf molekularer Ebene lange genug unterhalten, können sich mental dauerhafte Schmerzprogramme aufbauen. Wir sehen hier die Eigentümlichkeit, dass ein Zuviel an morphologischer Ordnung in der Grundsubstanz genauso als Schmerz bewusst wird wie eine entzündliche, destruierte Grundsubstanz. Unklare, anhaltende Befindlichkeitsstörungen haben offensichtlich mit diesem Ordnungsproblem zu tun und sind daher besonders Regulationstherapien wie Akupunktur, Neuraltherapie, Biofeedback, aber auch Kneipp-Heilwesen zugänglich.«[32]

Heine erklärte mir im persönlichen Gespräch, dass man sich diese PGs/GAGs wie Mikadostäbe vorstellen kann, die eine leicht verdrehte Röhre bilden, in der Stoffe aktiv von den Kapillaren zu den Organzellen transportiert werden. Diese funktionale Form kann durch kleinste Reize, eventuell bereits durch wenige Photonen (Biophotonen) ein wenig verändert werden, was Auswirkungen auf die Dynamik der gesamten extrazellulären Matrix und somit auf die meisten Organzellen haben könne. Als Beispiel nannte Heine die Zahnpulpa. Wenn eine Wurzelbehandlung stattfindet, kann das zu veränderten elektromagnetischen Impulsen in der extrazellulären Matrix führen, mit Auswirkungen irgendwo im Körper.

An den polaren Enden dieser Bindegewebsmoleküle finden sich Wassermoleküle mit ihren beschriebenen Eigenschaften. Es darf spekuliert werden, ob dieses Körperwasser dank Bildung von EZs und CDs Informationen mit Auswirkungen auf die Bindegewebsdynamik speichern kann. [→ Abbildung 29]

6.3 Herd und Störfeld

Mit den heutigen technischen Messmethoden können Störungen der Dynamik in der extrazellulären Matrix kaum erkannt werden, und daher werden sie oft auch nicht anerkannt. In der Komplementärmedizin haben sich hingegen aufgrund unzähliger Beobachtungen die Begriffe »Herd« und »Störfeld« etabliert, wobei die extrazelluläre Matrix die morphologische Grundlage darstellt.

Die Definition eines »Herdes« hat sich parallel zu den erkannten pathophysiologischen Mechanismen gewandelt. So schrieb beispielsweise A. Stacher schon 1966: *»Der Herd ist eine verborgene Entzündung, die lokal oligosymptomatisch verläuft, aber fähig ist, in mitunter weit entfernten Körpergebieten Symptome – die Fernstörungen – auszulösen.«*[33] Erweitert wurde diese Definition 1993 von Otto Bergsmann und Felix Perger: *»Als Herd wird eine*

ABBILDUNG 29: Klassisches Schema der Grundregulation nach Pischinger. Wechselseitige Beziehung (Pfeile) zwischen Kapillaren, Grundsubstanz (Proteoglykane und Strukturglykoproteine wie Kollagen und Elastin), Bindegewebszellen (Mastzellen, Abwehrzellen, Fibroblasten), vegetativ terminalen Axonen und Organparenchymzellen mit Basalmembran. Ihr momentaner Zustand bestimmt, was von den Kapillaren zu den Organzellen transportiert wird und umgekehrt. Heine zeigte, dass die Moleküle in der Grundsubstanz selbstähnliche Strukturen bilden, Fraktale, an der Grenze zwischen hoher Ordnung und Chaos, die teilweise durch geringste Reize verändert werden. Das erinnert an die chaotischen Herzschlagintervalle beim gesunden Herz [vgl. S. 104f.]

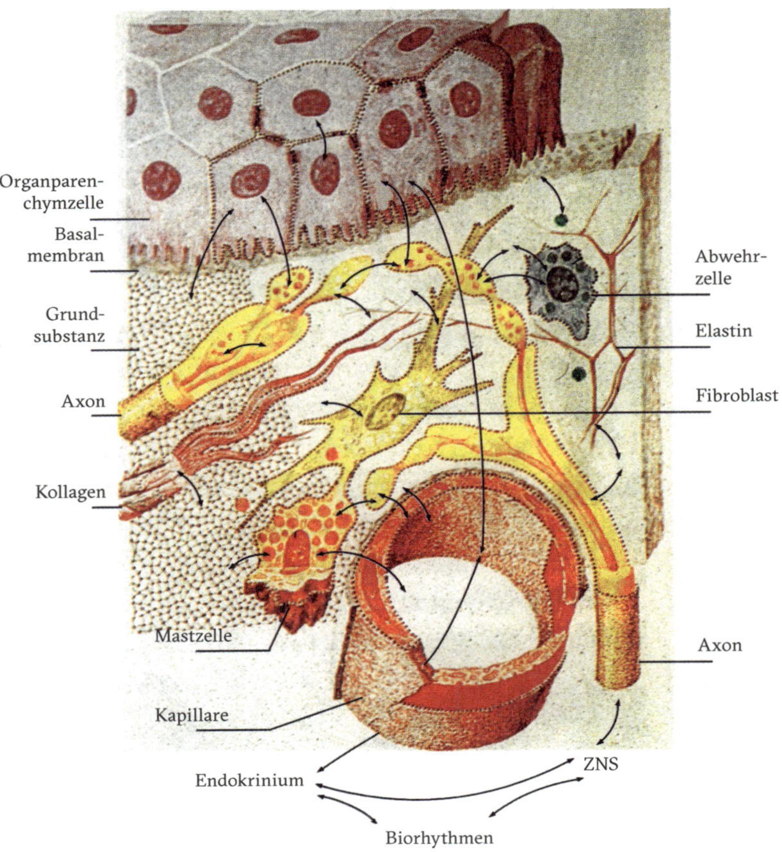

lokal begrenzte, subklinische Entzündung unterhalb der Schmerzschwelle um nicht abbaufähiges, körpereigenes oder fremdes Material bezeichnet. Ein Herd ist immer auch aufgrund der Projektionssymptomatik seiner gestörten Grundregulation ein Störfeld. Er stellt immer auch ein lokales Adaptationssyndrom dar, mit der Gefahr der Entwicklung von Degenerationsleiden.«[34] Heine ergänzte, dass ein Herd immer einen Risikofaktor, aber keinen ätiologischen Faktor, darstelle, der nur mittels Regulationsdiagnostik erfasst werden könne. Die wichtigste Voraussetzung zur Herddiagnostik sei, dass überhaupt daran gedacht werde, denn ein Herd habe kein klassisches Krankheitsbild. Hingegen könne ein Herdgeschehen jedem unklaren Krankheitsbild, jeder chronischen Verlaufsform und jedem Degenerationsleiden zugrunde liegen.[35]

Der deutsche Zahnarzt Karlheinz Graf, Autor verschiedener Bücher über ganzheitliche Zahnmedizin, wies auf weitergehende Möglichkeiten im Zusammenhang mit einer etwaigen geistigen Dimension hin. So könne beispielsweise eine religiöse Fixierung als Quelle harmonischer oder auch disharmonischer Oszillationen als mögliches Störfeld betrachtet werden. Ein Störfeld entstehe demnach dadurch, dass ein geordnetes, in sich harmonisches Feld im Sinne einer kohärenten Oszillation von einem anderen Feld überlagert und damit gestört wird. Damit wird auch der oszillatorische Informationstransfer verfälscht, was folgerichtig biochemische Reaktionen beeinflussen muss.[36]

Nochmals Heine: *»Herdbedingte Krankheitsbilder passen nur selten in die üblichen Syndromschemata, und die praktische Herddiagnostik und -therapie gehören zu den undankbarsten, mühsamsten Bereichen der Medizin. Daher ist es nicht verwunderlich, wenn häufig der einfachste Weg gegangen wird – die Ablehnung des Begriffs.«*[37]

Die Klinik – welche Philosophie beschreibt die Praxisbeobachtungen richtig?

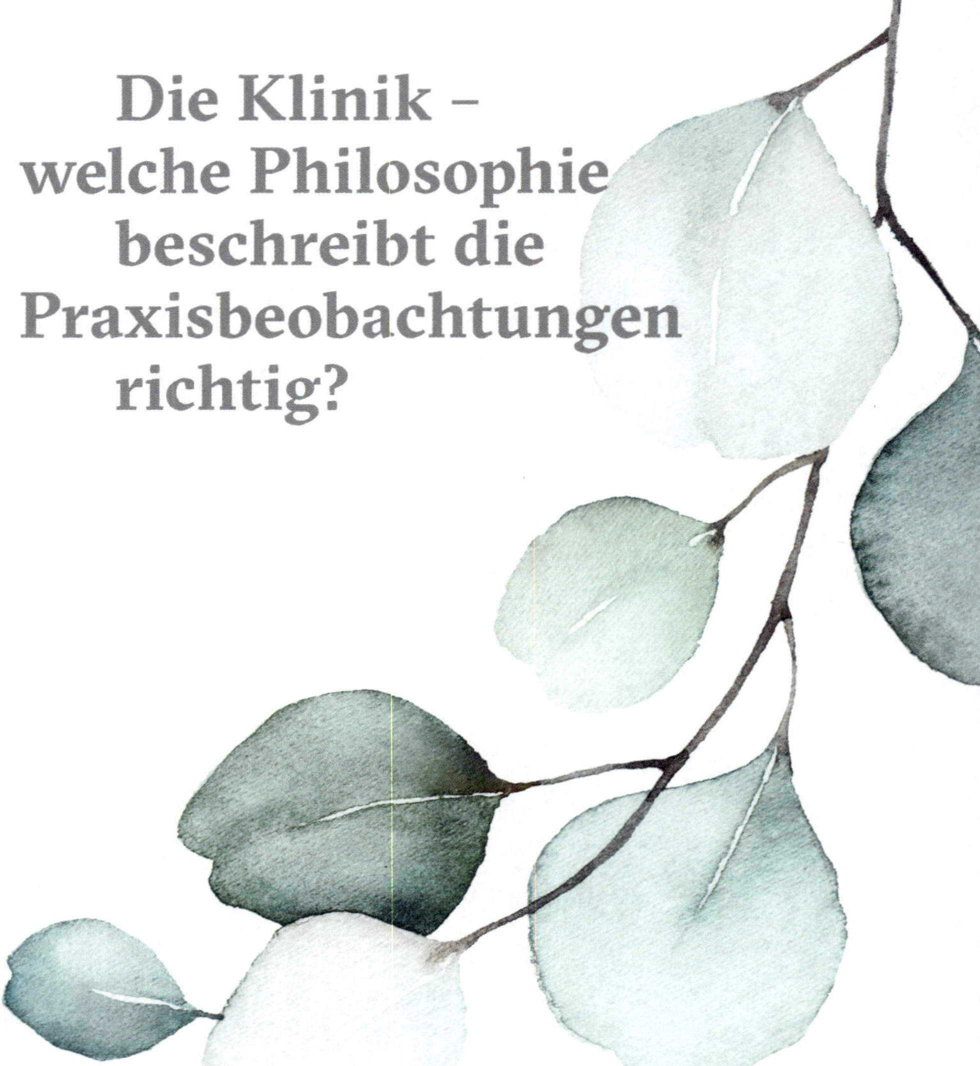

7

In diesem Kapitel wird das Festhalten am klassischen biochemischen Denkmodell anhand klinischer Beispiele kritisch hinterfragt.

7.1 Der Mensch als Maschine – Glaube oder Realität?

Religion zeichnet sich dadurch aus, dass sie Glaubenssätze zum Maß aller Dinge erhebt, diese aber nicht objektiv überprüft werden können. Dabei spielen oft auch Prognosen im Sinne von Heilsversprechen oder Erlösungsgedanken mit hinein. Glaubenssysteme können dem Einzelnen viel Halt im Leben geben, aber sie werden zum Problem, wenn sie mit der Realität verwechselt werden und Andersdenkende diffamieren. Und das geschieht heute im Namen der Wissenschaft. Eine der wenigen Stimmen, die das thematisierten, gehörte dem deutsch-amerikanischen Informatiker und Professor am MIT (Massachusetts Institute of Technology) Joseph Weizenbaum (1923–2008). Er kritisierte beispielsweise die Technikgläubigkeit seines amerikanischen Kollegen Marvin Minsky (1927–2016), ebenfalls Professor am MIT und 1956 Mitbegründer des Begriffs »Künstliche Intelligenz« (KI). Weizenbaum schrieb, dass Minsky, der Mitglied des »Committee for Skeptical Inquiry« war, behauptete, dass es keine Objekte gebe, die man nicht durch Analyse ihrer einzelnen Bestandteile verstehen könne. Auch Bewusstsein könne in viele Teile zerlegt werden, angefangen beim Gedächtnis bis zu Erwartungen und so weiter. Minskys Ziel sei es gewesen, solche Komponenten des Geistes zu erkennen und zu verstehen. Der Mensch als Maschine und das Gehirn würden dabei gleichgesetzt mit einem Computer oder einer Art Fleischmaschine. Zum Verständnis würde es genügen, die Organe, Muskeln, Neuronen etc. genau zu analysieren, da diese ja den Naturgesetzen gehorchten. Die Aufgabe der künstlichen Intelligenz sei es, einen perfekteren Menschen zu schaffen und das Endziel sei »der Sieg über den Tod«. Minsky habe Weizenbaum gefragt, ob er nicht ewig leben möchte. Er habe ihm zu dessen Erstaunen geantwortet, dass er nur so lange leben möchte, wie das in Würde möglich sei.

Des Weiteren schrieb Weizenbaum, dass Minskys Naivität einfach atemberaubend sei und er allen, die diese Theorie mit mehr Größenwahn als Vernunft verträten, zu bedenken gebe: *»Der Mensch ist und bleibt nicht berechenbar. Ja, er kann als eine Maschine betrachtet werden, auch als ein Säugetier, oder [...] als eine Kette aus Informationsbits. Es gibt viele Arten von Maschinen: Ein Flugzeug gehört zu einer anderen Kategorie als der Mensch. Der Mensch ist und bleibt nur Mensch in einer menschlichen Gesellschaft, in der er als Mensch interagiert und erkannt wird. Diese Regeln stammen von Determinanten ab, die außerhalb der Gesetzgebung der Physik liegen. Schließlich ruht auch die Naturwissenschaft selbst auf kulturell entwickelten Annahmen, die weder bewiesen noch falsifiziert werden können. [...] Heutzutage ist die Idee, es gebe nur eine einzige Quelle der Wahrheit, nämlich die Naturwissenschaft, für viele eine Selbstverständlichkeit. So wie Menschen in vergangenen Jahrhunderten ›Wahrheiten‹ vertrauten, die die Autoritäten der Kirchen lehrten, so glaubt heute eine große Mehrheit der Bevölkerung an Aussagen der Wissenschaft. In diesem Sinn ist die moderne Wissenschaft eine Weltreligion geworden. Sie hat ihre Päpste, Kardinäle und andere Hohepriester, Kirchen und Kathedralen sowie Novizen und Hunderte Millionen fest überzeugte Gläubige. Und sie verdammt jede Kritik als Angriff auf die Freiheit der Forschung, als unaufgeklärte Wissenschafts- und Technikfeindlichkeit und abergläubige Zukunftsangst.«*[1]

Zu den gesellschaftlichen Auswirkungen meinte er, dass, wie das Christentum das Kreuz als Erzsymbol seines Glaubens hat, die moderne Wissenschaft den Computer als Verkörperung ihres Katechismus habe. Ihre Heilige Dreifaltigkeit sei die künstliche Intelligenz, der Glaube an die absolute Berechenbarkeit jeden Aspekts der Realität und das ewige Leben. Zu den wesentlichen Bestandteilen ihres Glaubens zähle, dass der (inzwischen tote) Gott ein höchst mittelmäßiger Ingenieur gewesen sei und dass »wir« seine Fehlentwicklungen durch fehlerfreie und unsterbliche Wesen ersetzen könnten. Begriffe wie »Verantwortung«, »Gemeinschaft« und »Gerechtigkeit« tauchten in den heiligen Büchern der neuen Religion jedoch nicht auf. Fast unbemerkt wachse eine quasireligiöse Gesellschaftsschicht heran, die behaupte, sie sei die einzige, unbestreitbare Besitzerin autoritativen Wissens über die Realität. Doch wir müssten erkennen, wo die Grenzen unseres Wissens lägen.[2]

7.2 Unerfüllte Heilsversprechen am Beispiel von Neurowissenschaft, Genetik und Krebs

Der deutsche Mediziner, Philosoph und Soziologe Urban Wiesing (*1958), Professor für Ethik und Geschichte der Medizin an der Universität Tübingen, analysierte in seinem Buch »Heilswissenschaft. Über Verheißungen der modernen Medizin« (2020) Versprechungen und Prognosen aus Wissenschaft und Politik der letzten Jahre. Im Buchumschlag steht: *»Personalisierte Medizin, Gentechnologie, künstliche Intelligenz, Big Data – der ersehnte Sieg über Krankheiten, ja die Verbesserung des Menschen, wenn nicht gar seine Unsterblichkeit, steht unmittelbar bevor, schallt es aus dem Silicon Valley, den Eliteuniversitäten und Forschungslaboren dieser Welt. In diesen modernen Kathedralen verkünden die neuen Apostel die Frohe Botschaft, und wir nehmen sie sehnsüchtig und voller Euphorie auf.«*[3]

Wiesing erkannte in diesen Versprechen, die fast nie eingehalten wurden, Ähnlichkeiten zu Erlösungsvorstellungen von Religionen. Im Kapitel »Gebündelter Unsinn« analysiert er Aussagen der Unternehmensberatung McKinsey im Zusammenhang mit mehr technischer Überwachung von Cholesterinwerten und Herzkrankheiten. Durch vermehrtes Sammeln von Daten, Big Data, Genanalysen etc. werde versprochen, dass sich mögliche Einsparungen im Gesundheitswesen von bis zu 30 Milliarden ergäben. Wiesing zeigte detailliert auf, dass die Versprechen auf Fehlschlüssen beruhten und vermutlich nur gutes Marketing seien.[4]

Interessant sind seine Überlegungen zu den drei größten medizinischen Versprechen der letzten Jahre; in den Forschungsgebieten Neurowissenschaften, Genetik und Krebs.

Neurowissenschaften

2004 wurde in »Das Manifest. Elf führende Neurowissenschaftler über Gegenwart und Zukunft der Hirnforschung« verkündet, dass diese Forscher dank intensivem Beratungsprozess die Zukunft der Medizin mit ihrer Forschung verändern könnten. Sie prognostizierten, dass ihre Tätigkeit »auch zu einer Veränderung unseres Menschenbildes« führen würde. Darüber hinaus lassen sich im Manifest auch die üblichen Heilsversprechen finden, die in der Medizin niemals fehlen dürfen: neue Medikamente. Sie behaupteten, dass in absehbarer Zeit eine neue Generation von Psychopharmaka entwickelt werden würde, die selektiv und damit hocheffektiv sowie nebenwirkungsarm in bestimmten Hirnregionen an definierten Nervenzellrezeptoren andocken könnten. Bezüglich Zeitplan für die konkreten Anwendungen behaupteten sie, dass in den nächsten zehn Jahren enorme Fortschritte bevorstünden. Nichts davon ist eingetroffen.[5] Prof. Mathias Berger, ehem. Psychiatrie-Ordinarius in Freiburg i. B., wird zitiert: *»Hier konnten bislang aus keiner der intensiv betriebenen Disziplinen (Genetik, Epigenetik, Molekularbiologie, Bildgebung und Elektrophysiologie) Erkenntnisse gewonnen werden, mit deren Hilfe im Alltag tatsächlich eine spezifische und effektive Therapie ausgewählt werden kann.«*[6]

Dies habe sich bis heute nicht geändert. Lediglich bei störungsspezifischen Psychotherapien und der Vorsorgeforschung gäbe es patientenrelevante Fortschritte, die allerdings allesamt ohne die Erkenntnisse aus »The Decade of the Brain«, einem im Jahr 1990 von der amerikanischen Regierung ausgerufenen Projekt zur Intensivierung der neurowissenschaftlichen Forschung, gemacht wurden.

2014 erschien ein neues Memorandum, »Reflexive Neurowissenschaft«, in dem namhafte Neurowissenschaftler das Manifest von 2004 analysierten und grundlegende Denkfehler feststellten. Es ist im Internet einsehbar, wurde in der Presse und Öffentlichkeit jedoch kaum diskutiert. So schrieben die Autoren: »*Eine Annäherung an die gesetzten Ziele ist nicht in Sicht. Die Ursachen dafür gehen weit über organisatorisch-technische Schwierigkeiten hinaus und liegen einerseits an Schwächen im Bereich der Theorie der Neurowissenschaft, andererseits an zu wenig durchdachten naturalistischen Vorannahmen und Konzepten, die wünschenswerte Brückenschläge zur Psychologie, Philosophie und Kulturwissenschaft nachhaltig erschweren. […] Letztlich ist die Reduktion des Menschen und all seiner intellektuellen und kulturellen Leistungen auf sein Gehirn als ›neues Menschenbild‹ völlig unzureichend. In diesem einseitigen Raster ist der Mensch als Subjekt und Person in seiner Vielschichtigkeit nicht mehr zu fassen.*«[7]

Und zum Versprechen neuer Psychopharmaka: »*Bei der Behandlung psychiatrischer und neurologischer Erkrankungen sind Medikamente zwar ein wichtiger Bestandteil der Therapie. Es war aber bereits vor zehn Jahren bekannt, dass spezielle Medikamente, ob sie auf einen oder mehrere spezifische Rezeptoren einwirken, keine wesentliche therapeutische Effektsteigerung bringen und darüber hinaus problematische Nebenwirkungen auslösen können. […] Hier ist zunächst erkennbar, dass unausgesprochene philosophische Überzeugungen zum ontologischen Verhältnis von innerpsychischen Prozessen und Gehirnvorgängen einfließen. Es wird außerdem unterstellt, dass ›sämtliche‹ psychischen Funktionen, also auch alle Emotionen, bereits experimentell untersucht worden seien. Das ist schlichtweg unzutreffend.*«[8]

Es müsse mehr in den Bereich der Theorie des Gehirns investiert werden, statt ausschließlich auf die Ausweitung der Datenbanken zu setzen, die bereits so kompliziert seien, dass sie kaum mehr überblickbar und damit auch immer weniger verstehbar wären. Die Autoren des Memorandums von 2004 erweckten den Eindruck, bereits über die Lösung des Gehirn-

Geist-Problems zu verfügen. »*Wir haben herausgefunden, dass im menschlichen Gehirn neuronale Prozesse und bewusst erlebte geistig-psychische Zustände [...] auf das Engste miteinander zusammenhängen.*« Wen wundert das? Die Einsicht über die Hirnaktivität psychischer Prozesse reicht im Prinzip teilweise bis Hippokrates und – was das Unbewusste betrifft – bis auf Sigmund Freud und sogar bis Friedrich Nietzsche zurück. Sie ist also nicht der modernen Neurowissenschaft zu verdanken. Dazu zitieren die Autoren des Memorandums: »›*Auch wenn wir die genauen Details noch nicht kennen, können wir davon ausgehen, dass all diese Prozesse grundsätzlich durch physikochemische Vorgänge beschreibbar sind.*‹ *[Die Autoren des Memorandums von 2014 kommen zum Schluss:] Das ist Metaphysik, aber nicht empirische Neurobiologie.*«[9]

Und: »*Um diesen Signalcode zu entschlüsseln, bedarf es wahrscheinlich paralleler Ableitungstechniken, die eine gleichzeitige Messung an vielen Stellen des Gehirns erlauben. Es wird also wiederum auf technologischen Fortschritt gesetzt, wobei das prinzipielle Problem übersehen wird, wie die damit gemessenen komplexen Aktivitätsmuster entschlüsselt werden können.*« Zum Problem von Rückkopplungen [vgl. Chaostheorie] bei neuronalen Prozessen steht: »*Ein solches Minisystem kann also oszillierendes Verhalten zeigen. Wenn man nun bedenkt, dass bei zirka* 10^{11} *Neuronen mit ihren insgesamt zirka* 10^{14} *Schaltstellen jedes Neuron durchschnittlich nach drei oder vier dazwischengeschalteten Neuronen wieder ein Feedback bekommt, dann wird verständlich, dass, solange die Hirnforschung noch nicht von starken Theorien mit zugehöriger Begriffsbildung geleitet wird, die gesamte neuronale Netzwerkdynamik unübersehbar und unverstehbar bleiben muss. Das war auch 2004 [...] bereits 20 Jahre lang bekannt.*«[10]

Allerdings ist auch Bescheidenheit zu erkennen: »›*Insbesondere wird eine vollständige Beschreibung des individuellen Gehirns und damit eine Vorhersage über das Verhalten einer bestimmten Person nur höchst eingeschränkt gelingen. Denn einzelne Gehirne organisieren sich aufgrund genetischer Unterschiede und nicht reproduzierbarer Prägungsvorgänge durch Umwelteinflüsse selbst und zwar auf sehr unterschiedliche Weise [...].‹ [Die Autoren des Memorandums von 2014 stellen fest:] Diesem Satz stimmen wir vollständig zu, aber es genügt nicht, ihn als Fußnote wissenschaftlichen Erklärungen hinzuzufügen.«*[11]

Was das für die Praxis bedeutet, vermag ein Beispiel zur Erforschung der Schizophrenie, die als hochgradig vererbbar gilt, aufzuzeigen. Mit aufwendigen, sogenannt genomweiten Assoziationsstudien (GWAS) suchten Forscher nach Erbfaktoren, die für den Ausbruch von Schizophrenie verantwortlich sein könnten. Der amerikanische Biologe und Wissenschaftsjournalist Michael Balter kam in einem Artikel zum Schluss, dass die bisherigen Ergebnisse trotz einiger Erfolge enttäuschend seien. Ein einzelnes Gen lasse sich für Schizophrenie offenbar nicht ausmachen; auffällige Genversionen korrelierten nur schwach mit dem Erkrankungsrisiko. Es würden wieder vermehrt Stimmen laut, die nebst erblicher Risikofaktoren in künftigen Studien auch schädigende Umwelteinflüsse einbeziehen wollten, die bei der Hirnentwicklung von Kindern und Jugendlichen eine Rolle spielen würden. Balter kritisiert, dass die auf einseitige Ursachenforschung fokussierte Herangehensweise der GWAS bloß auf die Entwicklung neuer Medikamente zur Symptomlinderung ausgerichtet sei. Und er zitiert den niederländischen Psychiater Jim van Os von der Universität Utrecht: *»Die Besessenheit von der reinen Symptombekämpfung deckt sich nicht mit den Interessen der Patienten.«* Die Patienten wünschten sich vor allem ein produktives, sozial integriertes Leben – und das bedinge nicht unbedingt mehr Medikamente. Auch der Begriff »erblich« werde zu sehr auf die Genetik reduziert. Es wird vermutet, dass das soziale Umfeld, Umwelttoxine, das Leben in städtischer Umgebung, Cannabiskonsum, schwierige Lebenssituationen wie Armut oder sexueller Missbrauch, ein Immigrantenstatus etc. eine größere Rolle spielten als bislang angenommen. Was der Psychiater Rudolf Uher von der kanadischen Dalhousie University ebenfalls so sieht: *»Es ist eine Schande, wie einige der finanziell und technisch aufwendigsten genetischen Studien Umweltdaten vernachlässigen.«*[12]

2023, fast zehn Jahre später, wird in einer Spezialausgabe der Zeitschrift »Spektrum« zum Thema »Bewusstsein« von 21 Autoren der aktuelle Forschungsstand zu diesem Thema vorgestellt. Auffällig ist, dass, mit einer Ausnahme, alle auf dem klassischen Wissenschaftsverständnis beruhen, das ganz vereinfacht behauptet, Bewusstsein entstehe im Kopf aufgrund komplexer neuronaler Netzwerke. *»Irrtum«*, sagt Alva Noë (*1964), Professor für Philosophie und Kognitionswissenschaft an der University of California, Berkeley. Für ihn ist Bewusstsein eine Leistung, die eine Person im Wechselspiel mit der Umwelt erbringt, und die nicht an einzelnen Neuronen fixiert werden darf. Er vermutet, dass seine Kolleg:innen an der falschen Stelle suchten, da sie immer noch der alten Ideologie des cartesianischen Denkens von Descartes, der Trennung von Geist und Materie, huldigten.[13] Folgerichtig scheint die Aussage des deutschen Psychologen Wolfgang Prinz (*1942), emeritierter Direktor am Max-Planck-Institut für Kognitions- und Neurowissenschaften in Leipzig, dass die Bewusstseinsforschung eine »Geschichte der Enttäuschungen« sei. Bewusstseinstheorien, die diesen Namen verdienten, seien Mangelware. Während die Psychologie kneife, presche die Hirnforschung voran. Doch auch sie würde enttäuschen, da sie nur Korrelationen von Aktivitäten aufzeige, die das Wesentliche nicht erfassen könnten. Und auch die Philosophen enttäuschten, da sie vor allem widerspruchsfreie Vorgänge zwischen materiellen und geistigen Vorgängen untersuchen würden, was zu Beschreibungen, aber nicht zu Erklärungen führe.[14] In den verschiedenen Beiträgen fehlen jegliche Hinweise auf die Beteiligung möglicher Quanteneffekte, wie sie Roger Penrose und Thomas Görnitz vermuteten.

Dazu eine Aussage von Thomas Görnitz: *»Erst durch die moderne Quantentheorie ist es möglich geworden, das Bewusstsein als eine Realität auch naturwissenschaftlich beschreiben zu können. Allerdings ist jedoch bereits schon der bloße Begriff ›Quantentheorie‹ nach unserer Erfahrung geeignet, immer noch Widerstände oder Ablehnungen hervorzurufen – sogar viele Physiker würden am liebsten* *die ganze Quantenphysik abändern oder besser ganz abschaffen. [...] Es gibt keinen Grund dafür, dass das Leben sich nicht alle fundamentalen Gesetzmäßigkeiten zunutze gemacht haben wird, die wir Menschen nach und nach dem Geschehen in der Natur ablauschen.«*[15]

Genetik

Gemäß Urban Wiesing versprach Francis Collins, Leiter des Human Genome Projects, 1993, dass innerhalb von zehn Jahren jede Person die Möglichkeit haben werde, ihre eigenen genetischen Risiken zu kennen und zu wissen, ob sie in Zukunft zum Beispiel Krebs, Herzanfälle, Diabetes oder Alzheimer zu erwarten habe. Für die meisten Formen der genannten Krankheiten war das auch 25 Jahre später noch nicht der Fall.[16] Es ist alles viel komplexer, wie in einem Artikel von 2017 mit dem Titel »Genetik. Mitnichten tödliche Mutationen« aufgezeigt wurde. Bei der vollständigen Gen-Analyse von 60 706 Personen durch das ExAC (Exome Aggregation Consortium) hätte sich gezeigt, dass der einfache, vermutete Zusammenhang, dass eine Genvariabilität, die man bei einer Krankheit vermehrt fand, zwangsläufig auch deren Ursache sein müsse, in der Mehrzahl der Fälle nicht stimmt.[17] Bei 192 vermeintlich krank machenden Gensequenzen konnte der Verdacht auf Pathogenität klinisch nur bei neun bestätigt werden. Viele bis 2016 als krank machende oder tödlich geltende Genvarianten seien daher vermutlich harmlos. Als Beispiel wurde das PRNP-Gen angeführt, das als Mutante beim Prionprotein zu einer fehlerhaften Faltung führen würde. Laut Statistik hätte man diese bei der ExAC-Studie in 1,7 Fällen erwarten dürfen. Tatsächlich fand man aber bei 52 Probanden ein mutiertes PRNP-Gen! Das bedeute, dass es neben diesem Gen noch ganz andere stabilisierende Faktoren geben müsse. Mutationen, bei denen der Zusammenhang zu Prionenkrankheiten als gesichert galt, müssten neu beurteilt werden.

Ähnliches gelte für eine Kardiomyopathie (Herzmuskelerkrankung), für die man bis 60 Gendefekte verantwortlich machte. Der britische Kardiologe Hugh Watkins von der University of Oxford hätte zeigen können, dass 40 davon ziemlich sicher harmlos seien. Teilweise implantierte man prophylaktisch Defibrillatoren, um eventuelle Herzrhythmusstörungen zu therapieren. Die neuen Daten hätten die Schlussfolgerung nahegelegt, dass Menschen mit einem vermeintlich erhöhten Krankheitsrisiko tatsächlich gar keiner größeren Gefahr ausgesetzt gewesen waren und daher übertherapiert wurden.[18]

Ich sehe die Entwicklung zur rein genetisch bestimmten personalisierten Medizin skeptisch [→ SAMW in Kapitel 2.1]. Es gibt immer mehr Patient:innen, die aufgrund eines Gentests glauben, ihr Schicksal sei besiegelt, wie die erste Patientin [→ Tabelle 3, S. 42]. Gemäß der erwähnten Daten könnte das für nur etwa 10 % der Fälle zutreffen. Es wird dann überhaupt nicht mehr nach Alternativen zu blockierenden Medikamenten gesucht. Das erzeugt Angst und Stress, beeinträchtigt Selbstregulationsprozesse und kann zur Verstärkung einer Krankheit führen. Ich kenne keine objektive Kosten-Nutzen-Analyse zu diesem Thema, die alle möglichen Folgen dieser »Fehldiagnosen« berücksichtigt.

Krebs

Ich erinnere mich noch gut daran, wie mein Vater, ein Tierarzt, einmal begeistert sagte, jetzt werde vermutlich das Krebsproblem gelöst. Grund dafür war der amerikanische Präsident Richard Nixon (1913–1994), der 1971 in seiner Rede zur Lage der Nation Bezüge zu anderen Errungenschaften herstellte: *»Ich werde auch die Bereitstellung von zusätzlichen 100 Millionen Dollar für den Start einer intensiven Kampagne vorschlagen, um eine Heilung von Krebs zu finden, und ich werde später alle zusätzlichen Mittel beantragen, die effektiv genutzt werden können. In Amerika ist die Zeit gekommen, mit den gleichen vereinten Anstrengungen, die zur Spaltung des Atoms und zur Landung von Menschen auf dem Mond geführt haben, diese gefürchtete Krankheit zu besiegen. Lasst es uns zu einer totalen nationalen Verpflichtung machen, dieses Ziel zu erreichen.«*[19]

Wiesing stellte fest, dass die physikalisch einfachen Probleme gelöst wurden, Krebserkrankungen nicht. Es hätte hingegen neue Versprechen gegeben, wie das des damaligen Leiters des amerikanischen National Cancer Institutes, Andrew C. von Eschenbach (*1941), von 2003: *»Wir können das Ziel für 2015 erreichen, wenn wir danach greifen.«* In einer bemerkenswerten Anhörung im Jahr 2005 vor dem Unterausschuss des Committee on Appropriations des US-Senats bekräftigte von Eschenbach zudem seine Überzeugung, dass sich Geld und Zeit bis zum endgültigen Sieg in der Krebsbekämpfung umgekehrt proportional zueinander verhielten. Er wurde vom Senator Arlen Specter gefragt, wie viel Geld er brauche, um das Datum, an dem niemand mehr an Krebs leiden und sterben würde, von 2015 auf 2010 vorzuziehen. 600 Millionen Dollar jährlich extra, so lautete von Eschenbachs Antwort, und man könne das Datum vorverlegen. Der fragende Senator verstarb 2012 an Krebs.

Wiesing folgert: *»Zudem zeigt der ›war on cancer‹, wie unrealistisch die Prognosen waren, mit denen man für das Programm geworben hat. Im Jahr 2014 war die Zahl der Krebstoten in Deutschland noch einmal gestiegen, von 210 000 im Jahr 1994 auf 220 000. Dies lag auch an der demografischen Entwicklung: Ältere Menschen haben ein höheres Risiko, an Krebs zu erkranken. Altersstandardisiert ist ein Rückgang von Krebs zu verzeichnen (23,2 %), der jedoch geringer war als der Rückgang der Gesamtsterberate (32,1 %) oder der Rückgang bei den Herz-Kreislauf-Erkrankungen (47,9 %). Interessanterweise ist der altersadjustierte Rückgang vor allem besserer Hygiene, den Lebensumständen und vermindertem Rauchen geschuldet. […] Die quantitativ größten Fortschritte sind eben nicht der Erfindung neuer Therapien, sondern der Prävention zuzuschreiben, vor allem dem Verzicht auf Rauchen. Alle Siegesversprechungen waren unseriös und haben sich bisher als falsch herausgestellt. Keine Terminvorgabe wurde eingehalten.«*[20]

Allein für 2018 errechnete die »Global Cancer Statistics« mindestens 9,5 Millionen Krebstote weltweit, Tendenz steigend. Wiesing zeigte auf, dass die Sucht nach immer mehr Daten nicht zum Ziel führen muss: »*Darüber hinaus findet sich beim ›war on cancer‹ stets die Verbindung zwischen Wissen und Handeln: Wenn man nur die molekularen Grundlagen der Krebsentstehung kennt, also das Wissen um diese Krankheit vermehrt, folgt eine Therapie auf dem Fuße. Weil man alles wissenschaftlich erkunden und berechnen kann, wird man es auch beherrschen können. Doch diese Annahme verfehlt die komplexen Verhältnisse in der Medizin. Der Weg vom Labor zum Krankenbett ist auch in der Krebsmedizin ein langer – und wird auch dort gerne übersehen.*«[21]

Ich konnte als Assistent an der Universität Zürich 1989/90 während sechs Monaten alle Patient:innen zahnärztlich betreuen, die Tumore im Kopfbereich hatten, Zytostatika bekamen und bestrahlt wurden. Das konnte bedeuten, innert kürzester Zeit alle parodontal geschädigten und wurzelbehandelten Zähne eines Patienten, oft sehr viele, extrahieren zu müssen, damit es durch die Immunsuppression zu keinen Knochenentzündungen kam. Danach arbeitete ich in der komplementärmedizinisch ausgerichteten Aeskulap Klinik in Brunnen und betreute dort die Tumorpatient:innen, die einen alternativen Behandlungsansatz gewählt hatten. Ich möchte mich hier nicht über die Lebenserwartung bei den verschiedenen Behandlungskonzepten äußern. Auch gibt es vermutlich keine unabhängigen Statistiken, die alle von den Patient:innen im Rahmen einer Zusatztherapie gemachten Interventionen berücksichtigt. Die Lebensqualität der Patient:innen schien mir indessen bei der komplementären Behandlung bis zum Schluss besser.

Auch wenn sich viele Versprechen der konventionellen Medizin nicht erfüllten, so haben sie doch eine enorme Wirkung entfaltet. Forschungsgelder flossen einseitig in eine Richtung, und auch die wissenschaftliche Reputation verschob sich von den Praktikern zu den Theoretikern. Das zeigt sich auch in einer Verschiebung der Professuren an den Universitäten. Warum soll man noch Geld in Alternativangebote investieren, wenn die Molekulargenetik ja alles richten kann?

Aus meiner Sicht ist diese Entwicklung sehr problematisch, da die ihr zugrunde liegende Philosophie einfache Zusammenhänge (subkritische Komplexitätsforschung) als Maß aller Dinge nimmt. Wenn ich aufgrund der oben erwähnten Zahlen eine grobe Kosten-Nutzen-Analyse der Tumorforschung der letzten 50 Jahre mache, ist die Bilanz eher ernüchternd.

Gravierend sind die Auswirkungen dieser Entwicklung auf Therapieansätze, die nicht auf einfache, reduktionistische Gesetzmäßigkeiten zurückgeführt werden können. Die möglichen multifaktoriellen Wirkungen von Toxinen im Niedrigdosisbereich und die daraus folgenden Interaktionen bei chronischen Leiden werden so einfach ignoriert.

7.3 Kleinste Reize – Akupunktur, Homöopathie etc.

Dass kleinste Reize große Auswirkungen haben können, wurde erst mit der Entwicklung der Chaostheorie bekannt. Die Frage stellt sich, ob diese Theorie auch klinisch relevant sein könnte.

Mein Interesse an dieser Thematik wurde geweckt durch bioenergetische Testungen, die Pulsreaktion in der kontrollierten Akupunktur und den kinesiologischen Muskeltest. Diese reagieren selbst auf kleinste Reize: zum Beispiel ein passendes homöopathisches Mittel oder die erwähnten, auf Wasser aufgeschwungenen Informationen. Das muss mit einem wissenschaftlich bis heute ungeklärten Verstärkereffekt zusammenhängen und ist nur denkbar bei einem System, das sich weit vom thermischen Gleichgewicht entfernt befindet. Es darf spekuliert werden, ob dabei seltsame Attraktoren mit ihrer großen Sensibilität eine Rolle spielen. Oder anders formuliert: Man sollte solche minimsten Reize, wenn sie während Jahren oder Jahrzehnten aktiv sind, als Risikofaktoren und Störfeld-Auslöser anerkennen.

Mischtoxikologie

Jedes Mal, wenn ich bei meinen Patient:innen mit chronischen Problemen verschiedenste toxikologische Belastungen finde, wünsche ich mir bessere Informationen über das mögliche Zusammenwirken dieser Stoffe. Die Risiken einer Mischtoxikologie sollten bei der enormen Zunahme von registrierten chemischen Verbindungen vermehrt unabhängig aufgearbeitet werden.

Doch leider passiert das Gegenteil. Gemäß Walter Lichtensteiger von Green Tox (Group for Reproductive, Endocrine and Environmental Toxicology), emeritierter Professor für Pharmakologie und Toxikologie an der Universität Zürich, sei die Schweizer Hochschul-Toxikologie seit den 1990er-Jahren in einem Ausmaß abgebaut worden, wie das in einem modernen Industrieland nicht zu verantworten sei. Die Ausbildung von Toxikologen sei fast zum Erliegen gekommen, Fort- und Weiterbildung sei nur beschränkt möglich. Damit würden den Behörden, der Industrie und der Gesellschaft insgesamt die unabhängigen toxikologischen Sachverständigen fehlen.[22]

Als Fachmann für hormonaktivierende Stoffe wies mich Prof. Lichtensteiger darauf hin, dass gemäß des Berichts »State of the Science of Endocrine Disrupting Chemicals 2012« der WHO und des UNEP (United Nations Environment Programme) fast 800 bekannte, chemisch verschiedene Stoffe aus allen Bereichen ähnliche hormonelle Wirkungen erzielen können. Das können Kunststoffkomponenten, Flammschutzmittel, Isoliermaterialien, Pestizide, UV-Filter, Kosmetika, Sonnencremes, Bisphenol A und seine Derivate (wie sie beispielsweise auch in der Zahnmedizin verwendet werden) oder Reinigungsmittel etc. sein. Diskutiert wurden Folgen wie Fertilitätsstörungen (bis 40 % bei jungen Männern), Organmissbildungen, hormonabhängige Tumore (Brust-, Hoden-, Prostata-, Ovarial-, Schilddrüsenkarzinome) sowie metabolische Krankheiten wie Diabetes.[23]

Die wichtigste Folgerung aus dieser Studie war für mich, dass feste Grenzwerte bei Interaktionen von Stoffgruppen praktisch sinnlos sind. Walter Lichtensteiger wies mich auf eine Studie hin, die zeigte, dass sich Belastungen im Niedrigdosisbereich nicht nur additiv verstärken, sondern sich in den Wirkungen fast potenzieren können. Erschwerend kommt hinzu, dass von der Mehrzahl der neuen chemischen Verbindungen toxikologische Daten fehlen, noch nicht erhoben worden oder uns nicht bekannt sind. Über die Risiken von Nanopartikeln weiß man noch fast nichts. Es herrscht nicht mal Einigkeit über die Diagnosemöglichkeiten: Muss man, um beispielsweise eine Belastung im Gehirn zu diagnostizieren, eine lokale Biopsie durchführen oder prüfen, ob es indirekte Hinweise gibt? Sind die Störfeldabklärungen, wie sie in der Aurikulomedizin und Kinesiologie gemacht und deren positive Resultate seit über 30 Jahren in den entsprechenden Fachzeitungen dokumentiert werden, aussagekräftig? Sind die schulmedizinisch durchgeführten Epikutantests für Zahnmaterialien überhaupt sinnvoll, da man am Immunsystem der Haut testet, das sich vom Immunsystem der Schleimhaut sehr unterscheidet? Die erfreulich positive Erkenntnis war, dass sich Symptome oft schon bessern, obwohl noch lange nicht alle erkannten Belastungen entfernt worden sind. Ein pragmatisches Vorgehen, das sich an den Wünschen und Möglichkeiten der Patient:innen orientiert, scheint daher sinnvoll.[24]

Neue Untersuchungen weisen darauf hin, dass auch bei Übergewicht nicht nur fehlende Bewegung und zu viele Kalorien verantwortlich ist, sondern auch Toxine beteiligt sein können, die Fettzellen beeinflussen. Dazu gehören beispielsweise ubiquitär vorhandene Stoffe wie Bisphenol A aus Kunststoffen, organische Phosphate in Möbeln und Dämmstoffen, per- und polyfluoridierte Alkylverbindungen in Antihaftbeschichtungen und Regenschützen, Phtalate als Weichmacher in Kosmetika und Kunststoffen (für Spielsachen) und vieles mehr. Gewichtszunahme kann auch bei Tieren beobachtet werden, die diesen Stoffen ausgesetzt sind.[25]

Amalgam – seit 150 Jahren umstritten

Die wahrscheinlich spannendste Diskussion zu einem potenziellen Toxin ist der rund 150 Jahre alte Streit um das Zahnfüllungsmaterial Amalgam. Ich lernte an der Universität Zürich noch als Assistent: Wenn etwas klar bewiesen ist in der Medizin, dann ist es das, dass Amalgam keine gesundheitlichen Probleme verursachen kann. Patient:innen, die das bei sich vermuteten, waren in unseren Augen »supranasal Verwirrte«!

Allerdings wiesen schon damals einzelne Forscher:innen wie der deutsche Internist und klinische Toxikologe Max Daunderer (1943–2013), Professor an der Technischen Universität München, darauf hin, dass Quecksilber, Silber und die anderen Metalle aus Amalgamfüllungen mit bis zu 50 verschiedenen Symptomen in Zusammenhang gebracht werden können.[26] Es gab Fernsehdebatten und eine Vielzahl von Veröffentlichungen zu diesem Thema, wie beispielsweise den »Amalgam-Report« von 1990, in dem Betroffene von ihrem »Kampf« mit der Schulmedizin berichteten. Oft wurden sie an Psychologen oder Psychiater:innen verwiesen.[27] Es wurde auch ein »Verein für Amalgam-Geschädigte« gegründet, der bis 2005 existierte.

Für viele Komplementärmediziner:innen stellen Metallbelastungen wegen ihrer Wechselwirkungen mit Biomolekülen und der extrazellulären Matrix immer noch ein zentrales Problem bei chronischen Erkrankungen dar. Und das oft auch bei kleinsten Mengen. Ein Literaturvergleich zu Argumenten von Amalgambefürworter:innen und -skeptiker:innen zeigte 1995, wie verschieden die gleichen Daten betrachtet werden können. Studiert man die entsprechenden Untersuchungen, fällt auf, dass große epidemiologische Studien keinen statistisch signifikanten Zusammenhang zwischen dem Auftreten spezifischer Krankheiten und der Anzahl Amalgamfüllungen zeigten. Daraus folgerte man, dass Amalgam kein gesundheitliches Risiko darstellte. Die Skeptiker:innen wiesen schon damals darauf hin, dass diese Folgerung bei der komplexen Thematik mit beteiligten Co-Faktoren und unspezifischen Mesenchymreaktionen nicht genüge.[28] Diskutiert wurde, ob bei solch komplexen Wechselwirkungen zur Beweisführung hauptsächlich eine Intervention, die Entfernung des Stoffes, aussagekräftig hätte sein können. Dies deckte sich mit den Erfahrungen unzähliger Praktiker:innen, wie eine Arbeit aus einer Schweizer Privatpraxis exemplarisch zeigte. 52 Frauen und 23 Männer hatten folgende Beschwerden: Migräne 36, Kopfweh 32, Magen-Darm-Probleme 27, Nackenverspannungen 25, Parästhesien 19, Schwindel 18, Allergien 13, Sehstörungen 13, Rückenschmerzen 12, seelische Störungen 12, Gelenkschmerzen 10, Schulter-/Armschmerzen 10. Nach Amalgamsanierung: 68 % viel besser, 12 % besser, 9 % etwas besser, 7 % etwa gleich, 1 % schlechter.[29]

Kein Universitätsinstitut hat jemals etwas Ähnliches veröffentlicht. Dabei zeigen die Resultate doch genau das, was wir Praktiker:innen beobachten. Aber warum gibt es diese Vielfalt an Symptomen? Akzeptiert man die Tatsache, dass Noxen, wie Quecksilber, im Bindegewebe an Proteine binden und so die Dynamik stören können, dann kann theoretisch jedes Individuum dort Symptome entwickeln, wo der Körper »Schwachstellen« aufweist. Der amerikanische Chemiker Boyd E. Haley (*1940), ehemaliger Professor für Chemie an der University of Kentucky, zeigte in komplementärmedizinischen Kursen auf, dass sich Schwefel-Wasserstoff-Verbindungen, wie sie bei Wurzelbehandlungen entstehen, mit Quecksilberionen zu »Supertoxinen« verbinden können. Es reichten schon wenige Partikel aus, um die Atmungskette in den Mitochondrien negativ zu beeinflussen, was zu weniger Energie und zu psychischen und physischen Krankheiten führen könne. [→ Abbildung 1, S. 19]

Warum große Studien zu anderen Ergebnissen kommen als Einzelbeobachtungen, lässt sich mit folgendem Modell veranschaulichen: Angenommen, wir haben 1000 Personen mit Amalgamfüllungen und finden bei ihnen 50 verschiedene Symptome, wie sie bei Amalgam vermutet werden. Leiden nun beispielsweise 20 Personen unter dem gleichen Symptom, sind das lediglich 2 % der 1000 Patienten. Bei einer einfachen Statistik gilt dies nicht als Beweis für die Ursache, da der Zusammenhang statistisch nicht signifikant ist. Das gleiche Spiel kann man mit allen anderen Symptomen machen, man wird nie einen signifikanten Zusammenhang finden, weil jeder individuell auf das Problem reagiert.

Ganz anders zeigt sich die Situation, wenn man, wie der deutsche Toxikologe Prof. Otmar Wassermann, die unzähligen in der Literatur beschriebenen Verbesserungen des Gesundheitszustands nach Amalgamsanierung sammelt. Im »Kieler Amalgam-Gutachten 1997. Medizinische, insbesondere toxikologische Feststellungen im Zusammenhang mit einer rechtlichen Beurteilung der Herstellung und des Vertriebs von Amalgam als Material für Zahnfüllungen« ergab seine gutachterliche Würdigung unter Berücksichtigung von rund 425 Literaturhinweisen, dass Amalgam in erheblichem Ausmaß gravierende, zum Teil auch nach dem Ausbohren der Füllungen persistierende und sogar irreversible Gesundheitsschäden verursacht habe. Er zitierte dazu auch die Expertenkommission der schwedischen Sozialbehörde (Socialstyrelsen Expertgrupp 1987): *»Amalgam war und ist ein toxikologisch ungeeignetes Füllungsmaterial (›amalgam is a toxicologically unsuitable dental filling material‹).«*[30]

Im Sinne einer institutionalisierten Gesundheitsgefährdung breiter Bevölkerungskreise hätten Jahre und Jahrzehnte hindurch Amalgamhersteller, Zahnärzte, einschließlich zahnärztlicher Standesorganisationen (mit Ausnahme der KZV Nordrhein), Krankenkassen(-verbände), Medizinische Dienste der Krankenkassen und das Bundesgesundheitsamt in Reih und Glied gestanden, wenn es darum ging, den Ruf des Amalgams als »schnell« zu verarbeitendes und daher »billiges« Füllungsmaterial zu verteidigen. Die intern durchaus bekannte und im Schrifttum eindeutig dokumentierte Giftanreicherung im Organismus als Folge von Amalgam und insbesondere die »Giftigkeit der Amalgame bei unrichtiger Verarbeitung« (Haubeil 1957) sei gegenüber der fachunkundigen Öffentlichkeit und vor allem gegenüber den Betroffenen bis zu den 1960er-Jahren weitgehend totgeschwiegen, zum Teil sogar ausdrücklich abgestritten worden. Eine – aus der Ex-ante-Sicht – unbestimmte Zahl von Gefährdeten und eine große Anzahl von Betroffenen seien gezielt in den Zustand der Ahnungslosigkeit versetzt worden – nicht nur während der Behandlung mit Amalgam, sondern auch dann, als sich die gesundheitlichen Beschwerden gezeigt hätten. Und Wassermann folgerte daraus: »*Der Schutz des Patienten vor toxisch bedingten Amalgamschädigungen wurde dem Ziel, Amalgam als angeblich ›schnell‹ zu verarbeitendes, als ›billiges‹ Standardmaterial für Zahnfüllungen beizubehalten, praktisch geopfert. Dies alles beobachteten und förderten die Amalgamhersteller. Sie zogen wirtschaftlichen Profit aus ›dieser Prioritätensetzung‹. Dabei waren sie sich im Klaren darüber, dass wirtschaftliche Gesichtspunkte keine Rechtfertigung für ihr Verhalten darstellten. Den Amalgamherstellern mussten ihre rechtlichen Pflichten bekannt sein, unabhängig von der Informationspolitik anderer Stellen, erforderlichenfalls auch gegen diese die Amalgamproduktion einzustellen oder zumindest durch die gebotenen Sorgfaltsmaßnahmen zu gewährleisten, dass Schadensbegrenzung erreicht worden wäre.*«[31]

Aufschlussreich ist ein Hinweis in der zweiten Auflage des Gutachtens von 1997. Seit der ersten Auflage 1995 seien keine Erkenntnisse im Fachschrifttum bekannt geworden, die die damals publizierten Fakten und Argumente in Zweifel gezogen, geschweige denn widerlegt hätten.[32]

Diese Widersprüche führten zur absurden Situation, dass Amalgam im Mund fast als Medikament galt, einige Zentimeter daneben hingegen als Sondermüll behandelt werden musste! Die Diskussion ist in der Schweiz dank der neuen alternativen Füllungsmaterialien wie eingeschlafen. Der Weltverband der Zahnärzte FDI hingegen hielt an seiner Generalversammlung 2021 in Sydney fest, dass die verfügbaren wissenschaftlichen Erkenntnisse keinen überzeugenden Zusammenhang zwischen vorhandenen Amalgamrestaurationen und degenerativen Krankheiten, Nierenerkrankungen, Autoimmunerkrankungen, kognitiven Fehlfunktionen, Frühgeburten, Fehlgeburten oder sonstigen unspezifischen Symptomen in der Bevölkerung zeigen würden.[33] Die Diskussion scheint nicht vom Fleck zu kommen. Meiner Einschätzung nach hängt das mit der Nichtakzeptanz von komplementärmedizinischen Diagnose- und Behandlungsmethoden zusammen.

Geopathie – oft belächelt

Seit Jahren wird diskutiert, ob sich gewisse Standorte negativ auf die Gesundheit auswirken könnten. Man spricht auch von Geopathie, Reizzonen oder Erdstrahlen. Als problematisch gilt, wenn der Schlafplatz an einer belasteten Stelle liegt, da dann die schwachen Reize über Stunden, ja oft über Jahre hinweg an einer ähnlichen Stelle wirken. Die umfassendste Studie, die ich dazu kenne, wurde 1990 von einer österreichischen Forschungsgemeinschaft um den Lungenfacharzt und Unidozent Dr. Otto Bergsmann (1922–2004), Schüler von Alfred Pischinger, und mit Unterstützung des Wohnbau-Forschungs-Fonds beim Bundesministerium für Wirtschaftliche Angelegenheit durchgeführt.

Bergsmann schrieb dazu: »*Entsprechend unserer Arbeitshypothese, nach der eine eventuell vorhandene Standortwirkung keinen spezifischen Einfluss auf ein einzelnes System haben kann, sondern nur über die Störung von Regelvorgängen wirksam wird, wurde in jedem Fall der Versuchsaufbau so gestaltet, dass der jeweilige Parameter nicht als statische Größe, sondern sein regulatorisches Verhalten unter gegebenen Reizsituationen, untersucht wurde.*«[34]

Die Untersuchung umfasste 24 biologische Parameter bzw. Phänomene an 985 Versuchspersonen, was zu über 500 000 Messdaten führte, die nach verschiedenen Gesichtspunkten, also mehrfach, ausgewertet wurden.

Die Probanden wurden nach genormter Aufenthaltsdauer einem indifferenten Gebiet oder einer »Zone« zugeteilt. Die zeitliche Abfolge war standardisiert. Untersucher und Proband wussten nicht, ob sie sich auf einer »Zone« oder auf indifferentem Gebiet befanden.

Als Reizzonen wurden eng definierte Orte gewählt, die von drei erfahrenen Rutengängern als problematisch beurteilt wurden. Es handelte sich dabei meistens um unterirdische Wasserläufe mit Überlagerungen von anderen radiästhetischen Reizen.

Die Resultate waren verblüffend: Bei zwölf Versuchen gab es signifikante bis hoch signifikante Unterschiede, wenn die Probanden 15 Minuten auf einer unbelasteten, dann auf einer belasteten und dann wieder auf einer unbelasteten Zone standen.[35]

Die Untersuchungen kann man nach folgenden Gesichtspunkten einteilen, wobei die statistisch signifikanten Ergebnisse angegeben sind:

A. Bioelektrische Untersuchungen an der Haut: *Leitwertmessung (signifikant), Potenzialmessung (signifikant), Feldstärkenmessung (signifikant).* Decoder-Dermografie zeigte eher Blockierung der bioelektrischen Funktionen auf Reizzonen.
B. Kreislaufuntersuchungen: *Herzfrequenzreaktion HFR (signifikant), Orthostasereaktion nach Schellong-Thulesius (signifikant), akrale Wiedererwärmungszeit (signifikant)*
C. Optische Flimmerverschmelzungsfrequenz
D. Reflexzeit des Achillessehnenreflexes
E. Koordination vegetativer Rhythmen
F. *Muskelfrequenzanalyse (signifikant)*
G. Humorale Parameter: *Die drei Immunglobuline IgA, IgG und IgM (signifikant, abhängig von der Messung), Kalzium und Kalium (signifikant), Zink (höchst signifikant), von sechs Neurotransmittern Serotonin (hoch signifikant)*
H. Labormessung am Beispiel der *Blutsedimentationsgeschwindigkeit (signifikant)*
I. Botanische Untersuchung (man beobachtete degenerative Veränderungen bei Pflanzen)
K. Oszillierende Reaktion nach Belousov und Zhabotinsky (es scheint eine geringfügige Beeinflussung zu geben)
L. Sedimentation von Tonaufschwemmungen (standardisierte Tonpartikel sinken auf den »Zonen« schneller ab)

M. Kapillare Steiggeschwindigkeit von physiologischer Kochsalzlösung (verschieden)[36]

Am stärksten war der Effekt bei den Reaktionen, die unter physiologischen Bedingungen auf minimale Reize ansprechen müssen. Das sind physikalische Größen der Haut, die durch jeden Umwelt- und »Inwelt«-Reiz verändert werden (wie das leichte Erröten bei psychischer Belastung oder bei Sonneneinstrahlung etc.), und Kreislaufparameter, die bei jeder Bedingung (vom Laufen bis zum Kopfstand) die Blutversorgung aufrechterhalten müssen. Auch bei den Blutparametern zeigten sich die stärksten Abweichungen bei den Parametern, die der primären Reizantwort, z.B. auf Stress, dienen, wie Serotonin, Zink und Kalzium.

Die letzten Untersuchungen (H bis M) könnten auf eine Beeinflussung des Wassers zurückzuführen sein. Welches Labor aber schaut darauf, an welchen Orten es seine Untersuchungen durchführt? Außerdem zeigte sich, dass die Funktion vorbelasteter Körperareale wie auch die Funktion generell vorbelasteter Versuchspersonen auf den belasteten Zonen stärker und nachhaltiger gestört wurde.[37]

Die Forscher schrieben, dass sich die Störung von Regelvorgängen durch bisher unbekannte Energieformen wie ein roter Faden durch alle Untersuchungen an gesunden Proband:innen und Patient:innen ziehen würde. Die Erscheinungsbilder dieser Fehlregulationen seien nicht in das System der Syndrombilder der klinisch-medizinischen Lehre einzuordnen, sondern würden biokybernetischen Prinzipien folgen. Sie vermuteten, dass die extrem schwachen Strahlen speziell auf Grenzflächen und das Wasser im Körper wirken könnten. Sie stellen somit einen Risikofaktor dar für chronische Erkrankungen. Der Standortwechsel des Schlafplatzes könne daher vor allem bei chronischen Krankheiten und Leidenszuständen die ärztliche Therapie unterstützen.[38]

Akupunktur und Homöopathie – oft bekämpft

Bei beiden Therapieverfahren arbeitet man mit minimalen Reizen und Informationen; sie passen nicht zur Philosophie des Materialismus und werden daher oft als unwissenschaftlich abgelehnt.

Akupunktur

Dominik Irnich, Privatdozent an der LMU München und Leiter der dortigen interdisziplinären Schmerzambulanz, schrieb in der »Deutschen Zeitschrift für Akupunktur« im Februar 2019: *»Die Akupunktur ist eine sichere und effektive Therapie. Dies ist eine auch nach den strengen Kriterien der evidenzbasierten Medizin fundierte Aussage. Es finden sich weltweit 4691 positive Behandlungsempfehlungen in 2308 medizinischen Leit- und Richtlinien für den Einsatz der Akupunktur. [...] Dies ist eine gewaltige Zahl, und auch wenn der Bezug zur Gesamtzahl aller weltweit veröffentlichten Leitlinien fehlt, ist diese Tatsache ein überzeugendes Argument für den Einsatz der Akupunktur. [...] Schwere unerwünschte Wirkungen sind bei sachgemäßer (ärztlicher) Anwendung sehr selten bis extrem selten (unter 0,001 %).«*[39]

Aufgrund dieser Faktenlage sei es für ihn unverständlich, dass sich eine kleine Gruppe von Menschen auf den Weg gemacht habe, die Akupunktur öffentlich zu diskreditieren. Primär hätten sie in den letzten Jahren die Homöopathie angegriffen. Im gleichen Atemzug würden dann aber auch schnell die Naturheilverfahren allgemein, weitere Verfahren der Komplementärmedizin und eben auch die TCM inklusive Akupunktur auf eine unsachliche, zynische und teilweise totalitär anmutende Art verunglimpft.

Mit undurchsichtigen Mitteln schaffe es diese Gruppe, in angesehenen Zeitungen zu schreiben, und auch manche Talkshow sei schon zur Bühne für unsachliche Angriffe geworden. Besondere Aktivität werde im Netz entwickelt; es gäbe keinen Artikel über Komplementärmedizin, der nicht sofort negativ kommentiert würde, wenn er nicht ihren Vorstellungen entspräche.

ABBILDUNG 30: Alle an Ötzi gefundenen Tätowierungen – sowohl die früher von Dorfer, als auch die mit neuer Multispektraltechnik von Samadelli et al. entdeckten Areale – in der Übersicht.

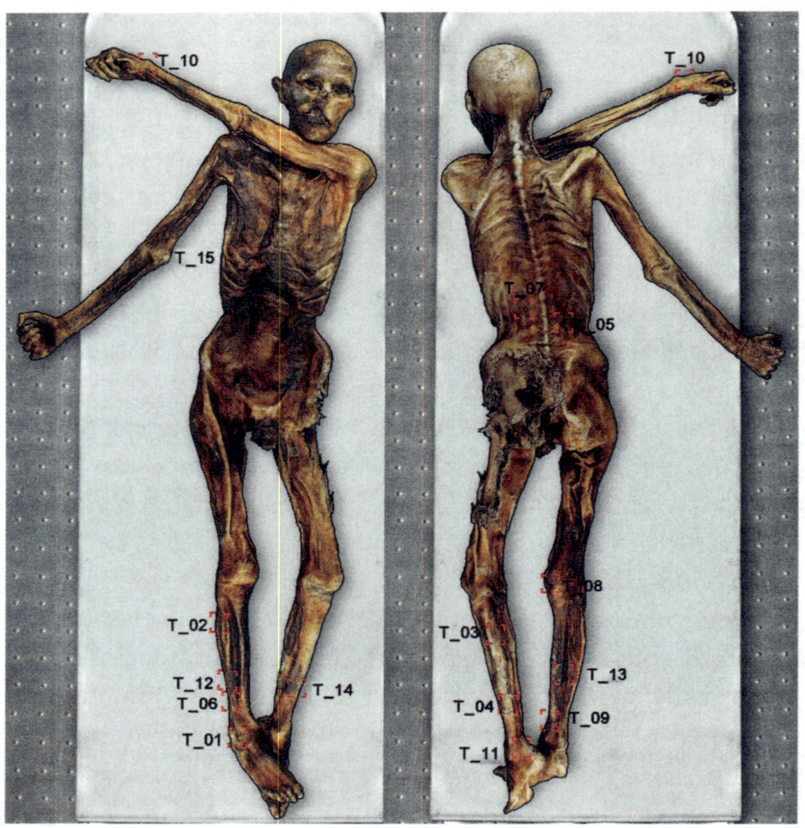

Diese Attacken würden von einer kleinen Gruppe von Meinungsbildnern orchestriert. Sie forderten lautstark und unter völliger Missachtung der wissenschaftlichen Studienlage, der Erfahrung unzähliger Kolleg:innen und der Bedürfnisse der Patient:innen in der Versorgungsrealität Einschränkungen und Verbote im Bereich der Komplementärmedizin. Die Strategie der falschen Behauptung, die in der Politik so erfolgreich praktiziert werde, habe nun auch in der Medizin Einzug gehalten. In manchen Ländern habe diese totalitäre Bewegung schon echtes Unheil angerichtet. In Spanien drohe die Verbannung der Akupunkteur:innen aus der Ärztekammer und in Australien der Entzug der Approbation für den akupunktierenden Arzt. Die Bewegung sei international.[40]

Erstaunlich ist, dass Akupunkturpunkte mit großer Wahrscheinlichkeit schon in der Jungsteinzeit bekannt waren. 1998 fiel Frank Bahr auf, dass die Tätowierungen von Ötzi, dem Mann aus dem Eis, der vor rund 5300 Jahren in den Alpen lebte, Akupunkturpunkten entsprechen [→ Abbildung 30].[41] 2014 wurden mit neuer Multispektraltechnik weitere Tätowierungen entdeckt. Drei Professoren für Akupunktur schrieben dazu, dass diese durch neue Technik gefundenen Punkte für einen Akupunkturarzt nicht nur erfreulich seien, sondern ihnen geradezu Bewunderung »abnötige«. Diese vor über 5000 Jahren durchgeführte »Akupunktur« sei nämlich bezüglich Punktauswahl auch nach all ihren Erkenntnissen und Erfahrungen geradezu optimal für die angenommenen Pathologien von Ötzi. Dies waren Schmerzen wegen ausgedehnter Arthrose im Bereich der unteren Wirbelsäule mit einem gewissen Anteil an rheumatischen Veränderungen sowie Magen-Darm-Probleme wegen Peitschenwürmern (Trichuris trichiura). Im Einzelnen seien folgende Punkte behandelt worden:

- Auf dem Blasenmeridian: Bl 21, 22, 23, 24, 25 (Wirbelsäulenschmerzen), Bl 56, 59, 60 (Rückenschmerzen)
- Lebermeridian: Le 5 (Spastik im Verdauungstrakt), Le 8 (Gallen- und Leberbeschwerden, Wirbelsäulenprobleme), Le 14 (Spastik im Verdauungstrakt)
- Gallenblasenmeridian: Gb 24 (Spastik im Verdauungstrakt), Gb 34 (Gallenbeschwerden, Wirbelsäulenprobleme), Gb 37 (Gallenbeschwerden), Gb 40 (Gallen- und Magenbeschwerden)
- Magenmeridian: Ma 41 (Gallen- und Magenbeschwerden)
- Nierenmeridian: Ni 7 (übergeordnete Wirkung auf Wirbelsäule), Ni 9 (Unterstützung Ni 7)
- Dickdarmmeridian: Di 5 (Spastik im Verdauungstrakt)

- Dünndarmmeridian: Dü 4 (Spastik im Verdauungstrakt)
- 3Erwärmer: 3E (Spastik im Verdauungstrakt)[42]

Wie erwähnt, haben sich in den letzten Jahrtausenden verschiedenste Schulen in der Akupunkturlehre entwickelt, die dank der beschriebenen Theorien wissenschaftlich einigermaßen verstanden werden können. Viel zu wenig bekannt sind dabei meiner Meinung nach russische Experimente, wie sie W. A. Sagrjadski 1991 in seinem Artikel »Akupunktur-Grundlagenforschung im Rahmen der russischen Raumfahrtmedizin« zusammenfasste.

Als in den 1950er-Jahren elektrische Eigenschaften der Akupunkturpunkte bekannt wurden, hätten in verschiedenen Ländern wie Frankreich, Japan, Deutschland und Russland Ärzte Diagnosegeräte zu konstruieren begonnen, was zur weiten Verbreitung der Elektroakupunktur geführt habe. Sagrjadski berichtete, dass zur Erarbeitung methodischer Grundlagen sowie einer guten Hard- und Softwareentwicklung allein in Russland über 12 Millionen Hautwiderstandsmessungen, hauptsächlich an klassischen Akupunkturpunkten, bei 1500 Gesunden und mehr als 22 000 Patient:innen mit unterschiedlichsten Erkrankungen gemacht wurden. Dabei habe sich bei bestimmten Fragen die Überlegenheit systemorientierter Diagnostik gezeigt.

Sagrjadski schrieb, dass die fernöstliche Klassifikation der Akupunkturpunkte weniger strukturell organbezogen sei, sondern über ein Netz von Meridianen funktionell wirke. Die Verbindung zwischen Meridian und Organ leite sich aus dem therapeutischen Effekt ab, der über Akupunkturpunkte auf das Organ des nach ihm benannten Meridians erzielt werden könne. Dabei reiche die Heilwirkung weit über das eigentliche Organ hinaus auf andere Systeme des Organismus. Als Beispiel erwähnte er den »Lungenmeridian«. Man subsummiere darunter das gesamte Atemsystem, das die Sauerstoffzufuhr und die Kohlendioxidabgabe sicherstelle, sowie die Haut, die auch mit 10–15 % am gesamten Gasaustausch des Organismus beteiligt sei. Man habe es mit einem Ensemble aus verschiedenen Geweben und Organen zu tun, das als Einheit zur Aufrechterhaltung eines gesunden Organismus beitrüge.

Die Daten hätten gezeigt, dass Abweichungen in einzelnen Systemen als Risikofaktoren für Erkrankungen gelten könnten und dass eine frühzeitige Therapie sinnvoll sei, besonders in Extremsituationen in der Raumfahrt. Am 24. Juli 1984 sei im Raumschiff »Salut« das erste Mal eine therapeutische Korrektur aufgrund von Elektroakupunkturmessungen im Weltraum erfolgt.[43] Vermutlich dank dieser Methoden hätte der Arzt und Kosmonaut Waleri W. Poljakow (1942–2022) seinen Weltrekordflug (437 Tage, 7 Std., 58 Min.) 1994/95 erfolgreich überstehen können.

Das damals benutzte Elektroakupunkturgerät »Prognos« kam auch im Westen auf den Markt. Für mich war es das erste solche Gerät, mit dem ich befriedigende, reproduzierbare Ergebnisse an den 24 vorgeschlagenen Akupunktur-Endpunkten an den Händen und Füßen erzielen konnte. Ich durfte ein »Prognos« für eine Forschungsexpedition der Schweizerischen Gesellschaft für Gebirgsmedizin (SGGM) 1999 zum Skyang Kangri, einem Berg neben dem K2 in Pakistan, ausleihen und einige Messungen an meinen gesunden Kolleg:innen durchführen. Nach einer Erstmessung beeinflusst man die Versuchsperson, indem man beispielsweise ein Medikament auflegt oder eine therapeutische Maßnahme durchführt, um danach eine Kontrollmessung zu machen.

Speziell bei »Prognos« war, dass der Auflagedruck der Messelektrode kontrolliert auf 200 Gramm beschränkt wurde, der Akupunktur-Punkt damit also nicht übermäßig belastet, und dass innert 0,2 Sekunden 400 Einzelmessungen durchgeführt werden konnten, deren Mittelwert genauer war als Einzelmessungen bei früheren Geräten.

Zwei Messungen im Basislager auf 5200 Meter über Meer zeigten die Möglichkeiten dieses Geräts deutlich. Was im Weltraum funktioniert hatte, sollte ja auch im Hochgebirge möglich sein! Im ersten Fall zeigte sich eine relative Dysbalance (Wert

ABBILDUNG 31: Die »Prognos«-Messung auf 5200 Metern ü. M. zeigt, dass Diamox und Nifedipin einen positiven Effekt auf die Testperson haben könnten.

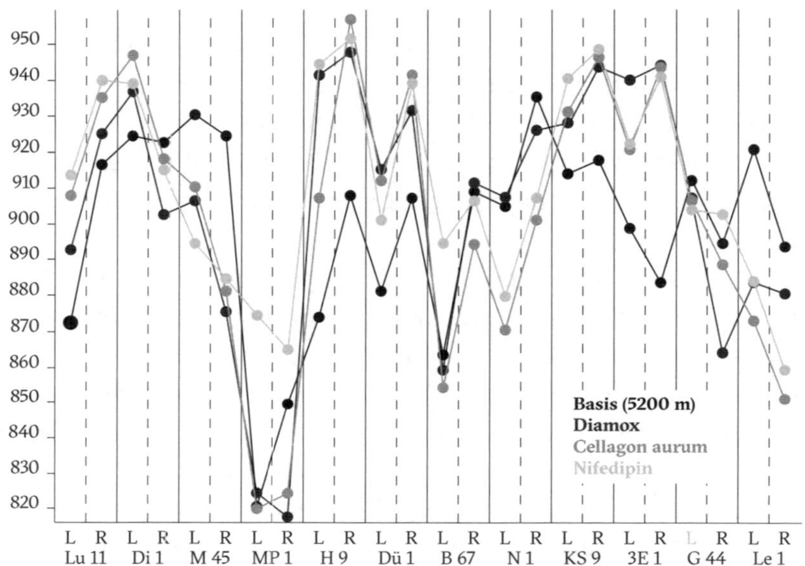

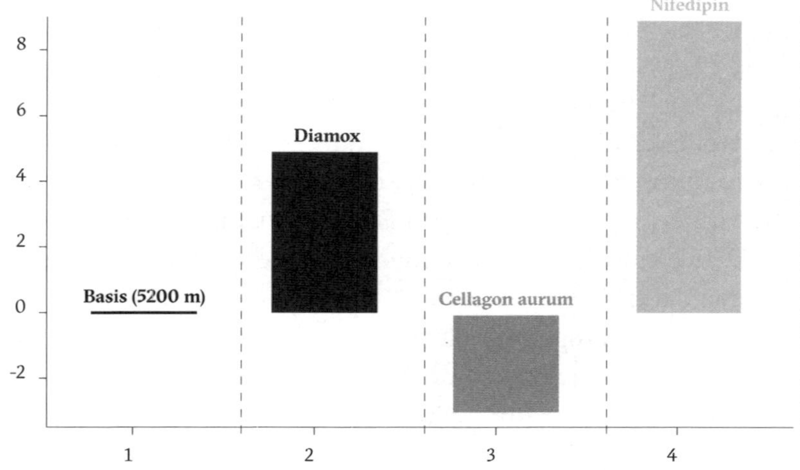

ABBILDUNG 32: Die »Prognos«-Messung auf 5200 Metern ü. M. zeigt eine Schwäche im Nieren-Blasen-Bereich, die mit einer Therapie am Kronenchakra teilweise ausgeglichen werden konnte.

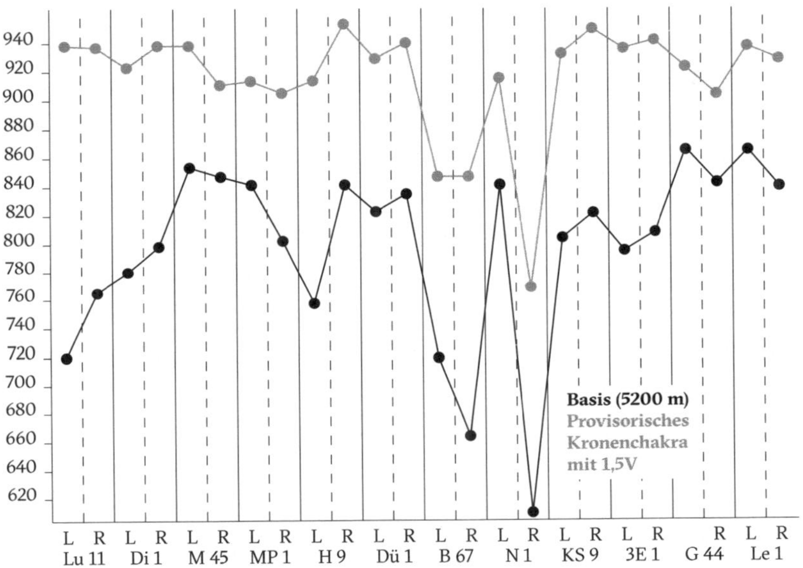

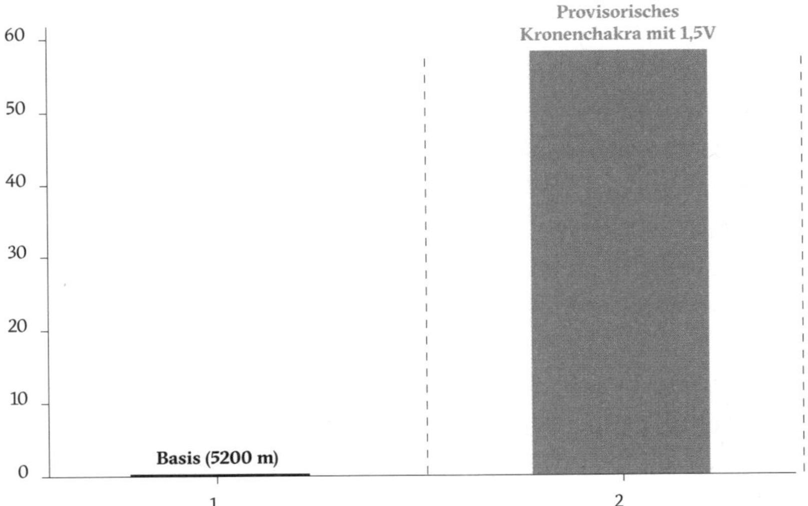

802) am linken Milz-Pankreas-Meridian, die durch Auflage von Nifedipin, einem bei Höhenlungenödem empfohlenen Medikament, verbessert wurde. Auch Diamox, das ebenfalls in der Höhenmedizin verwendet wird, zeigte über alles einen leicht positiven Effekt, während das Multivitaminpräparat Cellagon aurum hier keinen Nutzen zeigte. [→ Abbildung 31]

Im zweiten Fall fielen die tiefen Werte im rechten Nieren- und Blasenbereich auf, die sich nach einer »Energietherapie« mit einer 1,5-Volt-Batterie am Kronenchakra, einem Energiepunkt am Kopf, verbesserten. Diese Schwäche zeigte sich bei einer früheren Messung auf 2000 Metern Höhe nicht. Auf meine erstaunte Frage nach möglichen Ursachen gab die Testperson an, dass sie sechs Monate zuvor eine Nierenbeckenentzündung hatte. Für mich war das wie ein Beweis, dass sich unter dem Stress von tiefem Sauerstoffpartialdruck auf 5200 Metern noch nicht vollständig ausgeheilte Schwachstellen zeigen können, die selbstverständlich Risikofaktoren darstellen. [→ Abbildung 32]

Leider wurden Resultate von »Prognos«-Messungen von verschiedenen Therapeut:innen überinterpretiert, was von verschiedenen Seiten als Beweis für die Unsinnigkeit des Verfahrens fehlinterpretiert wurde. Dennoch kann man nur bedauern, dass keine Schweizer Universität den Versuch wagte, die eigenen Therapien mit einem so kostengünstigen Verfahren zu überprüfen.

Homöopathie

Die wohl umstrittenste medizinische Therapie ist die Homöopathie, die in der Presse und von Naturwissenschaftler:innen oft als Irrlehre bezeichnet wird. In diesem Glauben wurde auch ich an der Universität ausgebildet. Folgende Gründe belehrten mich ab etwa 1990 eines Besseren:

A: Studien. Es waren die Auswertung einer Metaanalyse von 105 homöopathischen Studien im angesehenen »British Medical Journal« 1991[44] und ein Buch des Zürcher Arztes Dr. Marco

Righetti, die meine Skepsis gegenüber der Homöopathie ins Wanken brachte. Righetti kam nach einer Analyse von

- 22 »In vitro«-Studien und Studien an isolierten Organen,
- 15 botanischen Untersuchungen,
- 56 tierexperimentellen Studien,
- 11 veterinärmedizinisch-klinischen und
- 26 humanmedizinisch-klinischen Untersuchungen

zum Schluss, dass das homöopathische Prinzip wirkt.[45]

Fast unglaublich scheinen die beschriebenen Wirkungen bei Epidemien, Vergiftungen und sogar bei experimentell produzierten Tumoren. Selbst bei künstlich erzeugten Fibrosarkomen in Mäusen hätte die Homöopathie scheinbar gewirkt. Während in der Kontrollgruppe alle 77 Tiere starben, hätten in der Homöopathiegruppe 52 % überlebt.[46]

Martin Frei-Erb, Facharzt für Allgemeinmedizin und ehemaliger Mitarbeiter am Institut für Komplementärmedizin der Universität Bern, präsentierte an der SGZM-Generalversammlung (Schweizerische Gesellschaft für Ganzheitliche Zahnmedizin) 2018 verschiedene Metaanalysen, die überwiegend einen positiven, d.h. nicht mit Placebo erklärbaren, Effekt von Homöopathie zeigen [→ Tabelle 6].

Dies ist umso relevanter, als stets behauptet wird, es gäbe keine Studien zur Wirkung von Homöopathie.

Zum negativen Ergebnis von Shang schrieben Lüdtke/Rutten, Rutten/Stolper und Hahn, dass es nicht nachvollziehbar sei, warum Shang gewisse Studien einfach nicht berücksichtigt habe. Dadurch würden unzulässige Verzerrungen der Resultate entstehen. So steht im »Journal of Clinical Epidemiology« (Lüdtke/Rutten 2008), dass Shangs negative Ergebnisse hauptsächlich durch eine einzige Studie zur Vorbeugung von Muskelkater bei 400 Langstreckenläufern beeinflusst worden seien. Die Ergebnisse der Metaanalyse würden sich beim Weglassen empfindlich ändern in Bezug auf den gewählten Schwellenwert,

TABELLE 6: Verschiedene Studien zur Homöopathie

Autor:innen	*Name der Studie*	*Bewertung*
Kleijnen et al.	Clinical Trials of Homeopathy. British Medical Journal. 1991; 302(6772); S. 316–323	positiv
Linde et al.	Are the clinical effects of homeopathy placebo effects? A meta-analysis of placebo-controlled trials. Lancet. 1997; 350(1); S. 834–843	positiv
Linde/Melchart	Randomized controlled trials of individualized homeopathy; a state-of-the-art review. J. Altern Complement Med. 1998; 4(4); S. 371–388	eingeschränkt positiv (negativ bei Analyse der qualitativ besten Studien)
Cucherant et al.	Evidence of clinical efficacy of homeopathy. A meta-analysis of clinical trials. HMRAG. Homeopathic Medicines Research Advisory Group. Eur. J. Clin. Pharmacol. 2000 Apr; 56(1); S. 27–33	positiv
Shang et al.	Are the clinical effects of homeopathy placebo effects? Comparative study of placebo-controlled trials of homeopathy and allopathy. Lancet. 2005; 366(9487); S. 726–732	negativ
Lüdtke/Rutten	The conclusions on the effectiveness of homeopathy highly depend on the set of analyzed trials. J. Clin. Epidemiol. 2008; 61(12); S. 1197–1204	positiv (Re-Analyse der Daten von Shang et al.)
Rutten/Stolper	The 2005 meta-analysis of homeopathy; the importance of post-publication data. Homeopathy. 2008; 97(4); S. 169–177	positiv (Re-Analyse der Daten von Shang et al.)

Autor:innen	*Name der Studie*	*Bewertung*
Hahn	Homeopathy: Meta-analyses of Pooled Clinical Data. Forsch Komplementmed. 2013; 20; S. 376–381	positiv (um statistisch negativ zu werden, müssten 90 % der vorhandenen Studien außer Acht gelassen werden)
Mathie et al.	Randomized placebo-controlled trials of individualized homeopathy treatment: systematic review and meta-analysis. Syst. Rev. 2014; 3; S. 142	positiv
Mathie et al.	Randomized double-blind, placebo-controlled trials of non-individualized homeopathy treatment; systematic review and meta-analysis. Syst. Rev. 2017; 6; S. 63	eingeschränkt positiv (negativ bei Analyse der qualitativ besten Studien)

der große Stichprobenumfänge definiert. Aufgrund der großen Heterogenität zwischen den Studien seien die Ergebnisse und Schlussfolgerungen von Shang weniger eindeutig als dargestellt.

Auf der Website der Universität Bern steht: »*Fasst man den aktuellen Stand der präklinischen und klinischen Forschung zusammen, kann man schlussfolgern, dass homöopathische Präparate spezifische Wirkungen zeigen, die sich von Placebo unterscheiden, wenn sie adäquat eingesetzt werden […]*« (www.ikim.unibe.ch/forschung/uebersichten_zum_stand_der_forschung/homoeopathie/index_ger.html, Stand 10. Januar 2024)

B: Die Klinik. Ich lernte an der Aeskulap Klinik viele glaubhafte Patient:innen kennen, die berichteten, dass sie ein homöopathisches Mittel bekommen hatten, dann sei nichts passiert, dann eventuell noch einmal das Gleiche, daraufhin ein neues Mittel, und das habe »eingeschlagen wie ein Blitz«! Symptome hätten sich verändert, das oder die Hauptprobleme hätten sich deutlich verbessert. Und alles ohne Nebenwirkungen und erst noch günstig. Diese breiten, aber individuellen Wirkungen kennt man bei den üblichen Medikamenten nicht, und ich musste einige Fälle richtig »erleben«, um das Phänomen akzeptieren zu können.

Das eindrücklichste Beispiel aus meiner Praxis erlebte ich 2015 bei einer 64-jährigen Patientin. Sie schilderte mir bei einer Routine-Zahnkontrolle, dass sie seit einigen Monaten zunehmend Angstsymptome mit Bluthochdruckattacken und Zähnepressen entwickelt habe, ohne dass sie eine bestimmte Ursache dafür kenne. Ihre Frage an mich war, ob es komplementärmedizinisch etwas dagegen gebe, denn sie wollte keine blutdrucksenkenden Mittel nehmen. Mit dem Testsystem SkaSys fand ich als Hauptursache ein unbewusstes Trauma und als Therapeutikum das homöopathische Mittel Viscum album C 10 000 als Einmaldosis, eine Verdünnung, in der mit größter Wahrscheinlichkeit kein Molekül der Substanz mehr enthalten ist. Zusätzlich zeigte die Blüte »Worrai« vom Hersteller Australian Flower Essences Resonanz. Das sind nach einem speziell schonenden Verfahren, der Stepanovs-Methode, hergestellte Essenzen aus australischen Blüten.[47]

Sechs Wochen später berichtete sie, dass die Mittel »eingefahren sind wie noch nie ein Homöopathikum zuvor«. Sie bekam zuerst ein Druckgefühl auf der Brust mit Herzrasen und Rückenschmerzen sowie seit zwölf Jahren wieder einmal eine Erkältung. Aber alles ohne Angstgefühl! Es seien zwei Bekannte gestorben. Auch das hätte sie viel gelassener akzeptieren können, als sie sich das je hätte vorstellen können. Sie hatte seit damals nie mehr ähnliche Probleme.

C: Die Testerfahrung. Bei bioenergetischen Testungen zeigen homöopathische Mittel reproduzierbare Reaktionen wie andere Medikamente.

D: Theorie. Gespräche mit Hans Primas, dem ehemaligen Vorsteher der Abteilung für Chemie an der ETH Zürich. Er versicherte mir, es gebe kein wissenschaftliches Argument gegen Homöopathie, sondern nur unbewiesene Behauptungen. Gemäß der bisher beschriebenen Theorien, bspw. Wassergedächtnis, scheint mir ein naturwissenschaftlicher Wirkmechanismus denkbar.

E: Die Biografie von Samuel Hahnemann. Der deutsche Arzt und Begründer der Homöopathie, Samuel Hahnemann (1755–1843), war vermutlich der erste experimentelle Toxikologe. In einfachen Verhältnissen aufgewachsen, galt er schon als Kind als so begabt, dass ihm das Schulgeld erlassen wurde und er dank eines Stipendiums Medizin studieren konnte. Zahlreiche Ehrungen, eine Professur an der Universität Leipzig und eine Stelle als Leibarzt von Herzog Friedrich Ferdinand von Anhalt-Köthen (1769–1830) zeugten von seiner Kompetenz.

Beim Übersetzen von Berichten aus Schottland zu Malaria fand er Unstimmigkeiten, die ihn zu Selbstversuchen mit Chinarinde (Chinin) veranlassten. Dabei bemerkte er, dass deren Einnahme zu ähnlichen Symptomen wie Malaria führt. Er formulierte zuerst sehr vorsichtig seine Vermutung, dass die Fähigkeit, Symptome hervorzubringen, mit der Heilwirkung zusammenhängen könnte.

In unzähligen, genau dokumentierten Versuchen erforschte er die Wirkung von verschiedenen Substanzen an seiner Familie und seinen Studenten; die auftretenden Symptome wurden eingeteilt nach ihrer Häufigkeit. Diese Stoffe verabreichte er dann in sehr verdünnter Form den Patient:innen, die genau diese Symptome zeigten. Er entdeckte, dass dieses Prinzip, »similia similibus curentur«, Gleiches mit Gleichem heilen, vermutlich universal gültig sei. Es gemahnt an die UV-Strahlenschäden der DNA, die wiederum mit UV-Strahlen therapiert werden können. [→ Interview Popp, S. 117]

Ebenfalls versuchte Hahnemann, die Nebenwirkungen von Medikamenten zu minimieren, indem er diese immer mehr verdünnte, was er »Potenzieren« nannte. Zu seiner Überraschung zeigten sie oft auch bei übermäßigen Verdünnungen, wenn eigentlich rechnerisch keine Substanz mehr im Lösungsmittel hätte sein können, eine Wirkung. Außerdem bemerkte er, dass die Art der Herstellung der Verdünnung, beispielsweise durch Schütteln, entscheidenden Einfluss auf die Wirksamkeit der Lösung habe. Das führte zur seltsamen Erkenntnis, dass Toxine je nach Konzentration unterschiedliche Wirkungen zeigten. Als Stoff wirken sie mengenabhängig als Gift mit spezifischen Symptomen, stark verdünnt lindern sie genau diese Symptome. Seine exakten Aufzeichnungen der verschiedensten psychischen und physischen Vergiftungsanzeichen bei kontrollierter Einnahme sind aus wissenschaftlicher Sicht bahnbrechend. So beschreibt er in § 210 bis § 230 der sechsten Auflage seines Werks »Organon der Heilkunst« die Wechselwirkungen von somatischen und psychischen Symptomen. Das beinhaltet nicht nur das, was heute als Psychosomatik bekannt ist, sondern auch das Prinzip der somato-psychischen Störungen, das ich im Zusammenhang mit meinen Ausleitungstherapien immer wieder selbst beobachten konnte. In § 213 fordert er, dass bei jeder akuten und chronischen Erkrankung ein Mittel zu wählen sei, das den momentanen Gemütszustand erzeugen könne.[48]

Die große Frage nach dem Wirkmechanismus bleibt bis heute wissenschaftlich ungeklärt. Kann bei einer sehr großen Verdünnung etwa eine Art »Fußabdruck« im Trägermedium zurückbleiben, auch wenn statistisch kein wirkaktives Molekül mehr vorhanden ist? Auch hier stehen sich die zwei unversöhnlichen Lager gegenüber. Die einen sprechen von einer Irrlehre und argumentieren, dass eine solche Informationsspeicherung in einem Trägermedium unmöglich sei, ohne ihre Vermutung beweisen zu können. Die anderen akzeptieren die klinischen Beobachtungen als Tatsache, weisen auf Strukturen im Wasser und der damit einhergehenden möglichen Informationsspeicherung hin und hoffen, dass die Wissenschaft den genauen Wirkmechanismus dereinst mal aufklären wird. Die bei Zhang erwähnten Mechanismen weisen vermutlich in die richtige Richtung, sind aber noch keine Beweise. [→ S. 148f.]

Wie schwierig die Durchführung einer einfachen Studie zum Thema ist, soll am Beispiel von Quecksilber, das in der Homöopathie als Mercurius solubilis Hahnemanni bekannt ist, erläutert werden. In verschiedenen Arzneimittelversuchen wurden die Symptome erfasst, die bei einer Einnahme von Quecksilber auftreten. Im »Homöopathischen Repetitorium« der Deutschen Homöopathischen Union werden bei Mercurius solubilis 32 Symptome aufgezählt. Dazu gehören u.a. Schleimhautentzündungen des Magen-Darm-Trakts inklusive des Zahnhalteapparats, anginaähnliche Symptome, Hauterkrankungen, Entzündungen des Lymphsystems bis hin zu Nephritis und Hepatitis. Dieses Mittel wäre in sehr hoher Verdünnung (potenziert) also das ideale Heilmittel für Patient:innen mit all diesen Symptomen.

Wenn man sich jetzt nur auf ein Symptom, beispielsweise die Schleimhautentzündungen des Magen-Darm-Trakts, konzentriert, wie das in schulmedizinischen Studien üblich ist, wird man der übergeordneten Reaktion eines homöopathischen Mittels nicht gerecht.

Ein homöopathisch tätiger Arzt würde daher ein Mittel suchen, bei dem möglichst viele Symptome mit den bekannten Wirkungen des Mittels übereinstimmen. Bei 32 Symptomen gäbe es also 2^{32} Kombinationsmöglichkeiten für eine Patienteneinteilung. Auch hier sind wir im Bereich kritischer/fundamentalkritischer Komplexität, für die ein klassisches Studiendesign ungeeignet ist.

Damit lässt sich auch erklären, warum bei den scheinbar »besten« Studiendesigns, bei denen aus statistischen Gründen am meisten Faktoren ausgeblendet werden, die Aussagekraft geringer ist. Da sich die wissenschaftliche Methodik nach dem zu untersuchenden Gegenstand richten sollte, und nicht umgekehrt [→ S. 57], stellt sich die Frage, was hier unter »bestes Studiendesign« zu verstehen wäre.

7.4 Manipulation bei der schweizerischen PEK-Studie?

1998 verfügte die damalige Schweizer Gesundheitsministerin Ruth Dreifuss (*1940), dass im Rahmen der Revision des Kranken- und Unfallversicherungsgesetzes (KUVG) fünf umstrittene komplementärmedizinische Disziplinen – klassische Homöopathie, Traditionelle Chinesische Medizin, Anthroposophische Medizin, Neuraltherapie und Phytotherapie – während sechs Jahren auf ihre Wirksamkeit hin überprüft werden sollten. Das »Programm Evaluation Komplementärmedizin PEK« rief breites Interesse hervor und wurde von einem internationalen Beirat wissenschaftlich betreut. Dabei wurde auch berücksichtigt, dass sich die Evaluation komplementärmedizinischer Therapiesysteme nicht auf Doppelblindstudien reduzieren lässt.

Die PEK verlief zuerst zur allgemeinen Zufriedenheit. 2004 erfolgte ein Wechsel im Bundesrat, neuer Gesundheitsminister wurde Pascal Couchepin (*1942), und gleichzeitig wurde der Krankenversicherungsbereich vom Bundesamt für Sozialversicherungen ins Bundesamt für Gesundheit (BAG) verschoben, wobei die Verantwortlichen für die PEK fast alle ausgewechselt wurden. Damit begannen die Probleme.

Daniel Bouhafs, Journalist für medizinökonomische und gesundheitspolitische Themen, schrieb, basierend auf Hintergrundrecherchen und Gesprächen mit den damals Beteiligten, in seinem 2011 erschienenen Buch »Komplementärmedizin. Alternative Heilmethoden unter der Lupe«, dass hier ein ambitioniertes Forschungsvorhaben gezielt von verschiedenen Seiten torpediert und schwer havariert worden sei. Unterstützt von einer Reihe schulmedizinischer Expert:innen, habe das BAG mehrmals die Prozessabläufe abgeändert. *»Längst festgelegte – international anerkannte – Kriterien wurden über den Haufen geworfen«*, schrieb Bouhafs. *»Forscherinnen und Forscher, die in ihren Arbeiten zur Komplementärmedizin zu positiven Schlüssen kamen, wurden nun plötzlich mit Publikationsverboten belegt. An* *einer Tagung der Schweizerischen Akademie der Medizinischen Wissenschaften habe ein Dekan einer medizinischen Fakultät sogar gesagt, man müsse Handgranaten gegen die Komplementärmedizin bereitstellen.«*[49]

In der »Schweizerischen Ärztezeitung« wurde das Thema mehrmals besprochen. Im Beitrag »PEK und BAG: Probleme beim Programm Evaluation Komplementärmedizin« stellte Peter Heusser, Dozent für anthroposophische Medizin an der Universität Bern und Mitglied des Lenkungsausschusses, seine Sicht der Abläufe dar. Das Hauptproblem sei gewesen, dass das BAG plötzlich frühere Abmachungen nicht mehr habe einhalten wollen. So wurde den teilnehmenden Ärzteorganisationen untersagt, über die gewonnenen Daten zu sprechen. Sehr problematisch sei auch die unrühmliche Entlassung des Ökonomen und Verantwortlichen für die Wirtschaftlichkeitsprüfung, Hans-Peter Studer, im Frühjahr 2005 gewesen, da dadurch vermutlich nicht alle Daten für den Schlussbericht verwendet werden konnten. Pikant an diesem sei, dass er in der ersten Version vom 14. März 2005 die Empfehlung enthalten habe, Anthroposophische Medizin, Homöopathie und Phytotherapie in der Grundversicherung zu belassen. Diese Empfehlung sei dann auf Veranlassung von Pascal Couchepin gestrichen worden. Die Begründung: Es sei nicht Sache der Experten, *»den Entscheidungsspielraum der zuständigen Behörde durch konkrete Empfehlungen einzuschränken«*. Am 28. April 2005 sei dem internationalen Review Board per E-Mail gekündigt worden, ohne dass dessen Mitglieder, die ja genau die Wissenschaftlichkeit überprüfen sollten, Gelegenheit bekamen, den Schlussbericht zu diskutieren. Die seit Langem geplante Schlusssitzung vom 3. Juni 2005 wurde einfach gestrichen. Erst nach massivem öffentlichen Druck wurde diese Sitzung am 27. September 2005 nachgeholt; das heißt, erst nach dem Entscheid des Gesundheitsministers. In einer gemeinsamen Konsensstellungnahme erklärten die Experten des internationalen Review Board: *»Für eine wohlabgewogene politische Entscheidung wäre ein vorgängiger Diskurs zwischen* *den beteiligten Forschern, den zuständigen Verwaltungsstellen und politischen Entscheidungsträgern sowie dem Review Board über die Interpretationen, die methodologischen Stärken und den Informationsgehalt der PEK-Daten von großer Bedeutung gewesen. Die Ergebnisse und Argumente aus diesem Expertendiskurs hätten dann auch die öffentliche Diskussion befruchten können, die wiederum den Hintergrund für die politischen Entscheidungen bildet. Leider verlief der tatsächliche Prozess von PEK genau umgekehrt. Das Review Board verurteilt diese Umkehrung der normalen Abläufe einstimmig. Besonders bekümmernd ist der Umstand, dass die politische Entscheidung anscheinend durch Analysen des Bundesamtes für Gesundheit (BAG) inspiriert ist, die ihrerseits auf Daten und Prozeduren beruhen, die öffentlich nicht einseh- und überprüfbar sind.«*[50]

Auch in der Presse wurde das Vorgehen kritisiert. So schrieb die »NZZ« am 3. Juni 2005 unter »Couchepins unterdrückte Studien«, dass die Komplementärmedizin billiger und mindestens ebenso wirksam sei wie die Schulmedizin. Das hätte eine Studienreihe gezeigt, die das Bundesamt für Gesundheit unter Verschluss habe halten wollen: *»Der ›NZZ am Sonntag‹ liegen nun einige der Studien vor. In einer Wirtschaftlichkeitsanalyse kommt der Gesundheitsökonom Hans-Peter Studer zum Schluss: ›Alle fünf Disziplinen sind weniger kostenintensiv als die konventionelle Medizin.‹ Nach der Befragung von 256 Komplementärmedizinern berechnet Studer die Kosten der Heilmethoden zulasten der Grundversicherung ohne Medikamente auf jährlich 86,6 Millionen Franken. Das entspricht 0,2 Prozent der gesamten Gesundheitskosten. Die 758 Komplementärärzte in der Schweiz machen 11,7 Prozent der Grundversorger aus, verursachen aber nur 7,1 Prozent der Kosten, schreibt Studer. Pro Arzt verursachen alle Therapien deutlich weniger Kosten. Am günstigsten arbeitet die Homöopathie, am teuersten, aber immer noch billiger als die Schulmedizin, ist die Neuraltherapie.«*[51]

Es lohnt sich ein Blick in den offiziellen PEK-Schlussbericht vom 24. April 2005. Dort steht u.a.: *»Sie [die Komplementärmediziner:innen] behandeln Patienten, die eher jünger, weiblich und besser ausgebildet sind. Diese Patienten sind der Komple-*

mentärmedizin gegenüber eher positiv eingestellt und weisen eine eher chronische und schwerer ausgeprägte Form ihrer Erkrankung auf. Apparative diagnostische Untersuchungen werden seltener durchgeführt, bei der Therapiewahl werden häufiger die Wünsche des Patienten berücksichtigt. Die Konsultation ist im Durchschnitt deutlich länger als in der konventionellen Versorgung. Die Zufriedenheit der Patienten mit der Versorgung in den komplementärmedizinischen Praxen ist höher. Nebenwirkungen geben – mit Ausnahme der Phytotherapie – deutlich weniger Patienten an als bei den Ärzten der konventionellen Versorgung.«[52]

Und weiterhin heißt es zur Homöopathie: »*Aus konventioneller, naturwissenschaftlicher Sicht gibt es für die Homöopathie keinen plausiblen Wirkmechanismus. Dennoch gilt das Fehlen von Plausibilität nicht als Beweis für die Unwirksamkeit und stellt kein zwingendes Kriterium innerhalb einer EBM [Evidence-based Medicine] dar. Die in der Literatur analysierte Wirksamkeit führt in der Metaanalyse der placebokontrollierten Studie zu einem negativen und unter Einbezug des anderen Erkenntnismaterials im Rahmen des Bewertungsberichts zu einem positiven Ergebnis. Die Nachfrage für Homöopathie ist in der Schweiz verhältnismäßig hoch. Das klinische Schädigungspotenzial der besonderen Arzneimitteltherapie ist in der Hand ärztlicher Grundversorger zu vernachlässigen. […] Diesen Indikationen stehen im konventionellen Bereich oft gar keine Alternative oder nur medikamentöse Behandlungen mit einem beträchtlich höheren Risikopotenzial als Homöopathie zur Verfügung.«*[53]

Wie unsere Universitäten trotz dieser Daten immer noch pauschal diese kostengünstigen Therapiemöglichkeiten ignorieren oder bekämpfen, kann aus objektiver Sicht nicht nachvollzogen werden. Dies umso weniger, wenn man die gleichen wissenschaftlichen Kriterien für schulmedizinisch anerkannte Therapieformen anwenden würde. Dazu stand in der »NZZ« vom 16. April 2009: »*Der gleiche GPK-Bericht überrascht aber vor allem mit der Feststellung, dass selbst in den meisten schulmedizinischen Bereichen der Wirksamkeitsnachweis aussteht. ›Es wird nur ein Bruchteil der kassenpflichtigen Leistungen evaluiert, und die Aus-*

wahl hat arbiträren [willkürlichen] Charakter.‹ Die Schätzungen gehen dahin, dass höchstens 20 % der schulmedizinischen Leistungen in der Grundversicherung wissenschaftlich bewiesen sind.«[54]

Zusammenfassend kann man nur bedauernd feststellen, dass das BAG es bis heute nicht fertiggebracht hat, die international einzigartige PEK-Studie nachvollziehbar und transparent zu veröffentlichen.

7.5 Die Nichtbeachtung ganzheitlicher Verfahren am Beispiel von Kiefer-Gesichtsschmerzen

Zu den häufigsten chronischen Schmerzen zählen Schmerzen im Kopfbereich, wie Kiefer- und Gesichtsschmerzen. 2020 beschrieben unter dem Titel »Neuropathische Gesichtsschmerzen – eine interdisziplinäre Herausforderung« die Institute der Neurochirurgie Bochum, die Poliklinik für zahnärztliche Prothetik Düsseldorf, die Sektion für neurologische Schmerzforschung und Therapie Kiel und die Abteilung Myoarthropathien/orofaziale Schmerzen der Klinik für Oral Health & Medicine Universität Basel das bei solchen Schmerzen gängige »wissenschaftliche« Behandlungskonzept. Nebst risikoreicher Operationen, wie das mechanische Entlasten von leicht geschwollenen, entzündeten Nerven, Verödungen von Nervenganglien oder Radiotherapie, wurden hauptsächlich 18 verschiedene Medikamente, von Schmerzmitteln und Opiaten über Cortison und Antiepileptika bis zu Psychopharmaka, als Therapeutika vorgeschlagen.[55] Es fehlt auch in anderen schulmedizinischen Publikationen jeglicher Hinweis auf erfolgreiche Störfeldbehandlungen und andere Alternativen.

Mir persönlich widerstrebt die Vorstellung, dass ich als Patient in ein solches Therapiesystem gezwängt werden könnte, ohne komplementäre Alternativen zu versuchen! Denn die Nebenwirkungen sind teilweise gravierend.

In der Medizinsendung »Puls« des Schweizer Fernsehens SRF wurde beispielsweise im Beitrag »Heikle Opiate: Vom Schmerz zur Abhängigkeit« am 1. Februar 2021 auf das Problem von immer mehr opiatsüchtigen Patient:innen hingewiesen, alles durch ärztlich verordnete Präparate! Das erstaunt kaum, da zwischen 2013 und 2018 rund 42 % mehr solcher Mittel verschrieben wurden, und die Schweiz international auf Platz 5 bei der Abgabe lag.

Bemerkenswert sind die Arbeiten des Münchner Zahnarzts Johann Lechner zur Histopathologie von veränderten Kieferknochen. Chirurgen fanden schon immer Stellen mit verminderter Knochenqualität, die sich wie Hohlräume präsentieren. Oder einfach gesagt: Sie fallen mit dem Bohrer plötzlich in ein Loch. Problematisch ist, dass diese Strukturen auf Röntgenbildern nicht erkennbar sind. Als Ursache vermutet man, dass wegen lokal schlechter Durchblutung dort mehr Fettgewebe als Knochenbälkchen gebildet wird. Das kann Folge eines Traumas sein oder von zahnärztlichen Eingriffen, von Wurzelbehandlungen, Extraktionen und implantierten Fremdstoffen, herrühren.

Lechner war vermutlich der Erste, der diese fettig degenerierte Substanz systematisch untersuchen ließ. Dabei zeigten sich erstaunlich hohe Werte von bestimmten Zellbotenstoffen, die als RANTES (Regulated upon Activation, Normal T cell Expressed and Secreted) bekannt sind. Während im gesunden Knochen Werte um die 150 pg/ml [Pikogramm/Milliliter] gefunden werden, kann dieser Wert bei verändertem Knochen bis auf über 10 000 pg/ml ansteigen.[56]

Zusammen mit dem deutschen Immunologen Volker von Baehr, Leiter des immunologisch orientierten Speziallabors am Institut für Medizinische Diagnostik in Berlin, führte er eine Literaturrecherche durch zur Frage, bei welchen Krankheiten erhöhte RANTES-Werte beobachtet werden. Mit Google Scholar fanden sie erstaunliche Resultate zu RANTES CCL5 und folgenden Krankheiten: Allergien 9500 Treffer, Krebs allgemein 9410, Rheumatische Arthritis 7310, Darmkrebs 6330, Brustkrebs 5150, Multiple Sklerose 5140, Pankreaskarzinom, Melanom

3960, Brustkrebs-Metastasen 3750, Prostatakarzinom 3480, Depression 2440, Alzheimer 2190, Schilddrüsenerkrankungen 1940, Hodgkin 1770, Non-Hodgkin 1770, Parkinson 1370, Parodontitis 942, Amyotrophe Lateralsklerose 556, Lichen planus 356, Trigeminusneuralgie 227.

Diese beeindruckenden Daten unterstreichen die Wichtigkeit der Berücksichtigung der Kiefersituation als Risikofaktor bei der Behandlung von chronischen Erkrankungen. Bis vor wenigen Jahren gab es vor allem Beobachtungen von erfolgreicher Heilung bei Trigeminusneuralgien und Kopfschmerzen. In 14 Studien aus den USA, Russland und China von 1976–1995 an 1995 Patient:innen zeigte sich eine mittlere Schmerzreduktion von 95 % bei Berücksichtigung von Kieferproblematiken, die früher als NICO (Neuralgia inducing cavitational osteonecrosis; Neuralgieauslösende Kavitationen verursachende Kieferosteonekrose) und heute aufgrund von Lechners Beobachtungen korrekter als FDOK (Fettig degenerative Osteonekrose des Kieferknochens) bezeichnet wird.[57] Im Buch »Histologie und Immunologie der kavitätenbildenden Osteolyse des Kieferknochens« zeigen die Autoren beeindruckende eigene Erfolge im Zusammenhang mit Allgemeinerkrankungen bei Behandlung dieser FDOK-Areale. Das Thema der richtigen Therapie würde den Rahmen dieses Buchs sprengen. Für mich ist es wieder ein ausgezeichnetes Beispiel dafür, wie Beobachtungen, die mithilfe bioenergetischer Testungen gemacht wurden, mit anderen, neuen Methoden übereinstimmen. In einem einwöchigen Fortbildungskurs 2018 an der Universität Zürich zum Thema »Kiefer- und Gesichtsschmerzen« hingegen wurde diese Thematik und die komplementärmedizinischen Erfolge nicht besprochen.

Es sind nur zwei Ärzteorganisationen, die sich neben den ganzheitlichen Zahnärzt:innen mit dieser Problematik befassen: die Ohrakupunkteur:innen und die Neuraltherapeut:innen. Alle können in ihren Mitteilungsorganen auf verblüffende Heilerfolge im Zusammenhang mit Allgemeinerkrankungen verweisen. Gemäß Lechner werden seine Arbeiten vor allem in China und den USA wahrgenommen, während sich in Europa und der Schweiz fast niemand dafür interessiert. Er wurde sogar an einen Tumorkongress nach China eingeladen.

Dabei gab es schon vor 30 Jahren Universitätsprofessor:innen in der Schweiz, die komplementäre Verfahren bei Kiefer-Gesichtsschmerzen berücksichtigten. So empfahl George Graber, mein ehemaliger Chef in der Aeskulap Klinik Brunnen und Professor für Prothetik und Kaufunktionslehre an der Universität Basel, 1991 bei der Schmerzbehandlung nebst Medikamenten auch Mikrowellenbestrahlung, Akupunktur und angewandte Kinesiologie.[58] Man kann nur mutmaßen, wie viel weiter wir bei diesen Behandlungsarten wären, wenn seine Nachfolger diesen Weg weiterverfolgt hätten.

Historische Vergleiche – von der Idee der Einheitstheorie zur Komplementarität

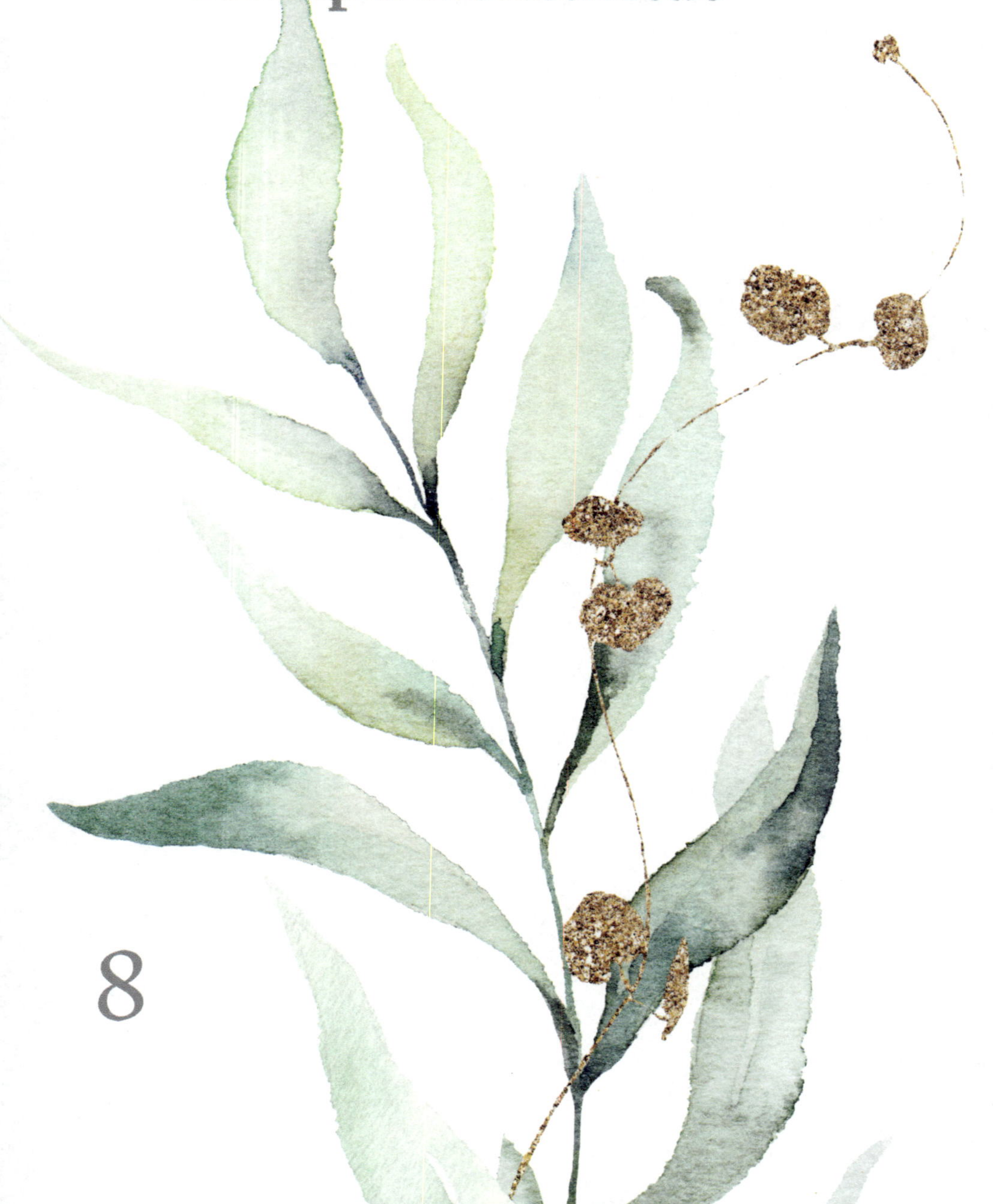

8

In diesem Kapitel werden mögliche Gründe diskutiert, warum Komplementärmedizin nicht allgemein anerkannt ist. Überraschenderweise zeigt die Geschichte, dass unser heutiges, scheinbar so rationales Wissenschaftsverständnis auf mehr metaphysischen Grundlagen beruht, als uns bewusst ist. Medizin wurde stets im Spannungsfeld zwischen Materialismus und schwer fassbaren Begriffen wie Geist, Seele oder dem Göttlichen beschrieben. Dabei gab es immer Therapeut:innen, die mehr der einen oder mehr der anderen Philosophie anhingen. Marco Bischof schrieb in seinem Buch, dass die meisten Kulturen den Körper und die Seele bzw. Geist nicht so schroff gegenüberstellten, wie wir Westler es pflegen, sondern sie kennen Zwischenstufen, sogenannte feinstoffliche Körper. Er beruft sich auf den holländischen Philosoph Johannes J. Poortman (1896–1970), Professor für Metaphysik an der Universität Leiden, der vom universell verbreiteten »hylischen Pluralismus« sprach.

Für unsere westliche Kultur bis heute prägend sind die Vorstellungen des griechischen Philosophen Platon (428/427–348/347 v. Chr.) und seines Schülers Aristoteles (384–322 v. Chr.), die beide in unterschiedlicher Weise die Existenz eines feinstofflichen Körpers beschrieben. Für Aristoteles war die Seele »Entelechie«, etwas, das sein Ziel in sich trägt. Die Weiterentwicklung dieses Konzepts führte zum Neoplatonismus, der sich über das ganze Römische Reich verbreitete und das christliche Denken bis in die Renaissance (ca. 1400–1620) entscheidend beeinflusste. Bischof schrieb dazu, dass der Mensch gemäß des griechischen Philosophen Proklos (412–485) nebst eines grobstofflichen Körpers zwei feinstoffliche »Begleitwagen« habe. Der eine sei das Höhere, Sternengleiche, Immaterielle und Unvergängliche, der andere der eigentliche Seelenwagen, der den Tod überlebe. Zu dieser Dreiteilung steht im katholischen »Lexikon für Theologie und Kirche« (1965), dass gemäß des Urchristentums der Mensch drei real verschiedene Wesensbestandteile besitze – den Leib, die Seele und den Geist. Diese Dreiteilung, diese Trichotomie, fand sich in verschiedenen Varianten unter anderem schon bei Platon oder beim Apostel Paulus, dem bedeutendsten Missionar des Urchristentums, der klar zwischen Pneuma (Geist Gottes), Psyche und Soma unterschied.[1] Aus heutiger Sicht könnte man den Geist als feinstoffliches (Quanten-)Informationsfeld, als evolvierendes morphogenetisches Feld betrachten, das die gesamte Natur im Sinne des Panpsychismus beeinflusst. Die Seele wäre dabei wie eine Teilmenge davon mit Bezug zum Individuum.

8.1 Das Konzil von 869/870 und seine Folgen

Laut Bischof führte die Abkehr von der Trichotomie von Geist, Seele und Körper im Rahmen des Vierten Konzils von Konstantinopel (869–870) zu einer epochalen Wendung in der westlichen Geistesgeschichte. Die Teilnehmer führten eine Zweiteilung in Leib und Seele in die christliche Welt ein und bezeichneten die Trichotomie fortan als Häresie. Auf der Webseite von AnthroWiki findet sich eine Übersetzung der überlieferten Dokumente »Concilium Constantinopolitanum IV – Documenta«: *»Während das Alte und das Neue Testament lehren, der Mensch habe nur eine denkfähige und vernünftige Seele (unam animam rationabilem et intellectualem) und alle gottesgelehrten Väter und Lehrer der Kirche ebendiese Meinung bekräftigen, sind einige, auf die Erfindungen der Bösen eingehend, zu solcher Frevelhaftigkeit herabgesunken, unverschämterweise den Lehrsatz vorzutragen, er habe zwei Seelen (duas eum habere animas); weiterhin versuchen sie, in gewissen unvernünftigen Bemühungen mit Gelehrsamkeit, welche sich als töricht erwiesen hat, ihre eigene Häresie zu bekräftigen.*

Daher beeilt sich diese heilige und universelle Synode, diese nichtsnutzige Meinung, die da keimen will wie das übelste Unkraut, auszureißen, und indem sie in der Hand die Wurfschaufel der Wahrheit trägt und die ganze Spreu einem unauslöschlichen Feuer übergeben und die Tenne Christi rein machen will, verflucht sie die Urheber und Vertreter dieser Gottlosigkeit und alle, die in diesen Dingen Ähnliches gelten lassen, mit lauter Stimme. Sie bestimmt und gibt bekannt, daß hinfort niemand in irgendwelcher Weise die Grundsätze der Urheber dieser Gottlosigkeit besitzen und aufbewahren dürfe. Wenn aber einer sich herausnehmen sollte, im Gegensatz zu dieser heiligen und großen Synode zu handeln, so sei er verflucht und ausgeschlossen vom Glauben und Kult der Christen.«[2]

Der österreichische Reformpädagoge und Begründer der Anthroposophie, Rudolf Steiner (1861–1925), schrieb etwas mehr als 1000 Jahre später dazu, dass die Abschaffung des Geistes eine ungeheuer große Bedeutung hatte. Dass man 869 in Konstantinopel den Beschluss gefasst habe, dass der Mensch nur eine rationale Seele, eine »unam animam rationabilem et intellectualem«, haben könne und dass Begriffe wie »anima« und »spiritus« verbannt wurden, widerspiegle nur ein dogmatisches Weltbild, denn die Seele habe geistige Eigenschaften.[3]

In der Gesamtausgabe seiner Vorträge steht: »*Während man in alten Zeiten, als auch noch die äußere Wissenschaft mehr auf Hellsehertum beruhte, richtig unterschieden hat, inwiefern der Mensch hineingestellt ist in ein leibliches, in ein seelisches und in ein geistiges Leben, hat sich ein Kirchenkonzil in verhältnismäßig früher Zeit gezwungen gefühlt, den Geist abzuschaffen, und da wurde ein für allemal das Dogma aufgestellt: Der Mensch besteht aus Leib und Seele. – Ja, der Geist ist wirklich abgeschafft worden. Und wenn Sie die Dogmatik der christlichen Kirche kennenlernen würden, so würden Sie einen Einblick bekommen in das, was da gespielt hat infolge der Abschaffung des Geistes. Natürlich sind einige darauf gekommen, daß doch etwas da sei, demgegenüber man als von ›Geist‹ reden müsse. Aber das waren die gewaltigsten Ketzer. Wo man nicht ausreichte mit Leib und Seele und den Geist einführte als ein Drittes, da war man ein gewaltiger Ketzer. Das beruht nur auf einer Unsicherheit, die man hatte gegenüber der absoluten Berechtigung, von Leib, Seele und Geist zu sprechen. Und in dem Augenblick, wo man aufhört, von Leib, Seele und Geist zu sprechen, wirft man alles durcheinander. Aber die Menschen sind schon so, daß sie alles durcheinanderwerfen. Und wenn man nicht mehr recht weiß, was Geist ist und was Seele ist, dann kann etwas anderes dahinter verschwinden. So ist in der Tat ein freier Ausblick auf das Geistesleben verschwunden.«*[4]

Die Wiederberücksichtigung des Geistigen ist eine Grundlage der Anthroposophie und spiegelt sich auch in ihrer Medizin.

Gemäß Bischof führte die Entwertung des Geistes auf Dauer auch zur Entwertung des Psychischen und letztlich zum Cartesianischen Dualismus, der auf den französischen Philosophen, Mathematiker und Naturwissenschaftler René Descartes (1596–1650) zurückgeht. Dieser teilt die Realität in etwas ausgedehnt Materielles (Körper) – res extensa – und in etwas nicht fassbar Denkendes – res cogitans – ein. Mit der Zeit verlor die res cogitans zunehmend an Bedeutung, sodass schließlich nur noch das Grobstoffliche als Realität übrig blieb. Die eigentliche Ursache dafür sei wohl die im Laufe der Jahrhunderte zunehmende Unfähigkeit des Menschen gewesen, das Feinstoffliche überhaupt wahrzunehmen.[5]

Für »ausgedehnte« Lebewesen bedeutete das, dass sie berechenbare Automaten sind. Wird ein Tier misshandelt und schreit, sei das, wie wenn eine Orgel erklingt, wenn man die Tasten drückt. Nur im Menschen sei Ausdehnung und Denken, Körper und Seele miteinander vorhanden. Wie das Zusammenwirken und evtl. eine gegenseitige Beeinflussung vor sich gehen könnte, konnte Descartes nicht beantworten.[6]

Die deutsche Philosophin Brigitte Falkenburg (*1953), ehemalige Professorin an der TU Dortmund, und Renate Huber, Privatdozentin auch in Dortmund, haben unter dem Titel »Die Welt als Maschine – eine Metapher« mit prägenden Begriffen die weitere westliche Wissenschaftsgeschichte zusammengefasst. Ausgehend von der Metapher »Die Welt ist eine mechanische Uhr« des 17. und 18. Jahrhunderts erweiterten sie die Aussage, indem sie einen möglichen Entwickler berücksichtigten, und sie schrieben:

Welt zu *Ursache* verhält sich wie *Uhr* zu *Uhrmacher.*

In Galileo Galileis (1564–1641) Schrift »Il Saggiatore« (Die Goldwaage) von 1623 verglich der italienische Begründer der modernen Physik das Weltall mit einem Mathematikbuch, das in Konkurrenz zur biblischen Offenbarung tritt.

Beim großen englischen Mathematiker, Astronomen und Physiker Isaac Newton (1643–1727), dem Begründer der klassischen theoretischen Physik, spielte der Glaube eine wichtige Rolle. In seinem Werk »Philosophiae Naturalis Principia Mathematica« von 1687 zog er daher einen klaren Trennstrich zwischen der mathematischen Physik bzw. seiner Gravitationstheorie und allen darüber hinausgehenden Spekulationen. Er betrachtete die Gesetze der Physik als Naturgesetze, die Gott als Gesetzgeber und Weltherrscher aufgestellt hatte. Er hielt den ständigen Eingriff Gottes in den Weltlauf für notwendig, um die rätselhaften Wechselwirkungen der Kräfte zu begreifen.

Sowohl Galilei wie auch Newton waren überzeugt, dass Gott als Schöpfer der Naturgesetze Realität sei. Mit dieser Auffassung, beruhend auf einer monotheistischen Gottesvorstellung, begründeten die beiden die bis heute nachwirkende Vorstellung einer physikalischen Einheitstheorie, die noch von Albert Einstein und Max Planck vertreten worden ist. So formulierte Max Planck 1908 an einem Vortrag: *»Das konstante einheitliche Weltbild ist aber gerade, wie ich zu zeigen versucht habe, das feste Ziel, dem sich die wirkliche Naturwissenschaft in all ihren Wandlungen fortwährend annähert.«* Gott nimmt in der Welt also die Rolle des Uhrmachers ein.

Welt zu *Gott* verhält sich wie *Uhr* zu *Uhrmacher.*

Für den deutschen Mathematiker Gottfried Wilhelm Leibniz (1646–1716), der als einer der bedeutendsten Philosophen des ausgehenden 17. Jahrhunderts gilt, war Naturerkenntnis nur durch Gotteserkenntnis (basierend auf dem Hintergrund der Uhrenmetapher) möglich. Gott war für ihn der Urgrund der Dinge. Nach seiner Auffassung garantierte die göttliche Allgütigkeit, dass wir in der besten aller logisch möglichen Welten leben würden. Nach dem Schöpfungsakt sei die Welt schon so perfekt gewesen, dass ein weiteres Eingreifen von Gott nicht mehr nötig gewesen sei. Daraus konnte man auch schließen, dass die determinierten Naturgesetze mit bestimmten Anfangs- und Randbedingungen universelle Gültigkeit besitzen müssen. Diese mechanistische Weltsicht setzte sich durch und blieb bis heute einflussreich. Die Metapher habe sich deshalb verschoben zu:

Gott zu *Welt* verhält sich wie *Uhrmacher* zu *Uhr*.

Mit der Zeit setzte sich eine immer deterministischere Weltsicht ohne Wunder durch, und die lenkende Hand Gottes wurde ganz eliminiert. Ihren Höhepunkt fand sie in der Aussage des französischen Mathematikers Pierre-Simon Laplace (1749–1827), dass eine Intelligenz, die alle Teilchen und ihre Beziehungen zueinander kennen würde, die Zukunft und Vergangenheit vollständig berechnen könne. Man spricht in diesem Zusammenhang vom laplaceschen Dämon. Dass der Mensch das noch nicht berechnen könne, liegt aus Perspektive des mechanistischen Weltbildes nur an der mangelnden Kenntnis der Anfangsbedingungen aller Teilchen. Zu dieser das 19. Jahrhundert bestimmenden Auffassung formulierten Falkenburg und Huber wiederum eine Metapher, die die Fortschritte in den Wissenschaften und speziell der Astronomie, die dank der determinierten Gesetze möglich waren, berücksichtigt:

Welt zu *Planetenbahnen* verhält sich wie
Uhr zu *Zeigerbewegung*.

Aber auch von bekannten Gelehrten wurde dieses hinterfragt. So ließ der Dichter, Politiker und Naturforscher Johann Wolfgang von Goethe (1749–1832) in seinem Werk »Faust – Eine Tragödie« 1808 Mephistopheles spotten: »Wer will was Lebendigs erkennen und beschreiben, / Sucht erst den Geist herauszutreiben, / Dann hat er die Teile in seiner Hand, / Fehlt, leider! nur das geistige Band.«[7]

Im 20. Jahrhundert stießen diese auf Determinismus basierenden Metaphern durch die Entdeckung der Quantenphysik, der Chaostheorie und des Unvollständigkeitssatzes von Gödel an ihre Grenzen.

Gemäß Falkenburg versuchte man mit dem Aufkommen von Computern, Informationstheorien mit Physik zu verknüpfen. Es gibt Vorstellungen zu einem »rechnenden Raum«, die davon ausgehen, dass alle physikalischen Prozesse endliche, digitale Informationen übertrügen. Falkenburg und Huber schrieben dazu, dass die heutige Computermetapher – analog zur früheren Uhrenmetapher – so fruchtbar sei, weil wir damit die mathematischen und technischen Vorstellungen einer selbst gebauten Maschine auf alles im Universum ausdehnen könnten. Diese unbeschränkte Verallgemeinerung ziele auf die Entwicklung einer einheitlichen Informationstheorie; so ließe sich die heutige Gesellschaftsphilosophie mit folgender Metapher beschreiben:

Universum zu *Naturgeschehen* verhält sich wie
Computer zu *Rechenprozess.*

Falkenburg und Huber wiesen allerdings auch auf die Grenzen dieser mechanistischen Weltsicht hin: »*Aus ihr resultiert im Zeitalter der Quanteninformation kein deterministisches und einheitliches Weltmodell. [...] Vor dem Hintergrund des alten Traums von der Einheit und Berechenbarkeit der Welt (ver-)führt die Computermetapher nun dazu, das Universum als Quantencomputer zu betrachten. Allerdings ist zu beachten, dass letztlich die Information von Quantencomputern in einer klassischen Welt abgelesen werden muss. Dabei wird die Quanteninformation jedoch teilweise irreversibel zerstört. Zwischen Quantenphysik und klassischer Welt besteht somit eine Bruchstelle, die aus Prinzip mit unbehebbaren Informationslücken verbunden ist. [...] Ob die Welt als Rechenmaschine jemals mehr sein kann als eine heuristisch fruchtbare Metapher, steht buchstäblich in den Sternen.*«[8]

Es scheint paradox, dass gerade die beste physikalische Theorie mit ihrer mathematischen Struktur das mechanistische Weltbild infrage stellt.

8.2 Von komplexen Zahlen zur Komplementarität

Thomas Görnitz vermutet einen Zusammenhang zwischen dem allgemeinen Denken einer Gesellschaft und deren mathematischen Kenntnissen. Er zitierte den deutschen Dichter und Naturforscher Johann Wolfgang von Goethe (1749–1832) mit dem Satz: *»Die Mathematik ist, wie die Dialektik, ein Organ des inneren höheren Sinnes.«*[9]

Als Säuglinge nehmen wir schon früh die natürlichen Zahlen 1, 2, 3 etc. wahr, denen wir ihre entsprechende Bedeutung zugeschrieben haben. Doch erst mit der Entwicklung von Bruchzahlen, was schon ein hohes abstraktes Denken voraussetzte, hätten die Babylonier und Ägypter ihre Hochkultur entwickeln können. Dass wir die Null als eine eigenständige Zahl erkennen können, sei das Resultat einer Jahrtausende währenden Denkarbeit. Negative Zahlen seien vermutlich erst mit dem Handel entwickelt worden, würden sie doch erst die Grundlage bilden, dass wir Schulden machen können. Ähnliches gelte für Rechenoperationen. Alles was über Addition und Subtraktion hinausgehe, sei eine erstaunliche abstrakte Leistung, die aber unsere tägliche Wahrnehmung des Lebens präge. Denn es seien diese kulturellen Anforderungen, und nicht die Gene, die unsere heutige Gehirnentwicklung ab Geburt von der des Steinzeitmenschen unterscheiden würden.[10] In der Quantenphysik wird mit komplexen Zahlen gerechnet, von denen die meisten Leute nichts verstehen. Auch ich las in den Büchern von Roger Penrose das erste Mal davon und darf sagen, dass mir erst die Kenntnis der damit verbundenen Möglichkeiten erlaubte, gewisse medizinische Phänomene aus einer neuen Sicht zu betrachten.

Komplexe Zahlen wurden das erste Mal vom italienischen Arzt und Universalgelehrten Gerolamo Cardano (1501–1576) in seinem Buch »Artis Magnae, Sive de Regulis Algebraicis, liber Unus« von 1545 beschrieben. Für Penrose war Cardano eine der größten Gestalten der Renaissance, und er beschrieb dessen Leben recht ausführlich. Viele Fortschritte in der Medizin gehen auf ihn zurück. Als Arzt behandelte er Adlige und Könige und schlug beispielsweise für die Tuberkulosebehandlung eine Art Sanatorium vor, eine Idee, die erst rund 300 Jahre später realisiert werden würde. Automechaniker kennen die von ihm entwickelte Kardan-Welle und die Kardan-Aufhängung.

Doch was hat das mit der Erforschung der Quantenphysik zu tun? Nichts, schrieb Penrose, außer, dass Cardano Entdeckungen machte, die sich 400 Jahre später als die beiden wichtigsten Bestandteile dieser Theorie herausstellen würden. Die Quantenphysik sei eine probabilistische Theorie, deren Regeln wesentlich von den Gesetzen der Wahrscheinlichkeit abhingen. Dazu habe Cardano mit seinem »Buch der Würfelspiele« (Liber de Ludo Aleae) Grundsätzliches geleistet. Außerdem habe er die komplexen Zahlen entdeckt. Diese haben die Form:

a + ib, wobei i die Quadratwurzel aus -1 ist

Zu dieser abstrakten mathematischen Form gibt es in unserem normalen Realitätsverständnis keine Analogie. Das war Cardano natürlich auch bewusst. Dennoch konnte er damit Gleichungen lösen, die scheinbar unlösbar waren. Penrose beschrieb ein Beispiel aus Cardanos Buch: *»Finden Sie zwei Zahlen, deren Produkt 40 und deren Summe 10 ist. Er fand als richtige Antwort die beiden komplexen Zahlen.«*

5 plus Wurzel -15 und 5 minus Wurzel -15

Penrose erläuterte die grundlegende Rolle der komplexen Zahlen anhand eines Beispiels. Man stelle sich ein einzelnes Teilchen vor, etwa ein Elektron. Im klassischen Bild könnte es an einem Ort A sein oder an einem Ort B. Quantenmechanisch betrachtet, stehen dem Elektron viel mehr Möglichkeiten offen; es kann beispielsweise an beiden Orten gleichzeitig sein, wie das Doppelspalt-Experiment reproduzierbar zeigt. Das Gesamtsystem wird mathematisch folgendermaßen beschrieben:

> w am Ort A plus z am Ort B,
> wobei w und z komplexe Zahlen sind[11]

Das Verhältnis zwischen w (Aufenthalt bei A) und z (Aufenthalt bei B) beschreibt keine Wahrscheinlichkeitsverhältnisse, wie wir sie kennen, denn das könne man mit reellen Zahlen beschreiben. Vielmehr meint Penrose: »*Wir können in der uns vertrauten Alltagssprache nicht sagen, was es für ein Elektron ›bedeutet‹, sich gleichzeitig in einer Überlagerung von zwei Ortszuständen zu befinden, die mit komplexzahligen Gewichten w und z behaftet sind. Wir müssen im Moment einfach akzeptieren, dass diese Art der Beschreibung für Quantensysteme angemessen ist. [...] Es ist eine Tatsache, dass sich die Welt auf der Quantenebene wirklich auf diese fremdartige und geheimnisvolle Weise verhält. Die Beschreibungen sind eindeutig – und zudem vollkommen deterministisch.*«[12]

Thomas Görnitz fügte hinzu, dass die komplexen Zahlen es erlauben, die zeitliche Entwicklung von Möglichkeiten bei Quantensystemen mathematisch zu beschreiben, um so etwas wie die »Wirklichkeit und Lebendigkeit der Zeit« zu erfassen. Da die Zahlen nicht reell seien, führe das dazu, dass die Quantenphysik in den Naturwissenschaften die einzige Stelle sei, wo ein objektiver Zufall eintreten könne. Er forderte, dass in den Schulen mehr über diese Art Mathematik gelehrt werden solle, sodass Quantenphysik-Experimente in der Bevölkerung auch besser verstanden würden, mit positiven Wirkungen auf das Naturverständnis und auf die Medizin. Er vermutete, dass dies zu einer weiteren Entwicklung der geistigen Fähigkeiten der Menschheit führen könnte, denn die Mathematik sei die

Wissenschaft der möglichen Strukturen. Er erwähnte, dass das Bruchrechnen früher ja auch nur an den Universitäten gelehrt worden sei, da es als zu kompliziert für die Allgemeinheit galt.[13]

Mir selbst eröffneten die Möglichkeiten der komplexen Zahlen auch ein besseres Verständnis des Welle-Teilchen-Dualismus und bezüglich der Beobachtung, dass die Natur je nach Frage oder Messung andere Antworten gibt. Das kann erklären, warum wir mit verschiedenen medizinischen Testungen jeweils nur eine bestimmte Antwort bekommen können, die nicht unbedingt mit anderen Testungen übereinstimmen muss. Die umgekehrte Schlussfolgerung wäre, dass ich mit keiner Testung beweisen kann, dass etwas nicht möglich ist, was an den Unvollständigkeitssatz von Gödel erinnert. Der Begriff »Komplementarität« beschreibt, dass die Realität nur mit sich ergänzenden Weltbildern erfasst werden kann. Drei renommierte Wissenschaftler beschrieben die weitreichenden Konsequenzen dieser Deutung so:

Thomas Görnitz: *»Um mit einem Beispiel zu beginnen, das nicht aus der Physik stammt, sei an Bohrs Hinweise erinnert, dass wir Menschen ohne Liebe und ohne Gerechtigkeit nicht überleben können. Im strengen Sinne ihrer Bedeutung schließt sich aber die gleichzeitige Anwendung dieser beiden Begriffe aus – sie sind komplementär.«*

Des Weiteren wies er auf den schon erwähnten Wellen- und Teilchencharakter von Materie hin. Eine Welle sei ausgebreitet über den ganzen Raum, ein Teilchen sei nach klassischer Vorstellung zu jeder Zeit an *einem* Ort lokalisiert. Es sei kein Objekt vorstellbar, dem diese Eigenschaften gleichzeitig zukommen könnten.[14]

Hans Primas: *»Quantentheoretisch können wir die ungeteilte materielle Wirklichkeit auf viele verschiedene Arten zerlegen und kommen so zu gleichberechtigten, aber einander ausschließenden komplementären Naturbeschreibungen. Es wäre vermessen zu erwarten, dass die Quantenmechanik bereits eine gute Theorie aller Naturphänomene sei. Jedoch wäre es ebenso töricht zu glauben, dass ein umfassendes Naturverständnis mit weniger radikalen Ganzheitsideen auskommen könnte. Die Physik beschränkt sich zwar auf die* *allereinfachsten Naturphänomene, kann uns aber dennoch beispielhaft lehren, welche Zwangsjacken des Denkens wir abzustreifen haben. [...] Die cartesianische Subjekt-Objekt-Trennung war wohl eine unabdingbare Voraussetzung für die Entwicklung der modernen Naturwissenschaften. Die damit verbundene einseitige Bewusstseinsentwicklung hat aber auch zu einer verhängnisvollen Entseelung der Natur und Vereinsamung des Menschen geführt.«*[15]

Auf die Medizin bezogen, schrieb der deutsche Physiker Hans-Peter Dürr (1929–2014), Träger des Alternativen Nobelpreises 1987 und des Großen Bundesverdienstkreuzes 2004, schon 1995 im Vorwort zum Buch »Das neue medizinische Paradigma«: *»Es geht hierbei nicht um die Frage eines Entweder-Oder, sondern um die einer geeigneten Ergänzung der heute dominanten analytischen Betrachtung. Es gibt klarerweise eine Komplementarität zwischen der analytischen und der mehr gestaltwahrnehmenden Sichtweise. Je nach Fragestellung ist die eine oder andere Sichtweise mehr oder weniger angemessen. Die analytische Sichtweise hat den Vorteil, dass sie zu objektivierbaren Ergebnissen führt und deshalb in unserer Sprache direkt vermittelbar ist. Sie hat jedoch den Nachteil, dass in gewissem Grade offenbleiben muss, ob durch die bei der Analyse notwendige Isolation des Beobachtungsgegenstandes möglicherweise seine Identität und Funktionsweise wesentlich verändert wird. Die mehr ganzheitliche Betrachtungsweise muss sich andererseits mit der prinzipiellen Schwierigkeit auseinandersetzen, dass bei ihr Aussagen kaum, oder, genauer gesagt, gar nicht mehr in einem Sinne nachkontrolliert werden können, wie dies für eine moderne Wissenschaft idealiter als notwendig erachtet wird. Diese Schwierigkeit kann nicht beseitigt werden, weil sie in der ganzheitlichen Betrachtung selbst begründet ist. [...] Auch im besten Fall wird bei dieser Herangehensweise nie ›Wissen‹ in der heute von der Wissenschaft verwendeten Bedeutung zu erlangen sein. Dies braucht aber nicht auszuschließen, dass wir auf diese Weise nicht ›Wissen von anderer Art‹ – und es wird sich um hochrelevantes Wissen handeln – erfahren können. [...] Mein Vorwort soll – aus naturwissenschaftlicher Sicht – ganz allgemein zu solchen offeneren Einstellungen ermutigen.«*[16]

Daraus folgt für mich, dass, wenn wir mit einer schulmedizinischen Therapie in der Praxis erfolglos sind, ein komplementärer Ansatz versucht werden muss. Man könnte es so formulieren:

> *Krankheit* zur *gewählten Diagnostik* verhält sich wie
> *Möglichkeiten* zu *einer erzeugten Realität.*

Das erinnert an modellabhängigen Realismus und bedeutet, dass wir uns vermehrt bewusst sein müssen, wie unsere Erwartungen, unsere selbst erzeugte Realität, nur gewisse Möglichkeiten ebendieser erfassen. Je mehr verschiedene Gesichtspunkte und komplementäre Beobachtungen zu einer bestimmten Sachlage bekannt sind, desto umfassender können wir diese verstehen und die Ursache therapieren. Das universale Wissen wird wohl (zum Glück?) immer ein unrealistisches Ziel bleiben.

8.3 Folgen von Dogmen

Was passiert, wenn man auf einzelnen medizinischen Standpunkten beharrt, zeigen folgende Beispiele.

Dem damals noch unbekannten österreichisch-ungarischen Geburtshelfer Ignaz Semmelweis (1818–1865) fielen die Unterschiede der Sterblichkeit von Müttern, die an Kindbettfieber starben, in zwei Kliniken in Wien auf. Die Mortalität war in seiner Klinik, in der die Ärzte und Studenten ohne Händewaschen aus dem Seziersaal in die Geburtenabteilung wechselten, etwa dreimal höher. Er vermutete, dass das die Ursache sei, und konnte es sogar beweisen: Dank Händewaschen mit einer Chlorlösung sank die Sterblichkeitsrate massiv. Für seine Entdeckung wurde er jedoch belächelt und aus der Wiener Klinik entlassen. In seinem weiteren Kampf gegen den törichten und kostspieligen Konservatismus seiner Kollegen steigerte er sich immer mehr in etwas hinein, sodass er in einem Asyl für Geisteskranke landete, in dem er erst 47-jährig an einer Sepsis starb. Als der englische Chirurg

Joseph Lister (1827–1912), der als »Vater der aseptischen Chirurgie« gilt, in den 1880er-Jahren von Semmelweis gehört habe, hätte er großzügig anerkannt, dass der Dank für die Einführung der Asepsis in der Chirurgie eigentlich Semmelweis gebühre.[17]

Amüsant ist eine Anekdote aus Zürich zur behördlichen Unvernunft, die der Schweizer Biochemiker Prof. Gottfried Schatz erwähnte: *»Unser Kampf gegen den Schmerz ist jedoch nicht nur ein Kampf gegen die Komplexität unseres Körpers, sondern auch einer gegen die menschliche Unvernunft. Für viele ist Schmerz gottgewollt und seine Unterdrückung Sünde. Heißt es nicht im Buch Genesis der Lutherbibel: ›[...] Zum Weibe sprach er/Ich wil dir viel schmerzen schaffen wenn du schwanger wirst/Du solt mit schmerzen Kinder geberen.‹ Die buchstabengetreue Auslegung dieser fatalen Passage führte schon kurz nach den ersten Erfolgen der Äthernarkose zu heftigem Widerstand. Im Jahre 1865 untersagten die Zürcher Stadtväter diese Methode mit der Begründung, dass Schmerzen eine natürliche und vorgesehene Strafe für Erbsünde – und jeder Versuch, ihn zu beseitigen, unrecht – sei. Selbst die angesehene Wissenschaftszeitschrift ›The Lancet‹ zeigte sich im Jahre 1853 darüber schockiert, dass Königin Victoria ihr achtes Kind unter Chloroformnarkose geboren hatte.«*[18]

Heute lachen wir über solche Beispiele, doch reagieren wir wirklich weniger dogmatisch?

In der Schweiz hat sich die Bevölkerung zweimal, 1922 und 2009, bei Volksabstimmungen für die Komplementärmedizin ausgesprochen, beide Male gegen die Empfehlung der Universitäten und vieler schulmedizinischer Vereinigungen. Vermutlich, weil wir einfach gute praktische Erfahrungen gemacht haben, die aber von den Universitäten bis heute nie entsprechend untersucht wurden.

1922 setzten sich Patienten für den St. Gallischen Kräuterpfarrer Johann Künzle (1857–1945) ein, der 1918 bis 1920, während der Spanischen Grippe, dank seiner Phytotherapie vermutlich keinen einzigen Patienten verloren hatte. Unbestätigten Quellen nach wurde er dafür zum Ehrenbürger von Wangs im

Kanton St. Gallen ernannt. Wegen Differenzen mit dem Bischof wurde er ins bündnerische Zizers versetzt. Doch der Kanton Graubünden und die Ärzteschaft wollten seine dortige komplementäre Praxis schließen, was zu einer kantonalen Volksinitiative führte. Diese »Lex Künzle« wurde 1922 überraschend mit 12 607 Ja- gegen 8435 Nein-Stimmen deutlich angenommen.[19]

2009 wurde vom Schweizervolk und allen Kantonen der Verfassungsartikel 118a, »Bund und Kantone sorgen im Rahmen ihrer Zuständigkeit für die Berücksichtigung der Komplementärmedizin«, mit 1 282 838 Ja- gegen 631 908 Nein-Stimmen angenommen.

Das Initiativkomitee Dakomed (Dachverband Komplementärmedizin) hatte sich nach der zweifelhaften Behandlung der PEK-Studie durch die offiziellen Stellen gebildet. Es gibt zwar durchaus Ansätze, gewisse komplementäre Therapien an den Universitäten zu integrieren, doch die genügen keineswegs und werden den in diesem Buch besprochenen Grundlagen nicht gerecht. Es fehlt beispielsweise das individuelle, systematische Erfassen und Testen von Störfeldern als zentrales Element verschiedener komplementärer Medizinsysteme.

Noch heute muss die Dakomed für mehr Berücksichtigung der Komplementärmedizin kämpfen. So steht im Jahresbericht 2021, dass es immer weniger zugelassene Komplementär- und Phytoarzneimittel gebe, dass steigende regulatorische Anforderungen bei Zulassung und Inspektion der Betriebe in keinem Verhältnis mehr zu ihrem Nutzen stünden und dass das BAG die Preise so drücke, dass eine Produktion nicht mehr möglich sei. Das führt zu einer dramatischen Abnahme der Therapievielfalt und von naturheilkundlichem Wissen sowie einer zunehmenden Abhängigkeit vom Ausland. Es sind Folgen einer unbewiesenen reduktionistischen Annahme, dass Einzelsubstanzen gleich gut seien wie das Molekülgemisch einer ganzen Pflanze.

Ein gutes Beispiel ist der Fall »Padmed Laxan«. Dazu schrieb mir der Physiker Herbert Schwabl, Präsident des SVKH (Schweizerischer Verband für komplementärmedizinische Heilmittel) und Geschäftsführer der Padma AG: »*Dies ist ein einfaches Laxans, das 1972 als erstes Arzneimittel aus der Tibetischen Medizin in der Schweiz registriert wurde. Das Präparat besteht aus 15 pflanzlichen Inhaltsstoffen, die naturnah angebaut, geerntet und qualitätskontrolliert in eine Tablette verarbeitet werden. Das Präparat ist wegen seiner sanften Wirkweise beliebt bei chronischer Verstopfung, insbesondere auch bei Menschen mit Lähmungen oder bei Tumorpatienten, die z.B. wegen Schmerzmitteln Probleme mit der Verdauung haben.*

Unsere Firma PADMA verkaufte dieses Produkt zum Preis von Fr. 4.65 an die Apotheken. Das Bundesamt für Gesundheit hat eine Preisüberprüfung durchgeführt und den Preis neu mit Fr. 2.34 angesetzt, was einer Preisreduktion um die Hälfte entspricht. Als Begründung wurde angeführt, dass es einfachere Vergleichspräparate zu diesem geringeren Preis gäbe. Dass die Vergleichspräparate ganz andere Wirkstoffe enthalten oder viel einfacher aufgebaut sind, hat nicht zu interessieren. Den Rekurs beim Bundesgericht bestätigte das Bundesamt, die Preissenkung wurde verfügt.

Es ist wohl jedem klar, dass eine Preissenkung von 50 % wirtschaftlich nicht einfach zu verdauen ist. Ein Präparat aus 15 kontrollierten Naturstoffen herzustellen, ist zu diesem Preis unmöglich. Folglich müssen wir das Produkt vom Markt nehmen. Jedes natürliche Arzneimittel, das verschwindet, schränkt die Therapiefreiheit und die Therapiewahlfreiheit ein. In der Schweiz ist in den letzten zehn Jahren nahezu die Hälfte der pflanzlichen Naturheilmittel vom Markt verschwunden! Mündige Patienten sollen wählen können, wie sie therapiert werden wollen, Ärzte sollen frei entscheiden, wie sie therapieren. Diese Forderung ist nur dann sinnvoll, wenn es eine Auswahl an Möglichkeiten gibt. Das ist insbesondere auch für Familien und chronisch kranke Personen wichtig. Man kann das auch mit einer Farbigkeit sehen: Je mehr Farben man zur Auswahl hat, desto besser geht das bunte Gestalten, anstatt wenn man nur Schwarz und Weiß wählen kann. Die Menschen brauchen verschiedene Möglichkeiten, um auf gesundheitliche Herausforderungen unterschiedlich zu reagieren.«[20]

Wenn man berücksichtigt, um was für Summen es dabei geht, dann ist das nur noch grotesk. Und problematisch ist, dass wohl niemand mehr das Risiko einer Neuentwicklung in diesem Bereich auf sich nehmen kann. Dazu ein Beispiel bezüglich Antibiotikaresistenz: Unsere Gesellschaft SGZM wurde 2019 angefragt, was wir im Kampf gegen diese Resistenzen vorschlagen. In einem Konsenspapier unserer Mitglieder zählten wir verschiedene Möglichkeiten auf, inklusive Phytotherapie und Darmsanierung, dank derer wir die Antibiotika-Abgabe in den letzten Jahren senken konnten. Das Papier wurde von unserer Standesorganisation nicht veröffentlicht, weil es nicht so recht zum gängigen Wissenschaftsverständnis gepasst hat.

Unverständlich ist aus Sicht vieler Komplementärmediziner:innen, wie die Bewältigung der Covid-Krise durch den Bund erfolgte. Das Expertengremium enthielt keinen einzigen Komplementärmediziner, obwohl gerade die historischen Berichte zur Spanischen Grippe dies erfordert hätten. Man setzte bloß auf eine teure Impfstrategie und brach bei der Zulassung der Impfstoffe verschiedene Regeln, die Patientensicherheit ist bis heute nicht geklärt. Auch Meinungen kritischer Schulmediziner wie der HIV-Spezialist Pietro Vernazza waren nicht willkommen.[21] Ein Team aus elf Komplementärmediziner:innen veröffentlichte 2021 als »peer reviewed article« in der Zeitung »Primary and Hospital Care« den Text »Komplementäre Therapieansätze bei grippalen Infekten, Influenza und COVID-19«.[22] Nichts daraus wurde vom BAG als günstige Empfehlung an die Bevölkerung weitergegeben.

Im »Horizonte – Das Schweizer Forschungsmagazin« Nr. 136 vom März 2023, herausgegeben von den Akademien der Wissenschaften Schweiz und dem Schweizerischen Nationalfonds zur Förderung der wissenschaftlichen Forschung (SNF), steht im Editorial: *»Heute hat sich der Materialismus als gängige Philosophie durchgesetzt.«*[23]

Im Spiegel der bis jetzt vorgestellten Theorien und klinischen Resultate ist das nicht nur wissenschaftlich falsch, sondern in seiner Absolutheit juristisch, demokratisch und ethisch fragwürdig, da es vielen Patient:innen falsche Tatsachen suggeriert.

Als eigentlicher Skeptiker von KI frage ich »Etwas«, dessen Existenz auf Materialismus-KI beruht, den Chat-GPT. »Ist der heutige Glauben an den Materialismus gerechtfertigt?«

Die Antwort am 5. Mai 2023 lautete: »*Der Materialismus ist eine philosophische Position, die besagt, dass die physische Welt und die materiellen Objekte, aus denen sie besteht, die Grundlage der Realität sind und dass mentale Phänomene, wie Gedanken und Emotionen, auf materielle Prozesse reduzierbar sind. Ob der heutige Glaube an den Materialismus gerechtfertigt ist oder nicht, hängt von der Perspektive und den Überzeugungen einer Person ab. Viele Wissenschaftler und Philosophen argumentieren, dass der Materialismus durch die Erkenntnisse der Naturwissenschaften unterstützt wird, insbesondere durch die Erkenntnisse der Physik, Chemie und Biologie. Sie argumentieren, dass alles, was wir im Universum beobachten können, auf materiellen Prozessen beruht und dass es keine übernatürlichen Kräfte oder Entitäten gibt.*

Andere, einschließlich einiger Theologen und spiritueller Führer, halten den Materialismus für falsch und unzureichend. Sie argumentieren, dass es Aspekte der Realität gibt, die nicht durch materielle Prozesse erklärt werden können, wie etwa das Bewusstsein, die menschliche Seele oder spirituelle Erfahrungen. Letztendlich hängt die Frage, ob der heutige Glaube an den Materialismus gerechtfertigt ist oder nicht, von der persönlichen Überzeugung und Weltanschauung ab. Wissenschaftler und Philosophen werden weiterhin darüber diskutieren, welche Philosophien am besten die komplexe Natur der Realität erklären können.«

In diesem Fall scheint mir die Antwort von Chat-GPT vernünftiger zu sein als die der Instanz, die in unserem Land über Forschungsgelder entscheidet. Eine äußerst ernüchternde Erkenntnis, vor allem auch im historischen Kontext. Man versteht die Aussage von S. 225: »*Verwirft man diese Möglichkeit [der Emergenz] in arroganter Weise, so führt das zu einem endlosen und unvorstellbar teuren Morast aus schlechten Experimenten.*«

8.4 Karl Popper und Falsifikation – Wann ist eine Theorie wissenschaftlich?

Der Satz »Heute hat sich der Materialismus als gängige Philosophie durchgesetzt« beschreibt das Handeln von staatlichen Stellen treffend, passt aber nicht mehr zur modernen Naturwissenschaft. Problematisch ist, dass das ausschließliche Befolgen dieser Philosophie, dieses Dogmas auf keiner wissenschaftsphilosophischen Wahrheit beruht und daher zu den bisher geschilderten Fehlleistungen des Systems führt.

Zur Frage, was wissenschaftliche von pseudowissenschaftlichen Aussagen und Theorien unterscheidet, hat im 20. Jahrhundert der österreichisch-britische Philosoph Sir Karl Raimund Popper (1902–1994), Professor für Logik und wissenschaftliche Methodenlehre an der University of London und an der London School of Economics and Political Science, Wegweisendes geleistet, wofür er 1965 zum Ritter geschlagen wurde.

Popper befasste sich schon 1919 mit den vier damals in Wien heftig diskutierten Theorien, der Relativitätstheorie von Albert Einstein, der Geschichtstheorie von Karl Marx (1818–1883), der Psychoanalyse von Sigmund Freud (1856–1939) und der Individualpsychologie von Alfred Adler (1870–1937). Er erinnerte sich: »*Als das charakteristischste Element [...] erschien mir der unaufhörliche Strom von Bestätigungen, von Beobachtungen, die die betreffenden Theorien ›verifizierten‹. [...] Ein Marxist war nicht imstande, eine Zeitung aufzuschlagen, ohne auf jeder Seite seine Geschichtsauffassung bestätigt zu finden. [...] Psychoanalytiker der Schule Freuds betonten, dass ihre Theorien ständig durch ihre ›klinischen Beobachtungen‹ verifiziert wurden. Und was Adler anbelangt, so hatte ich selbst ein Erlebnis, das auf mich großen Eindruck machte. Ich berichtete ihm damals im Jahre 1919 über einen Fall in der Beratungsstelle, der mir nicht sehr ›adlerianisch‹ vorkam. Er aber hatte nicht die geringste Schwierigkeit, ihn im Sinne seiner Theorie als einen Fall von Minderwertigkeitsgefühlen zu diagnostizieren, obwohl er das Kind nicht einmal gesehen hatte. Ich war et-*

was schockiert und fragte ihn, was ihn zu dieser Analyse berechtigte. ›Meine vieltausendfältige Erfahrung‹ war seine Antwort; worauf ich mich nicht enthalten konnte zu erwidern: ›Und mit diesem Fall ist Ihre Erfahrung jetzt eine vieltausend-und-einfältige!‹«[24]

Aufgrund solcher Erfahrungen suchte Popper nach Kriterien, um wissenschaftliche von pseudowissenschaftlichen Theorien unterscheiden zu können, was er als »Abgrenzungsproblem« bezeichnete. Rückblickend formulierte er 1953 seine damaligen Schlussfolgerungen von 1919/1920 zusammengefasst so: Für fast jede Theorie könne man leicht Bestätigungen oder Verifikationen finden, nämlich dann, wenn man nach Bestätigungen suche und nicht passende Fakten ignoriere oder umdeute.

Deshalb sollten Bestätigungen nur dann ernst genommen werden, wenn sie das Resultat riskanter Vorhersagen seien. Als Beispiel nannte er die Beobachtung eines Fixsterns, die Einstein dank der Relativitätstheorie vorhersagen konnte. Hätte das Experiment zu einem anderen Ergebnis geführt, so wäre die Theorie widerlegt worden. Das führte ihn zur These, dass eine Theorie nur dann wissenschaftlich sei, wenn sie auch widerlegt, also »falsifiziert« werden könne.

Er fügte hinzu, dass viele Theorien, auch wenn sie bereits falsifiziert worden seien, von ihren Anhängern weiter aufrechterhalten würden, indem zum Beispiel »ad hoc irgendwelche Hilfsannahmen eingeführt werden oder indem die Theorie ad hoc so umgedeutet wird, dass sie der Widerlegung entgeht«. Ein solches Vorgehen sei immer möglich, aber der Preis sei die Minderung oder gar der Verlust ihres wissenschaftlichen Charakters. Diese »Rettungsaktionen« hat er später als »konventionalistische Wendungen« bezeichnet. Der deutsche Soziologe Hans Albert (*1921) nannte es einen »Immunisierungsversuch«. Popper schrieb: *»Man kann all das kurz dahingehend zusammenfassen, dass das Kriterium der Wissenschaftlichkeit einer Theorie ihre Falsifizierbarkeit ist, ihre Widerlegbarkeit, ihre Überprüfbarkeit.«*[25] Zur Veröffentlichung seiner Theorien in den 1930er-Jahren im Wiener Kreis bemerkte er: *»Sie stifteten sehr bald völlige*

Verwirrung im Lager der verifikationistischen Sinn- und Unsinnphilosophen.«[26]

Poppers Kritik an der Verifikation als objektivem Wissenschaftskriterium beruhte darauf, dass diese immer auf individuellen Annahmen basiere. Um das zu veranschaulichen, wies er einmal Studenten an, sie sollten beobachten und sorgfältig aufschreiben, was sie beobachtet hätten. Natürlich wollten diese wissen, was sie beobachten sollten, denn die Anweisung »Beobachten Sie« sei klarerweise absurd. Beobachtung sei, so Popper, immer selektiv und könne ein Objekt, eine begrenzte Aufgabe, ein Interesse, einen Standpunkt oder ein anderes Problem betreffen. Und die Beschreibung von Beobachtungen setze immer eine anschauliche Sprache voraus. Beim Wissenschaftler kämen seine theoretischen Interessen, seine Vermutungen und Erwartungen sowie die Theorie, die er als eine Art Hintergrund akzeptiere und die seinen Bezugsrahmen, seinen »Erwartungshorizont«, bestimmen würde, dazu.[27]

Zwanzig Forschungsjahre später ergänzte er 1953 seine frühen Überlegungen durch Aussagen wie die, dass die Handwerksregeln der »gültigen Induktion« nicht einmal metaphysisch seien: Es gebe sie überhaupt nicht. Keine Regel könne stets die Wahrheit eines allgemeinen Satzes garantieren, auch wenn er aus fehlerfreien Beobachtungen abgeleitet sei. Er erwähnte den deutschen Physik-Nobelpreisträger von 1954, Max Born (1882–1970), der nicht an die Wahrheit der newtonschen Physik glaubte, trotz ihres großen Erfolgs, und obwohl er überzeugt war, dass sie auf Induktion beruhe. Der Erfolg der Wissenschaft basiere nicht auf den Regeln der Induktion, sondern auf Glück, Einfallsreichtum und den rein deduktiven (auf Beobachtung beruhenden) Regeln der kritischen Diskussion. Und er fasste einige seiner Ergebnisse folgendermaßen zusammen:

- Induktion, das heißt ein Schluss, der auf vielen Beobachtungen beruht, ist ein Mythos. Sie ist weder eine psychologische Tatsache noch eine Tatsache des täglichen Lebens, noch eine der wissenschaftlichen Arbeitsweise.

- Das wirkliche Verfahren der Wissenschaft besteht darin, mit Vermutungen zu arbeiten: in einem Sprung zu Schlussfolgerungen zu kommen – nicht selten aufgrund einzelner Beobachtungen (wie zum Beispiel der schottische Philosoph David Hume (1711–1776) und Max Born es bemerkt haben).
- Wiederholte Beobachtungen und Experimente dienen der Wissenschaft als Prüfung unserer Vermutungen oder Hypothesen, das heißt als Widerlegungsversuche.
- Der falsche Glaube an die Induktion wird durch das Bedürfnis nach einem Abgrenzungskriterium bestärkt, das nach einer überlieferten, aber irrigen Überzeugung nur die induktive Methode liefern könne.
- Die Konzeption einer solchen induktiven Methode bringt, ähnlich wie das Kriterium der Verifizierbarkeit, eine fehlerhafte Abgrenzung mit sich.
- Nichts ändert sich an alledem, wenn wir sagen, dass Induktion die Theorie nur wahrscheinlich statt gewiss macht.[28]

Bezüglich Quantentheorie merkte Popper an, dass auch diese dank des Einstein-Podolsky-Rosen-Paradoxons prinzipiell falsifizierbar sei. Dass es Alain Aspect und anderen ab 1982 experimentell gelang, deren Voraussagen zu verifizieren, wurde in Kapitel 4 beschrieben. Damit wäre auch der alleinige Glaube an den Materialismus als unwissenschaftlich enttarnt worden. Popper erkannte schon 1953, dass der Determinismus wissenschaftlich nicht bewiesen sei: *»Was das Problem des Determinismus an sich anbelangt, so habe ich nachzuweisen versucht, dass sogar die klassische Physik, die in einem gewissen Prima-facie-Sinn deterministisch ist, falsch interpretiert wird, wenn man sie dazu gebraucht, eine deterministische Anschauung der physikalischen Welt im Sinne von Laplace zu vertreten.«*[29] Es müsste diskutiert werden, inwiefern erfolgreiche komplementärmedizinische Therapien eine Falsifikation des gängigen biochemischen Modells darstellen. Unsere nicht bewilligte Studie hätte dazu einen Beitrag geleistet.

Natürlich wird Poppers Theorie der Falsifikation nicht von allen akzeptiert, sonst könnte der Glaube an eine rein materielle Medizin nicht aufrechterhalten werden. Problematisch ist allerdings, dass die Vertreter dieser Glaubensrichtung alles unternehmen, um ihr Glaubenssystem aufrechtzuerhalten; sei es mittels euphorischer Versprechungen, wie sie Urban Wiesing erwähnte, und wie wir sie täglich von Befürwortern der Gentechnik und des Transhumanismus hören, sei es mittels Forschungsverboten, wie sie Ethikkommissionen aussprechen, sei es durch Intransparenz bei der PEK-Studie etc.

2022 würdigte der deutsche Physiker und Philosoph Prof. Claus Beisbart (*1957) Poppers Schaffen: Mit Recht habe dieser immer wieder darauf verwiesen, dass sich anerkannte Theorien häufig als falsch herausstellen würden. Das, was wir für Wissen halten, könnte in Zukunft anhand von Beobachtungen widerlegt werden, dann müsse man mit neuen Hypothesen von vorne beginnen. Für Popper sei das kein Grund gewesen zu resignieren, denn nur so komme man der Wahrheit immer näher. Es sei vielmehr die Einsicht, dass wissenschaftliche Forschung durch den Zweischritt von Hypothese und Widerlegung gekennzeichnet sei, einer Balance zwischen intellektueller Bescheidenheit und Optimismus.[30]

Oder wie es der britische Mathematiker und Kosmologe Sir Hermann Bondi (1919–2005) nüchtern festhielt: *»Wissenschaft ist nicht mehr als Methode, und Methode nicht mehr als das, was Popper dazu gesagt hat.«*[31]

TABELLE 7: Das Verdrängen von Geist und Seele aus der europäischen Wissenschaft und deren Neubewertung im Spiegel neuer Theorien.

Griechische Antike bis Urchristentum	Konzil von Konstantinopel 869/870 n. Chr.	17. Jahrhundert; Cartesianisches Weltbild: Aufkommen der Physik. Welt als Uhr mit Gott als Uhrmacher, der im Hintergrund die Gesetze und die Welt konstruiert.
Trichotomie: Drei Grundelemente des Lebens: Geist, Seele, Leib	Dichotomie: Abschaffung des Geistes. Dennoch bleibt die Natur beseelt.	Einteilung der Welt in ausgedehnte, berechenbare Materie und schwer fassbare »denkende« Substanz, die nur beim Menschen vorkommt. Tiere und Pflanzen sind »nur« noch berechenbare Automaten.
Geist		
Seele	Seele	Rational denkende Substanz beim Menschen, res cogitans
Leib (Materie)	Leib (Materie)	Leib (Materie), res extensa

Um 1800: Laplacescher Dämon. Höhepunkt des Determinismus, Gott braucht es nicht mehr. Wenn eine gedachte Intelligenz alle Teilchen samt Zustand kennt, kann sie die Zukunft und Vergangenheit vollkommen berechnen.	Heute Mehrheit: Festhalten am klassischen Ideal mit der absoluten Forderung nach Reproduzierbarkeit. Der Materialismus hat sich als gängige Philosophie durchgesetzt.[32]	Heute Minderheit: Die Allgemeingültigkeit des klassischen, auf Reduktionismus beruhenden Modells, ist durch Experimente widerlegt. Neuinterpretation der Realität mit Quanteninformationstheorie, Strukturenrealismus, Emergenz etc.
Wenn alles berechenbar ist, gilt das auch für das Bewusstsein. Freier Wille als Illusion	Welt und Organismus als komplexer Computer mit definierten Rechenregeln, mit künstlicher Intelligenz. Bewusstsein/Geist als Illusion, als Folge berechenbarer biochemischer Prozesse.	Natur nur begrenzt berechenbar, völlige Reproduzierbarkeit ist Illusion. Es kann Neues entstehen, es gibt Ereignisse mit einem Zeitpfeil, Lebewesen als einmalige dissipative Strukturen, Bewusstsein als Quantenphänomen; freier Wille möglich. Frage: Brauchen wir wieder Begriffe wie Geist und Seele?
		Geist als Quanteninformation (QI), morphogenetisches Feld, kollektives Unbewusstes, Panpsychismus?
		Seele und Psyche als individuelle QI mit Bezug zu einem kollektiven Unbewussten?
Leib (Materie)	Leib (Materie)	Leib (Materie)

Bilanz und Schlussfolgerungen

9

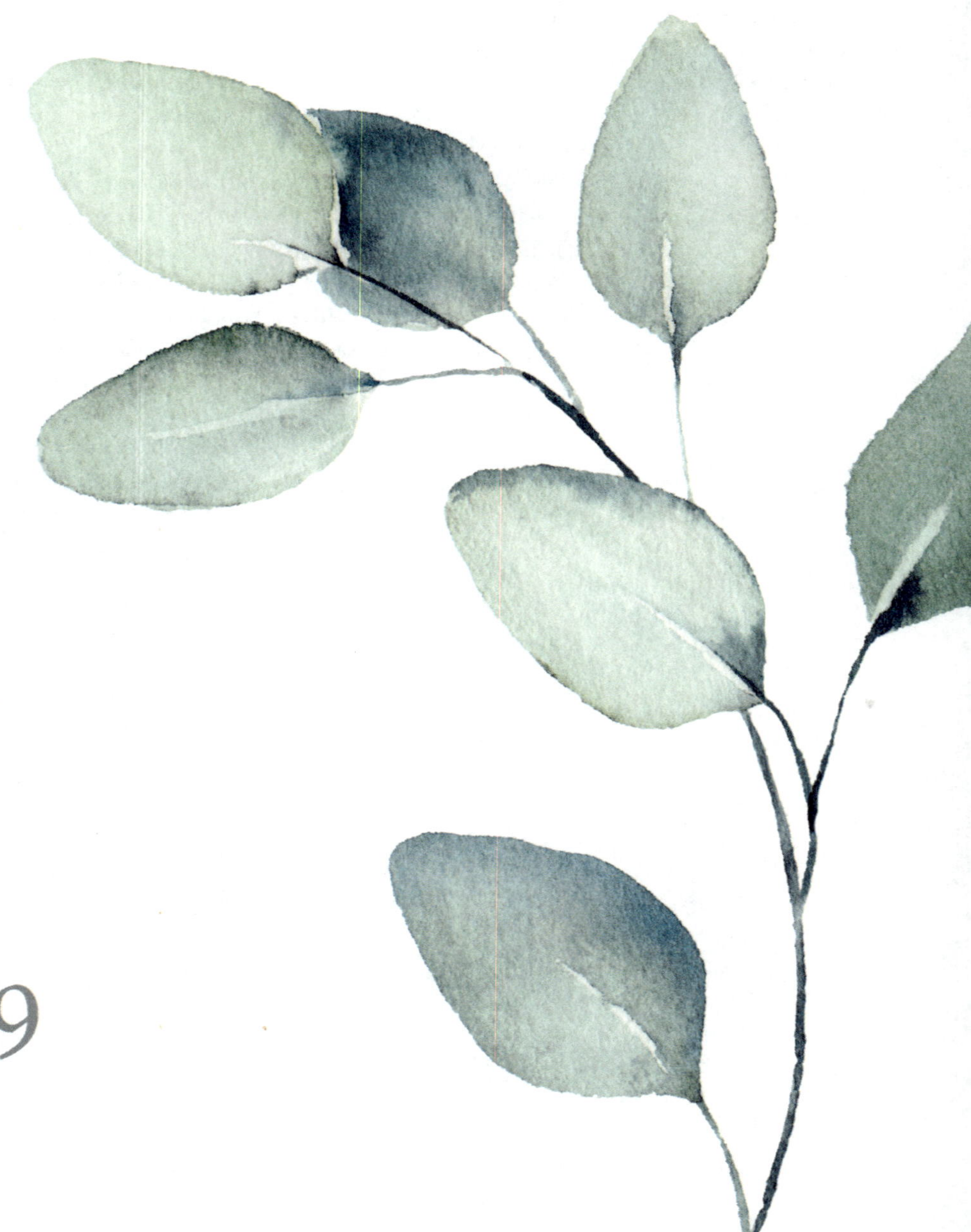

9.1 Bilanz

Die Medizin in den Bereichen Akut- und Notfallmedizin sowie bei reparativen Techniken hat großartige Erfolge vorzuweisen. Bei chronischen Erkrankungen und dem Umgang mit resistenten Bakterien scheint sie jedoch oft hilflos. Bei folgenden Beobachtungen besteht dringender Handlungsbedarf:

A: Es gibt in der Schweiz und vielen anderen Ländern keine unabhängige medizinische Forschung mehr. Alles wird von einer kleinen Gruppe in Ethikkommissionen nach einseitigem Wissenschaftsverständnis kontrolliert. Gleichzeitig hat der bürokratische Aufwand so zugenommen, dass auch traditionelle Forschung von Praktiker:innen kaum mehr durchgeführt werden kann.

B: Die Gesundheitsbehörden scheinen nur noch das materialistisch-biochemische Denkmodell in der Medizin zu akzeptieren. Neuere naturwissenschaftliche Modelle werden oft einfach ignoriert, aber nicht widerlegt.

C: Folgen davon sind die von allen Seiten anerkannte Krise im Gesundheitswesen, Ungereimtheiten bei Publikationen, die Einschränkung der Therapiemöglichkeiten, das Verschwinden von Phytotherapeutika sowie das kaum Weiterkommen bei verschiedensten chronischen Erkrankungen.

D: Neue naturwissenschaftliche Theorien, die Ordnungsstrukturen und Emergenz in Organismen beschreiben, werden weder an den medizinischen Fakultäten noch von staatlichen Stellen berücksichtigt. Als Folge werden viele gut dokumentierte Heilerfolge als »unwissenschaftlich« bezeichnet und verdrängt.

E: Der generelle administrative Aufwand für praktizierende Ärzt:innen ist so groß geworden, dass Alternativen zur Guideline-Medizin kaum mehr überlegt werden. Dabei waren es oft kreative Ideen aus der Praxis, die zu medizinischem Fortschritt führten.

Erläuterungen zu den einzelnen Beobachtungen

Zu A: Jede medizinische Forschung muss von einer Ethikkommission beurteilt werden. Diese bewertet neue Ideen, wie beispielsweise das Untersuchen multifaktorieller Krankheitsursachen mit althergebrachten Überlegungen, die in unserem Fall für die Forschungshypothesen nicht die richtige Grundlage sind. [Subkritische gegen kritische Komplexität; → Tabelle 1 und 2, S. 30ff.] Zusätzlich werden Forscher:innen durch eine überbordende Bürokratie von ihrer eigentlichen Aufgabe abgelenkt.

Auch in der Schulmedizin wird dieses Vorgehen kritisiert. So schrieb Mirjam Christ-Crain, klinische Professorin an der Universität Basel, in »Horizonte« (Juni 2019), dass der ausufernde Bürokratismus bei Studien dazu führe, dass das Risiko bestehe, echte Sicherheitssignale zwischen all den unwichtigen Formalismen zu übersehen. Weiter fügte sie an: *»Junge Ärztinnen werden immer mehr von der Administration erstickt und dadurch oft von einer Karriere in der Forschung abgeschreckt. Die zunehmende Bürokratisierung verhindert innovative und qualitativ hochstehende Studien und verschlingt Ressourcen, die viel sinnvoller für die Wissenschaft selbst und die Probanden einzusetzen wären. Resultat: Die Zahl der von Forschenden selbst initiierten und unabhängigen Studien wird abnehmen, besonders verglichen mit finanzstarken, von der Pharmaindustrie gesponserten Studien – ein herber Verlust.«*[1]

Darauf erwiderte Peter Kleist, Geschäftsführer der Kantonalen Ethikkommission Zürich, der als Arzt in der pharmazeutischen Industrie Medikamente entwickelt hatte, dass dem nicht so sei. Er argumentierte: *»Diese Anforderungen sind nicht neu. Die international anerkannten Regeln der Guten Klinischen Praxis gelten seit 2002 in der Schweiz auch für die akademische Heilmittelforschung – denn hinsichtlich des Anspruchs auf Teilnehmerschutz und Datenvalidität gibt es keinen Unterschied zur industriellen Forschung. […] Dass viele Resultate nicht reproduzierbar sind und ein Viertel der Studien vorzeitig abgebrochen wird, sind objektive Belege für Qualitätsdefizite der Forschung.«*[2]

Dem kann ich nur entgegnen, dass mir in den Kursen zur Guten Klinischen Praxis niemand eine sinnvolle Antwort geben konnte, mit welchen Statistiken multifaktorielle Belastungen bei chronisch Kranken erfasst werden können. Zudem scheint Herr Kleist nur eine Form der Forschungsmöglichkeiten zu berücksichtigen.

Ein anderes Beispiel illustriert, wie man Praxisforschung verhindert. Eine Gruppe von Hausärzten des Qualitätszirkels Oberthurgau kam 2012 auf die Idee, einen klinischen Versuch zur oralen Bioverfügbarkeit von Vitamin-D-Supplementen durchzuführen. 13 Hausärzte nahmen in einem Selbstversuch im Abstand von drei Monaten Vitamin D nüchtern oder nach einer fettigen Mahlzeit ein und maßen nach 8 Tagen ihre Blutwerte. Es zeigte sich eine große individuelle Variabilität. Die Studie wurde an einem Kongress in Lausanne als Poster präsentiert und gewann den 2. Preis.

Damit begannen die Probleme, denn sie hätten zuerst eine Swissmedic-Notifikation ausfüllen müssen, alle Beteiligten hätten Good-Clinical-Practice-Kurse besuchen müssen, sie hätten eine Probandenversicherung abschließen und die Zustimmung von allen Ethikkommissionen einholen müssen, in deren Einzugsgebiet die Teilnehmer tätig waren. Nur schon die Notifikation bedingt die Kenntnis von Dutzenden von Vorschriften auf Hunderten von Seiten.[3] Zum Dank für ihre sinnvolle Arbeit wurden sie gebüßt.

Zu B: Das materialistische, mechanistische Weltbild ist sehr erfolgreich und bestimmt unser tägliches Leben. Sehr genaue physikalische Experimente zeigen jedoch dessen Begrenztheit auf. Dass es in der Medizin und den Biowissenschaften noch immer ausschließlich gepflegt wird, erinnert eher an Religion als an ein objektives Akzeptierenwollen oder -können, dass die Natur nach einer anderen Logik funktioniert als die, die wir in unserer Kultur gepflegt haben. Diese Haltung kann nur noch aus einer medizinhistorischen Sicht verstanden werden.

In der Literatur finden sich unzählige Beispiele von erfolgreichen Therapien, die der Logik der (fundamental-)kritischen Komplexität nach Cramer (Quanten-, Chaostheorie) folgen, von staatlichen Institutionen aber nicht oder kaum berücksichtigt werden. Es scheint daher fraglich, ob man da noch von wissenschaftlicher Methodik im Sinne der Definition der Brockhaus-Enzyklopädie und der Falsifikationsphilosophie von Karl Popper sprechen darf.

Wie der Umgang mit der PEK-Studie zeigte, wollen Behörden und Politiker sich nur bedingt an wissenschaftliche Erkenntnisse halten. Wer welches Vorgehen in einer Demokratie bestimmt, muss hier nicht weiter thematisiert werden. Aber die zwei positiven Volksabstimmungen zur Komplementärmedizin in den letzten 105 Jahren zeigen, dass die Bevölkerung bessere Erfahrungen mit diesen Therapien gemacht hat, als es uns staatliche Stellen weismachen wollen.

Zu C: Gemäß Schätzungen können etwa ein Drittel aller Krankheiten ursächlich therapiert werden. Das sind vor allem Krankheiten mit klaren Ursache-Wirkung-Mechanismen, wie spezifische Entzündungen, Folgen von bekannten Traumata oder eindeutige Vergiftungen etc.

Bei unklaren, oft chronischen Erkrankungen mit weniger offensichtlichen Ursachen scheinen mir immer noch die Theorien der unspezifischen Reaktionen der extrazellulären Matrix (unspezifische Mesenchym- oder Bindegewebsreaktionen) die sinnvollsten zu sein, die meines Wissens auch noch nicht falsifiziert werden konnten. Sie bieten eine histologische Grundlage zur Ganzheitsmedizin. Dazu noch einmal Otto Bergsmann (1922–2004) zu Störfeld- und Herderkrankungen:

»Herdbedingte Krankheitsbilder passen nur selten in die üblichen Syndromschemata, und die praktische Herddiagnostik und -therapie gehören zu den undankbarsten, mühsamsten Bereichen der Medizin. Daher ist es nicht verwunderlich, wenn häufig der einfachste Weg gegangen wird – die Ablehnung des Begriffs.«[4]

Zu D: Es sollen noch einmal Friedrich Cramer sowie Jim Al-Khalili und Johnjoe McFadden zitiert werden, um den fundamentalen Unterschied zwischen der klassischen Naturwissenschaft (mit ihrer Forderung nach absoluter Reproduzierbarkeit) und der neuen Denkweise zu charakterisieren: »*In der klassischen Physik, einschließlich der Relativitätstheorie und der Quantenmechanik, gibt es die Begriffe von Vergangenheit, Gegenwart und Zukunft nicht, das ist das eigentliche Paradox der klassischen Wissenschaften. Es gibt auch nicht das Entstehen des Neuen, es gibt weder Anfang noch Ende, es gibt nicht Krankheit und Tod. Deshalb auch das Dilemma der modernen naturwissenschaftlichen Medizin: Krankheit ist eine vermeidbare Panne, vielleicht sogar ein ärztlicher Kunstfehler, und Tod ein Übergang vom Funktionieren zum Verschrotten.*

Auf der anderen Seite entsteht das Bild einer irreversibel evolvierenden Welt, in der man nicht zweimal in denselben Fluss steigen kann, in der Evolutionen sich in Stammbäumen vollziehen, Trajektorien sich verzweigen (eine in sich widersprüchliche Diktion), Chaoszonen und seltsame Attraktoren durchschritten werden, rückgekoppelte Entwicklungen grundsätzlich – und nicht aufgrund von statistischen Schwankungen – unvorhersagbar werden. Bild und Weltgefühl der vorbestimmten, berechenbaren Bahn müssen ergänzt werden durch den ins Offene wachsenden Baum. […] Wo immer wir die Figur des Baumes erblicken, handelt es sich um ein evolutives, irreversibles System mit chaotischen Durchgängen, das einmalig und einzigartig ist. Keine Fichte ist mit der anderen identisch, trotz gleicher Genetik. […] Die neue Wissenschaft vom Lebendigen erforscht neue Gesetze der Dynamik, in denen das Entstehen des Neuen vorgesehen ist, des Einzigartigen, des Individuellen […]«[5]

Zum Thema des Erkennens von Quantenzusammenhängen in der Natur schrieben Al-Khalili und McFadden: »*›Seltsam‹ – mit diesem Adjektiv wird das Gebiet der Quantenmechanik am häufigsten beschrieben. […] Eine Theorie, die zulässt, dass Objekte undurchdringliche Barrieren überwinden, sich an zwei Orten zugleich aufhalten oder in ›gespenstischer Verbindung‹ stehen, kann man nicht als ›normal‹ bezeichnen. Das mathematische Gerüst der Quan-*

tenmechanik ist aber vollkommen logisch. [...] Damit ist die Quantenmechanik das Fundament der physikalischen Realität. [...] Die Quantenmechanik ist normal. Seltsam ist die Welt, die von ihr beschrieben wird. [...] Das Verhalten, das sie beschreiben, erscheint uns deshalb nicht vertraut, weil wir die Realität normalerweise durch den Filter der Dekohärenz sehen, der größere Objekte ihrer sämtlichen Seltsamkeiten beraubt.«[6]

Zu E: Die »NZZ« titelte am 20. Februar 2023: »Assistenzärzte arbeiten 11 Stunden pro Tag und verdienen weniger als im Studentenjob«, und zitiert: *»Zeitweise besteht mein Tag zu 30 Prozent aus medizinischen Tätigkeiten, die anderen 70 Prozent bin ich am Telefonieren und Berichte schreiben.«* 10 % der Mediziner:innen würden daher vorzeitig aus dem Beruf aussteigen und rund 70 % hätten sich das zumindest überlegt. Die Auswirkungen auf die Gesellschaft könnten gravierend werden, da 2040 mit einem Mangel von 5500 Ärzt:innen gerechnet wird.[7]

Doch auch nach der Assistenzzeit werden vor allem engagierte Ärzt:innen belastet. »Gesetzesflut und Leerläufe: Wie das BAG die Ärzte zur Verzweiflung bringt«, titelte die »NZZ« am 8. Februar 2023 einen Bericht zur Zusammenarbeit der FMH mit dem Bund. Darin steht, dass das BAG heute über 700 Spezialist:innen beschäftige, was einer Zunahme von über 50 % in den letzten 20 Jahren entspräche. Diese Fachleute stehen Spitälern und anderen Gesundheitsinstitutionen nicht mehr zur Verfügung. Gemäß der Präsidentin der FMH, Dr. Yvonne Gilli, müssten die alle beschäftigt werden, was zu einer ungemeinen Flut an Gesetzen, Studien oder Empfehlungen ohne erkennbaren Mehrwert führe, auf den praktizierende Ärzt:innen auch noch reagieren sollten. Als Beispiel wurden Kostendämpfungspakete angeführt, wobei die ausgedruckten Stellungnahmen zu einem Stapel Papier von einem halben Meter Höhe führten. Dieser musste innert relativ kurzer Zeit abgearbeitet werden. Frustrierend sei für Gilli, dass die mit großem Aufwand erstellten Rückmeldungen häufig keine Wirkung zeigten. Einiges ist Folge eines politischen Überaktivismus.

So habe das Parlament von 2001 bis 2021 44 neue Vorstöße zum Krankenversicherungsgesetz verabschiedet.[8]

Zur Situation in den Privatpraxen schrieb der ehemalige Zahnarzt Ueli Frey im September 2021 in der »Weltwoche«: *»Beamte plagen Ärzte – Die Behörden gehen mit immer härteren Kontrollen gegen privat praktizierende Mediziner vor. Der Nutzen vieler Vorschriften ist fragwürdig.«* Bei fast 59 Millionen Arztbesuchen im Jahr 2019 sei nicht ein einziger Fall einer Krankheitsübertragung in einer Privatpraxis bekannt geworden. Dennoch gehen die Behörden zunehmend hart gegen Privatpraxen vor: Jede:r Praxisinhaber:in muss heute ein Qualitätssicherungssystem haben; ein umfangreiches Buch, in dem alle Abläufe in der Praxis, von der Reinigung über IT-Sicherheit bis zur Sterilisation, akribisch festgehalten werden. Die Umsetzung erfordere eine 50 %-Stelle und löse auch sonst hohe Kosten aus. Beispielsweise müssten regelmäßig verschiedenste Details immer wieder überprüft werden, wie etwa täglich die Kühlschranktemperatur, und die Protokolle müssten 20 Jahre aufbewahrt werden. Andere Kolleg:innen mussten bauliche Anpassungen vornehmen, die schnell einmal CHF 100 000 kosteten. Ökologische Kriterien spielten keine Rolle, denn diese Vorschriften führten zu einem enormen materiellen und energetischen Aufwand mit immer mehr Einweginstrumenten. Diese müssten als Sonderabfall in Hochöfen verbrannt werden, etwa 16 000 Tonnen pro Jahr. Nach Meinung vieler Ärzt:innen führte das in gewissen Fällen zu schlechterer Patientenversorgung, da ein Einweginstrument, das zehn- bis zwanzigmal billiger sei als ein Qualitätsinstrument, kaum die gleichen Merkmale haben könne wie dieses. Es gebe keine klaren Richtlinien, und die Unsicherheit und Angst bei vielen Mediziner:innen sei groß. Im Kanton Zürich gebe die Heilmittelbehörde an, dass bei Kontrollen in 25 % der Praxen eine sofortige Einstellung gewisser Tätigkeiten angeordnet werde. Dabei gehe es vor allem um das Sterilisieren. Wenn man den Wert nur auf Praxen anwende, die tatsächlich sterilisierten, seien das sogar 50 % bis 75 %. Dies, obwohl seit

Jahren nicht ein einziger Fall einer Infektion wegen mangelhaften Sterilisierens bekannt geworden sei. Vergleiche man die Anforderungen mit denen in der Gastronomie, gäbe es dort nur noch Wegwerfgeschirr und Einwegbesteck. Die kontrollierenden Beamten würden sich mit CHF 220 pro Stunde sehr gut bezahlen lassen, auch für Kontrollen, bei denen es nichts zu beanstanden gäbe.[9]

Ich gestehe, auch ich wurde an einer Online-Veranstaltung der SSO mit unserem Kantonszahnarzt 2019 sehr stark verunsichert und habe daraufhin gegen CHF 7000 an eine Firma bezahlt, die mir das geforderte Qualitätshandbuch mitsamt diversen Checklisten lieferte. Das Geld fehlte für sinnvollere Investitionen. Dabei garantiert aber niemand, dass eine Kontrolle befriedigend ablaufen würde, was bei mir bis heute ein unangenehmes Gefühl des Ausgeliefertseins auslöst. Einzelne Ärzt:innen können sich juristisch kaum wehren, denn ein Prozess, eventuell bis vor Bundesgericht und mit monatelanger Praxisschließung, ist existenzbedrohend. Rechnet man diese Beträge aller Praxen zusammen, kann man erahnen, wie viel Geld sinnlos ausgegeben wird. Denn auf die Frage, ob es eine klinische Relevanz für die Verschärfungen gebe, musste der Kantonszahnarzt eingestehen, dass dem nicht so sei. Es beruht alles bloß auf theoretischen Konzepten.

9.2 Das Ende der Aufklärung in der Medizin?

Während im Mittelalter hauptsächlich kirchliche Institutionen bestimmen konnten, was glaubenskonform war und überhaupt erforscht werden durfte, führte das Zeitalter der Aufklärung in eine neue Zeit. Diese war gekennzeichnet durch einen Erkenntnisprozess, der im 16. und 17. Jahrhundert wissenschaftliche Erkenntnisse über den reinen Glauben stellte. Das führte zu einer traditions- und institutionskritischen Haltung, die dem Menschen mithilfe der Vernunft zum »Ausgang aus seiner selbstverschuldeten Unmündigkeit« (Immanuel Kant (1724–1804)) verhelfen sollte.[10] Es folgten gewaltige Entwicklungen in der Wissenschaft und Medizin.

Die Errungenschaften der Aufklärung sind heute in Gefahr. Unsere Gesellschaft driftet wieder in eine unliberalere Richtung mit übermäßigem Glauben an Regulationen, wie es beispielsweise das Humanforschungsgesetz zeigt. Unsere geplante Studie wurde von Dozenten der Universität und ETH Zürich sowie sehr erfahrenen Privatpraktiker:innen konzipiert. Wir waren bereit, unsere komplementären Erfahrungen mit dem konventionellen Modell (und jedem anderen) zu messen. Aus meiner Sicht ein vorbildliches, wissenschaftliches Vorgehen, das ich bei fast keiner anderen medizinischen Interessengruppe mehr sehe.

Am Entscheid der kantonalen Ethikkommission – die Studie nicht zu genehmigen – waren ein Pharmakologe (*1947), ein Infektiologe (*1954) sowie eine Historikerin und Pflegefachfrau (*1955) beteiligt. Das sind sicher alles sehr verdiente Personen in ihren Fachbereichen, aber von unseren Therapien verstehen sie scheinbar wenig. Ich bekam den Eindruck, dass hier einfach ein Denkmodell verteidigt wird, wie es auch Steven Pinker beschrieb [→ S. 54f.]. Denn für die Patientensicherheit wäre unsere Beobachtungsstudie ein Gewinn gewesen. Für mich ist der Entscheid immer noch skandalös. Wir sind heute so weit, dass drei Nichtfachleute anderen mit jahrelangen Erfahrungen, ohne vorher Rücksprache zu nehmen, verbieten, ihre eigenen Therapiekonzepte objektiv mit Standardtherapien zu vergleichen, was *der* urwissenschaftlichen Idee entsprechen würde! Und das noch ausschließlich ohne öffentliche Subventionen. So eine Gesundheitspolitik hat ein Legitimationsproblem und fördert das Misstrauen in staatliche Entscheide.

Mich erinnert dieses Vorgehen an den Prozess von Galileo Galilei am Ende des Mittelalters. Galilei war ein Anhänger der Ansichten und Beobachtungen von Nikolaus Kopernikus (1473–1543), der schon 1543 in seinem Werk »De revolutionibus orbium coelestium« ein heliozentrisches Weltbild vertrat. Das stand im Widerspruch zur Bibel, gemäß der die Erde mit der Schöpfungsgeschichte von Gott zum Mittelpunkt des Universums auserkoren wurde. Viele Theologen sahen darin einen Angriff auf das christliche Glaubenssystem, eine Ketzerei, obwohl sich Galilei nie vom christlichen Glauben distanzierte. Das führte zu Konflikten mit der Kirche.

Bekannt ist vor allem Galileis Prozess vor dem Inquisitionsgericht, an dessen Ende er am 22. Juni 1633 »seinen Fehlern abgeschworen, sie verflucht und verabscheut hatte« und so der Hinrichtung auf dem Scheiterhaufen entkommen konnte. Er wurde »nur« zu einer Haft von unbestimmter Dauer verurteilt sowie zur täglichen Rezitation der sieben Bußpsalmen während drei Jahren. Das Urteil wurde von sieben Kardinälen unterzeichnet, erhielt aber die päpstliche Ratifikation nicht.[11]

Das Entscheidende dabei ist, dass rund 90 Jahre nach der ersten Veröffentlichung von Kopernikus' Buch jemand von sicher sehr verdienstvollen, aber einseitig ausgebildeten Leuten verurteilt wurde für etwas, das bei genauer Betrachtung nicht bestritten werden konnte! Es war ein Denk- und Forschungsverbot mit weitreichenden Folgen.

Ich sehe Parallelen zu heute. Es wurde in diesem Buch bereits erwähnt, dass es seit Jahrzehnten Hinweise, Fakten und Erkenntnisse gibt, die auch aus naturwissenschaftlicher Sicht ein Umdenken in der Medizin nötig machen. Doch der ablehnende Entscheid der Ethikkommission wird wohl lange Zeit dafür sorgen, dass sich niemand mehr mit Störfeldstudien befassen wird, mögen deren Therapieergebnisse noch so erfolgreich sein. Außerdem wird es kaum wieder möglich sein, eine so interdisziplinäre Gruppe von Spezialist:innen zusammenzubringen.

Weil die komplexen Zusammenhänge nach Cramer kaum mehr in Studien behandelt werden und somit auch kaum Resultate vorliegen, können wir kaum mehr junge Kolleg:innen für diese Thematik interessieren. Schon aus juristischen Gründen wird sich jede:r überlegen, ob das Leben mit einfachen Guidelines nicht viel einfacher ist.

Es entbehrt nicht einer gewissen Ironie, dass Galilei sich mit Bezug auf neue mathematische Modelle zur Natur und seinen eigenen Beobachtungen gegen die damaligen kirchstaatlichen Instanzen nicht durchsetzen konnte, und rund 400 Jahre später können wir uns mit Berufung auf neue Erkenntnisse zur Physik und Beobachtungen aus der Praxis ebenfalls nicht gegen eine staatliche Instanz durchsetzen.

Mit den zunehmenden Regulierungen begeben wir uns zurück in eine selbst verschuldete Unmündigkeit. Wenn nicht einmal mehr erlaubt wird, dass selbstbestimmte, aufgeklärte Menschen, freiwillig, zum Nutzen der Gesellschaft und ohne sich zu gefährden, ihre Daten für eine neue Art der Forschung zur Verfügung stellen dürfen, wenn Verbote im universitären Kontext kaum noch thematisiert werden und wenn »die Wissenschaft« nicht mehr den Versuch unternimmt, wirklich alle bekannten Aspekte zu einem bestimmten Thema zu objektivieren – dann ist dies wie »das Ende der Aufklärung in der Medizin«!

Die Argumente der Kommission gegen unsere Studie finden Sie im Anhang. Befreundete Juristen sehen die dort bemühte Auslegung der Gesetze sehr kritisch, da alles bloß aus *einer* Denkrichtung interpretiert wird, die kaum mit der in der Bundesverfassung verankerten Forschungsfreiheit und der Berücksichtigungspflicht der Komplementärmedizin vereinbar ist. Dabei muss bedacht werden, dass die Möglichkeiten der Störfeldsanierung und umfassender Komplementärmedizin weit über das hinausgehen, was an unseren Universitäten gelehrt und praktiziert wird. Zusätzlich sind für mich auch das nach dem Entscheid verfasste Gutachten von einer Person, die auf die Zusammenarbeit mit der Ethikkommission angewiesen ist, und die Nichtbehandlung unseres Rekurses bis heute (10.1.2024) juristisch nicht korrekte Vorgehen.

In unzähligen Diskussionen bekam ich den Eindruck, dass es bei der Thematik »Komplementärmedizin« auch um einen Kampf über die Deutungshoheit in der Medizin geht. In dem Zusammenhang hat mich eine Aussage vom Präsidenten der Ethikkommission nach unserer einzigen Sitzung sehr beschäftigt. Er forderte mich auf zuzugeben, dass ich ja nur zeigen wolle, dass die Komplementärmedizin besser sei als die Schulmedizin. Ich glaube, er konnte nicht nachvollziehen, dass dies nicht mein Ziel ist. Ich will einfach wissen, wann welche Therapie bei schwierigen chronischen Erkrankungen die beste ist! Und das möglichst neutral, objektiv und unter Berücksichtigung des Komplementaritätsprinzips. Dass gewisse Ergebnisse einfach gut sind, hängt vielleicht schlicht damit zusammen, dass die Theorie im Hintergrund passend und richtig ist.

Was kann unter diesen Umständen noch erforscht werden? In »Horizonte« vom 5. März 2020 wird Prof. Edzard Ernst, Inhaber des ersten Lehrstuhls für Alternativmedizin überhaupt, zitiert. Er begrüßte es, dass Komplementärmedizin auch an den Universitäten vermehrt gelehrt werde. Er kritisierte aber gleichzeitig, dass deren Studiendaten meist lediglich mit etwas Unterstützung von komplementären Verfahren bei sonst konventionellen Behandlungen erhoben würden.

Beispielhaft ist die Studie vom Institut für Sozialmedizin, Epidemiologie und Gesundheitsökonomie an der Charité in Berlin (Projektleitung Prof. Brinkhaus), »Akupunktur bei Trigeminusneuralgie – eine zweiarmige, randomisiert kontrollierte, exploratorische Studie (ACUTRIG)«. Von 2019 bis 2022 wurde an 40 Patient:innen (20 Kontrollgruppe, 20 Versuchsgruppe) die Wirksamkeit von 10 Akupunkturbehandlungen zusätzlich zur Routineversorgung bei erwachsenen Patient:innen mit Schmerzattacken bei idiopathischer oder klassischer Trigeminusneuralgie erforscht.[12]

Das ist ja alles schön und gut und nötig, berücksichtigt aber nicht die möglichen Ursachen, die möglichen Synergien mit anderen aufbauenden Therapien, die Möglichkeit des Verzichts auf problematische Medikamente und die mögliche kritische/fundamentalkritische Komplexität des Geschehens bei multiplen Störfeldern. Die Studie ist daher für den erfahrenen Praktiker nur von sehr beschränktem Wert. Man kann annehmen, dass die Ergebnisse schon im alten China in ähnlicher Weise bekannt waren.

Als Gegenbeispiel möchte ich Therapieempfehlungen aus dem Vortrag »Essenzielle Hypertonie – Möglichkeiten der nicht medikamentösen Behandlung« von Dr. med. Bernd Ramme, Präsident der Deutschen Akademie für Akupunktur, am »World Akupunktur Forum Davos« 2022 anführen. Seine an Einzelfällen aufgezeigten Erfolge beruhen auf folgendem Vorgehen:

1. Nicht medikamentöse Therapie FIRST
2. Coaching von Ernährungs- und Lebensweise durch positive Motivation, nicht durch Angst
3. Störherde liegen in fast allen Fällen von essenzieller Hypertonie vor und sind zu beseitigen
4. Blockaden der HWS sind in jedem Fall nachhaltig zu lösen
5. Psychische Blockaden und seelische Traumen sind zu beseitigen/zu lösen
6. Disharmonie-Muster der TCM, die mit Hypertonie assoziiert sind, ist als Therapiegrundlage zu nehmen

Solche Therapiekonzepte mit der Standard-Medikamententherapie über längere Zeit zu vergleichen wäre echte, praxisrelevante Forschung. Ich bezweifle, dass so etwas heute noch realisiert werden könnte.

9.3 Medizin NEU gedacht

»Medizin NEU gedacht« ist die Forderung, auch unkonventionelle Tatsachen in die Medizin zu integrieren. Für mich war die Jahrtausendwende medizinisch eine anregende Zeit. In der PEK-Studie arbeiteten verschiedenste Mediziner:innen einvernehmlich mit den Bundesbehörden zusammen, die EBM-Kriterien wurden vielfältig diskutiert, und wir glaubten, dass man den Einzelfallbeschreibungen endlich einen adäquaten Platz geben würde, Ärzt:innen konnten sich Zeit nehmen für interdisziplinäre, komplementäre Ausbildungen, Bücher von Hartmut Heine, Fritz-Albert Popp und anderen Forschern erweiterten unseren Horizont, in Fachzeitschriften fanden sich noch vermehrt praxisrelevante Beobachtungen von Privaten, und auch der Kontakt zu den Aufsichtsbehörden, in meinem Fall der Kantonszahnarzt, beruhte auf gegenseitigem Respekt und nachvollziehbaren Entscheidungen.

Diese »Harmonie« zwischen den verschiedenen Akteuren gibt es aus den beschriebenen Gründen kaum mehr. Manche Entscheide der Gesundheitsbehörden können von vielen erfahrenen Kolleg:innen nicht mehr nachvollzogen werden, was zu Misstrauen und zur Bildung neuer kritischer (Ärzte-)Organisationen, wie etwa Dakome[13] oder Aletheia,[14] führte. Das sollte in einer gut geführten Gesundheitspolitik nicht nötig sein.

Ein Vorschlag gegen solche Tendenzen wäre, dass sämtliche im Gesundheitswesen Tätigen Kurse in Komplementärmedizin besuchen müssten. Diese Kurse müssten alle in diesem Buch beschriebenen Grundlagen beinhalten. Erst dann könnten die Teilnehmer:innen überhaupt verstehen, was die Bedürfnisse gewisser Patient:innen und Therapeut:innen sind und ihre Entscheidungen im Sinne einer alles umfassenden, nachvollziehbaren Wissenschaft und der Verfassung fällen.

Das Gleiche müsste für die Studierendenausbildung gelten. Nur so könnten sich junge Mediziner:innen in Kenntnis der verschiedenen Möglichkeiten für eine Disziplin entscheiden und Patient:innen objektiv beraten. Denn die Kenntnisse über Komplementärmedizin sind nach dem Studium gering und können bei den momentanen Belastungen kaum zusätzlich erweitert werden.

Generell müssen wir uns als Gesellschaft fragen, was für Gesundheitsbehörden und was für Ärzt:innen wir wollen. Möchten wir, dass ausschließlich biochemisch ausgebildete Apotheker:innen oder Biolog:innen, die kaum je in einer Praxis gearbeitet haben und die Komplexität einer geisteswissenschaftlichen Methodik oft nicht erfassen können, unsere (Haus-)Ärzt:innen beaufsichtigen? Die Folgen sind sinnlose Investitionen, Frustration, eine eingeschränkte Therapievielfalt und vorzeitige Praxisaufgabe von älteren erfahrenen Kolleg:innen. Vorteile von diesen neuen Richtlinien sehe ich keine. Meine Erfahrungen gehen eher in die Richtung, dass sich verantwortungsbewusste Mediziner:innen in Kursen sehr seriös auf ihre Aufgaben vorbereiten – wenn einer »unseriös« sein will, wird sich das auch mit neuen Kontrollen nicht verbessern.

Der Schweizer Jurist Markus Müller schrieb in seinem Buch »Verhältnismässigkeit«, dass diese in der Rechtspflege ein sehr wichtiger Faktor sei, der auf Harmonie abziele. Wenn der Staat etwas von einer bestimmten Gruppe wolle, müsse er dies gut begründen und die Resultate der Anordnung auch überprüfen. Wenn die erhofften Resultate und Ziele, die man messen müsste, nicht erreicht würden, müsse man Korrekturen vornehmen.[15] Doch was wollen Sie bei keinem Problem, das schon jahrelang kein Problem war, für Ziele definieren? Interessanter wäre doch, wenn der Staat die negativen Auswirkungen seiner Anordnungen untersuchen würde.

Möchten wir, dass die Zahl der Ärzt:innen mit Fähigkeitsausweis in einem komplementärmedizinischen Verfahren, früher waren es etwa 1500, heute noch rund 1000, noch weiter abnimmt? Gleiches gilt für die ganzheitlich arbeitenden Zahnärzt:innen. Gab es 2012 in der SGZM noch 117 Mitglieder, sind es 2023 nur noch 79 (vorwiegend ältere), wobei nur etwa 20 umfassend ganzheitliche Therapien anbieten.

Betrachten wir die Heilmittel. Möchten wir wirklich, dass unsere Behörden altbewährte Phytotherapeutika mit breiter Wirkung und von teilweise kleinen Firmen gleich behandeln wie ein neues, eventuell risikoreiches Medikament eines Weltkonzerns? Dass in den letzten Jahren rund die Hälfte dieser pflanzlichen Mittel vom Markt verschwunden ist, ist alarmierend. Neuentwicklungen kann es in diesem Umfeld kaum mehr geben. Auch hier müsste der Bund die negativen Auswirkungen seiner Beschlüsse festhalten.

Wollen wir akzeptieren, dass durch übermäßige Regulierung faktisch verunmöglicht wird, dass Privatpraktiker:innen eigene Ideen, unter Einhaltung des sowieso schon sehr strengen

Externe materielle Belastungen, Toxine (über 185 Millionen registrierte chemische Verbindungen), Viren, Bakterien, Pilze etc.
Wirkung über Schlüssel-Schloss-Prinzip von Rezeptoren
Resonanzwechselwirkungen (Störfeld)

Emotionale Belastungen, Traumata, Psychosomatik
Unklarer Wirkmechanismus
Als Quanteninformation über Resonanzwirkung

Der Mensch als »Fleischmaschine« (M. Minsky) kann aus Analyse der Materie vollständig verstanden werden. Bewusstsein als Illusion?
Gedächtnis: Speicherung als molekulare Struktur in Nerven oder Immunzellen?
Problem: Wie kann Ordnung aufrechterhalten werden bei ca. 100 000 chemischen Reaktionen pro Zelle und Sekunde mit Entropiezunahme?

Proteine bilden mit vielen anderen Bausteinen den Organismus. Anordnung zur Körperform dank lokaler Wechselwirkungen?

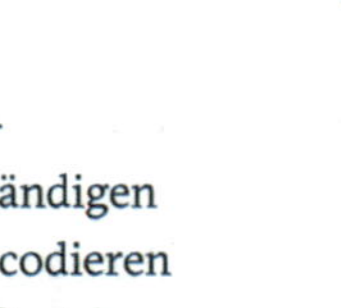

Das humane Genom enthält rund 20 350 protein-codierende Gene – viel weniger, als vor der vollständigen Sequenzierung angenommen wurde. Tatsächlich codieren nur etwa 1,5 % der gesamten genomischen DNA Proteine.

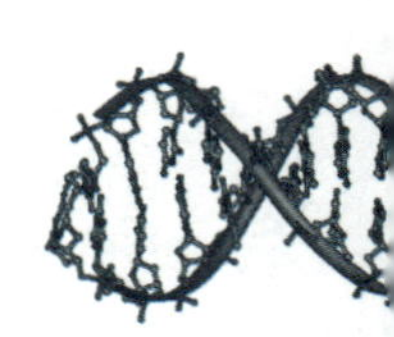

ABBILDUNG 33: Die mögliche Entwicklung von der DNA-Information zum Mensch und die pathogenen Einflüsse

Endogene Belastungen, Fehlstellungen, Narben, aufgenommene oder implantierte Fremdmaterialien etc.
Wirkung allergisch oder toxisch über Rezeptoren, mechanisch
Als Störfeld über Resonanzwirkung

Externe (elektromagnetische) Felder
Ionisierende und/oder thermische Effekte bei genügend Energie
Schon einzelne Photonen können Quanten- und Chaossysteme beeinflussen, z. B. dynamische Strukturen in der extrazellulären Matrix

Der Mensch als dissipatives System (I. Prigogine) mit außergewöhnlichen dielektrischen Eigenschaften (H. Fröhlich) oder als emergentes Phänomen (R. B. Laughlin)

Das Biochemie-Modell wird ergänzt durch steuernde Biophotonenfelder und Oszillationen (F.-A. Popp), morphogenetische Felder (R. Sheldrake), Skalarwellen (J. L. Oschman, T. E. Bearden, K. Meyl)

Bewusstsein als Quanteninformation? (R. Penrose, T. Görnitz, C. G. Jung/W. Pauli)

Gedächtnis: Informationsspeicherung im Körperwasser (L. Montagnier, E. Del Giudice) mit Beeinflussung der extrazellulären Matrix (A. Pischinger, H. Heine)

Welleneigenschaft der DNA: Kann durch Bestrahlung mit Lasern holografische Strukturen bilden, die als Bauplan für die Körperform dienen (P. P. Gariaev)

Könnten das kohärente Biophotonen mit ihren Lasereigenschaften sein?

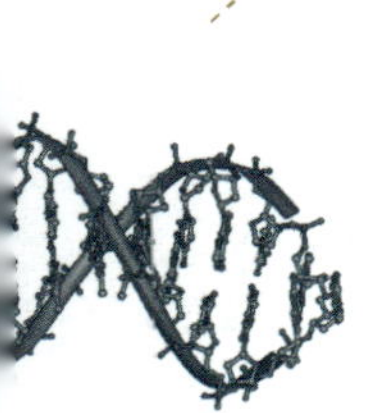

Dunkelgrün = gemäß klassischer Theorie
Hellgrün = Ergänzungen mit umstrittenen Theorien
Blaue Pfeile = multifaktorielle Beeinflussung des Organismus

Patientenrechts, studienmäßig untersuchen können? Wollen wir Forschung nur noch großen Firmen und Instituten überlassen? Wollen wir, dass die vielen unkonventionellen Heilungen in Privatpraxen einfach vergessen gehen?

Ein optimales Gesundheitssystem müsste wieder auf gegenseitigem Vertrauen und Respekt zwischen allen Akteuren aufbauen können, was transparente Entscheidungen auf Basis wissenschaftlicher (nicht nur naturwissenschaftlich reproduzierbarer) Methodiken bedingen würde.

Dazu schlage ich ein erweitertes Modell zum Menschen vor, das auf dem Zusammenspiel von klassischer Biochemie mit Theorien von Feldresonanzen und Informationstheorien basiert. Es soll die Neugier wecken, auf komplementäre Möglichkeiten hinweisen und zu einem besseren Verständnis von klinischen Beobachtungen beitragen. [→ Abbildung 33]

Als Praktiker möchte ich mit einem weiteren Beispiel aus der Praxis schließen. Im Arztbericht von Frau X., geboren 1990, vom 25. Juli 2018 stand, dass sie seit einem Jahr extrem müde und erschöpft sei. Weitere Symptome waren häufige Verspannungen, starke Kopfschmerzen, bis zu 10-tägigen Menstruationen, rezidivierende Infekte der Nasennebenhöhlen und im Urogenitalbereich. Nach Konsultation verschiedener Ärzten, darunter Neurolog:innen, Neuropsycholog:innen, einer Gynäkologin und einer ganzheitlichen Praxis, bekam sie Venlafaxin gegen die Migräne und depressive Verstimmung, Cerazette zur Unterdrückung der Menstruation und Eltroxin wegen leichter Schilddrüsenunterfunktion sowie eine Eiseninfusion. Alles ohne Erfolg. Sie konnte nur noch eine Stunde arbeiten und ihre Ausbildung nicht mehr fortsetzen. Im Dezember 2020, als sie ihre Beschwerden mit der VASM-Skala mit 8 angab, diagnostizierte ich bei ihr eine multiple Belastung mit 40 verschiedenen Faktoren [→ S. 393]. Nach 13 MORA-Therapien, unterstützt mit orthomolekularer Medizin, Neuraltherapie, Low-level-Laser und Phytotherapie (Schafgarbe, gelber Enzian, TCM-Mischung für das Element Wasser) gab sie an:

- 7.9.2021: Weniger müde, mehr Energie. Früher täglich Mittagsschlaf 2–3 Stunden, jetzt noch 1–2-mal/Woche 1 Stunde.
- 18.11.2021: Nach Weiterbehandlung noch durchschnittlich VASM 1. Die Situation ist so stabil.
- 27.11.2023 per E-Mail: »*Als ich mit der Schulmedizin und diversen alternativen Therapiemethoden nicht mehr weitergekommen bin, habe ich das Ausleitungsverfahren bei Herrn Weilenmann entdeckt. Nach etwa fünf Anwendungen konnte ich eine Verbesserung feststellen, und zusammen mit weiteren Behandlungen der TCM haben sich meine Beschwerden auf ein Minimum reduziert. Dies ermöglichte es mir, mich wieder auf meine Ausbildung zu konzentrieren und diese zu beenden.*«

Ich frage mich natürlich, ob ähnliche Belastungen bei den zunehmenden psychischen Erkrankungen von Jugendlichen mitbeteiligt sein könnten. Auch da wäre unsere Studie sinnvoll gewesen.

Die aufgeworfenen Fragen können nur politisch angegangen werden, was in einer Demokratie bedeutet, die Mehrheit der Bevölkerung zu gewinnen. Das Ziel dieses Buches ist es, aufzuklären. Aufklären über die vielfältigen Therapiemöglichkeiten im Spiegel der neuen Physik, Aufklären darüber, dass Medizin sowohl Natur- wie Geisteswissenschaft beinhaltet, Aufklären über das Verschwinden der Wissenschaftsfreiheit, Aufklären über den Rückgang von bewährten alternativen Therapien im Zusammenhang mit immer stärkeren Regulierungen und Aufklären darüber, dass gut gemeinte politische Forderungen in der komplexen Praxis oft nicht »gut« sind, sondern zu Mehrkosten und Misstrauen führen.

Es bleibt jedoch die Hoffnung, dass sich diese Situation wieder einmal ändern wird, wenn sich genügend Leute dieser Missstände bewusst werden. Wir alle sind immer auch potenzielle Patient:innen und würden uns im Ernstfall wohl wünschen, in unserer Ganzheit als Individuum therapiert zu werden und nicht als statistische:r Durchschnittspatient:in.

Dazu will dieses Buch beitragen.

Anhang

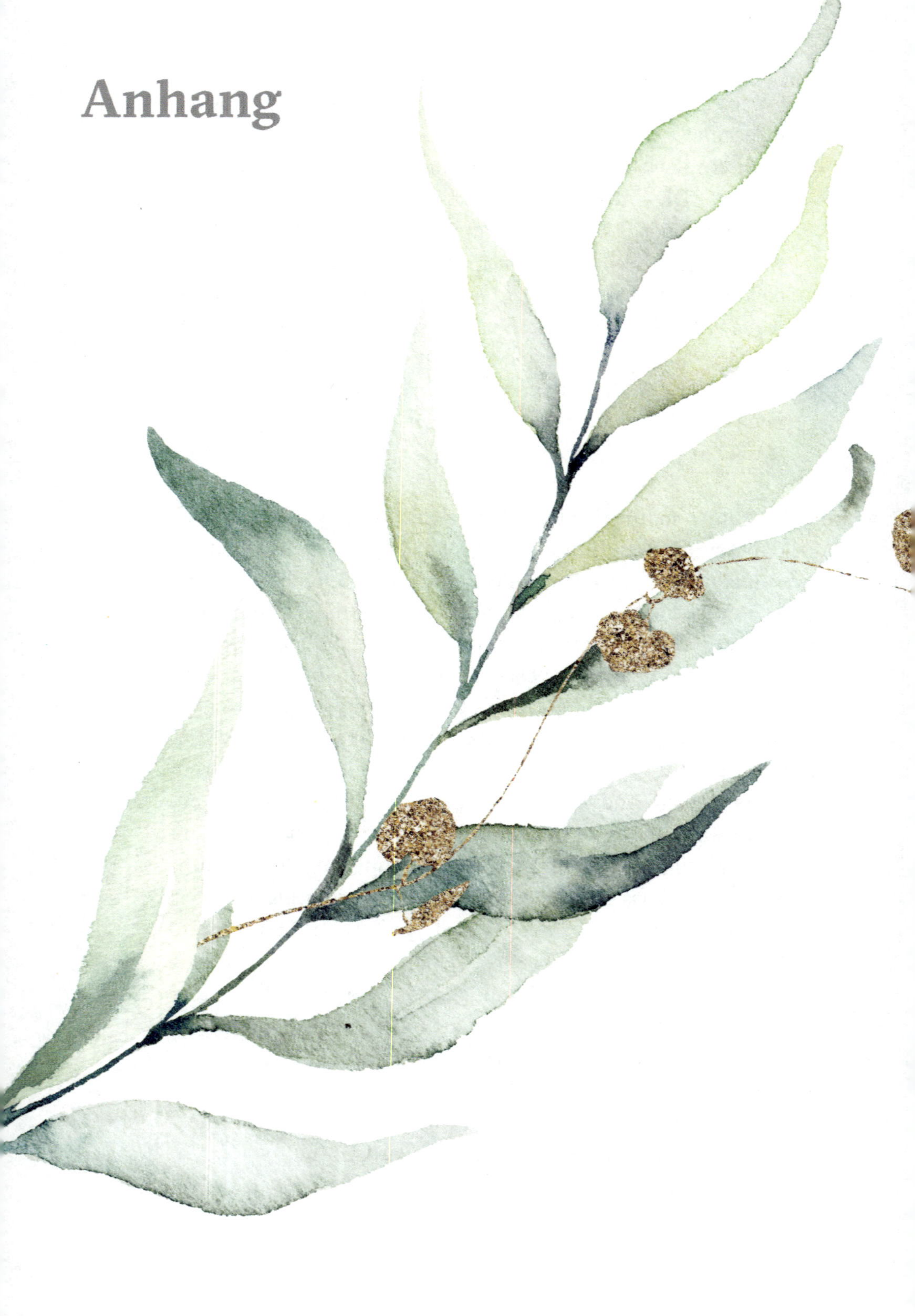

Sachregister

Akupunktur(punkte): S. 11f., 17, 19f., 39f., 42f., 47–50, 55, 57, 112, 142–146, 149, 151, 154, 186, 205, 209, 241, 261, 279, 289, 291ff., 311, 350f.

Amalgam: S. 18, 33, 37f., 42ff., 77, 256, 282–285

Anthroposophie(-Medizin): S. 49, 304f., 315f.

Attraktor(en): S. 102, 105–109, 111f., 231f., 245, 260, 279, 343

Ausleiten: S. 19f., 94, 302, 357

Belastung(en): S. 17ff., 22, 26, 34f., 40f., 42–46, 48f., 51, 53, 65, 69f., 74f., 77, 210, 213, 216, 258, 260, 280ff., 288, 341, 352, 354–357, 393

Belousov-Zhabotinsky-Reaktion: S. 85f., 89, 99, 287

Bewusstsein: S. 26, 29, 129, 157, 165, 166–169, 178, 181, 183ff., 189ff., 193, 195, 219, 228, 230, 235f., 251f., 256, 267, 274, 324, 330, 337, 354f.

Bindegewebe [→ extrazelluläre Matrix]

Biophotonen: S. 94, 115, 118, 121, 124, 127, 132, 134f., 137, 151f., 199, 236, 260, 262, 355, 383

Bioresonanz(therapie), MORA: S. 12, 19f., 37, 39, 43, 45f., 88, 108, 112, 154, 236, 240, 254, 356

Chaos, Chaostheorie, chaotisch: S. 24f., 27, 30, 32, 41, 83, 97–99, 101–108, 110, 112, 129, 150f., 175, 210, 216, 260f., 263, 272, 279, 319, 342f., 355

chronische Entzündungen/Krankheiten: S. 11, 13f., 16, 18f., 26, 31, 39f., 42f., 46, 48, 57, 69, 73f., 77, 92ff., 254, 258f., 264, 279f., 282, 288, 302, 307f., 310, 328, 339, 341f., 350

deterministisch, Determinismus: S. 27, 30, 32, 97, 99–103, 106, 108, 110f., 164, 175, 183, 192, 318f., 322, 334, 337

dissipative Strukturen/Systeme: S. 30, 87, 94–97, 100, 102, 112, 114, 129, 144f., 249, 337, 355

DNA: S. 25, 65, 103, 117, 125, 128, 130ff., 135, 151f., 199–204, 249, 254, 301, 354f.

EBM, Evidenz(basierte Medizin): S. 59–64, 66f., 289, 307, 351

elektrosensibel, Elektrosensibilität, Elektrosmog: S. 44, 52, 74, 77, 210f., 216, 234

Emergenz, emergente Phänomene: S. 219, 221f., 224f., 242, 245, 251, 330, 337, 339, 355

Entropie: S. 31, 50, 85, 88–94, 137, 153, 252, 354

Ethikkommission(en): S. 12f., 47, 51, 53f., 112, 239, 335, 339–341, 347–349, 385
extrazelluläre Matrix (Bindegewebe): S. 15, 50, 93f., 141, 246f., 257ff., 261f., 282f., 342, 355
Falsisifikation: S. 331, 334f., 342
FDOK/NICO: S. 310
Freier Wille: S. 106, 192, 337
Geisteswissenschaft, geisteswissenschaftlich: S. 25, 56ff., 352, 357
Gene(tik), Gentechnik: S. 52, 74f., 83, 104, 106, 120, 124, 131f., 142, 151, 157, 197, 204f., 269f., 272f., 275f., 278, 335, 343
Geopathie, geopathisch: S. 44, 74f., 238, 286
Gödel, Satz von: S. 25, 28ff., 41, 319, 323
Guideline(s): S. 59f., 62–64, 67f., 215, 339, 348
Herd(diagnostik): S. 18, 48, 246, 262, 264, 342
Homöopathie, homöopathisch: S. 12, 20, 39, 43, 49, 57, 80, 112, 141f., 148, 238, 255, 279, 289, 296–301, 303–307, 393
Kinesiologie, kinesiologisch: S. 17, 19, 22f., 37, 43, 45f., 50, 53, 77, 108, 152f., 195, 229, 232, 236, 238–241, 256, 279, 281, 311
Komplementarität, Komplementaritätsprinzip: S. 312, 320, 323ff., 350
komplexe Zahlen: S. 111, 320–323
Komplexität, Komplexitätsgrad: S. 24–30, 33, 35, 41, 51, 53f., 66, 76, 88, 99, 106, 109, 169, 171, 221,279, 303, 326, 340, 342, 350, 352
Laser(therapie): S. 11, 20, 43ff., 57, 88, 112, 120, 126, 134, 139, 142, 201f., 205–208, 355f.
Lüscher(farbtest): S. 47, 50, 53, 77
Materialismus, materialistisch: S. 64, 183, 192f., 289, 313, 329ff., 334, 337, 339, 341
mechanistisches (Weltbild): S. 13, 26, 120, 125, 168, 186, 318ff., 341
MORA [→ Bioresonanz]
Naturwissenschaft, naturwissenschaftlich: S. 12ff., 25, 27, 32, 57f., 64, 80, 83, 101, 110, 129, 142f., 157, 167ff., 178, 183, 186, 224, 248, 259f., 268, 274, 296, 301, 307, 316f., 322, 324, 330f., 339, 343, 348, 356
Negentropie: S. 97, 130
Neuraltherapie: S. 20f., 39, 43, 45, 57, 261, 304, 306, 310, 356
Panpsychismus: S. 187f., 195, 314, 337
Patient:innenbeispiele (ausgewählt): S. 17–20, 36–46, 71f., 212ff., 216f., 236ff., 290–296, 300, 356f.

Quantenfeld(theorie): S. 177f., 227, 230f., 248, 255
Quanten-Hall: S. 223f., 226, 241, 243
Quanten(theorie), -Physik: S. 15, 24f., 27f., 30, 32, 41, 79, 101f., 114, 116, 127f., 132ff., 152, 156–160, 163f., 166f., 171–192, 194–201, 204, 207, 210f., 216, 219, 223, 225ff., 233f., 243f., 252, 274f., 314, 319–323, 334, 337, 342ff., 354f.
RANTES: S. 19, 309
Skalar(wellen): S. 18, 80, 139, 142, 232–236, 238f., 251f., 355
SkaSys: S. 18f., 232ff., 236, 238, 240, 251, 300, 393
Stiftung Biophysikalische Medizin: S. 12, 48
Störfeld, Störfeldabklärung, Störfeldbehandlung, Störherd: S. 18, 21, 31, 35, 37f., 40, 42ff., 48f., 54f., 57, 63, 65, 112, 207f., 246, 262, 264, 279, 281, 308, 327, 342, 348–351, 354f., 393
Topologie: S. 241–245
Umwelttoxine: S. 40, 43, 77, 273
Wasser: S. 15, 19, 75, 87, 142, 145, 148, 158, 191, 224, 239f., 243, 246–259, 262, 279, 287f., 301f., 355f.

Anmerkungen

Alle Websites wurden am 18. Oktober 2023 abgerufen.

Vorwort

1 Primas, H.: *Umdenken in der Naturwissenschaft,* in: Vierteljahresschrift der Naturforschenden Gesellschaft in Zürich, Vol. 137/1, 1992, S. 45; www.ngzh.ch/archiv/1992_137/137_1/137_5.pdf.

2 Schlumpf, M.; Lichtensteiger, W.; Frei, H. (Hg.): *Kosmetika. Wirkungen und Umweltverhalten von synthetischen Parfümstoffen und UV-Filtern,* Zürich 2003, S. 14.

Kapitel 1

1 Weilenmann, U.: *Der Einfluss von Umwelttoxinen und zahnärztlichen Materialien bei chronischen Erkrankungen,* in: umwelt · medizin · gesellschaft, 3/2020, S. 35.

2 Weilenmann, U.: *Zahnärztliche Materialien. Eine kritische Wertung aus komplementärmedizinischer Sicht,* in: Schweizerische Monatsschrift für Zahnmedizin, Vol. 119/2, 2009, S. 144; www.sgzm.ch/pdf/Weilenmann - Zahnärztliche Materialien.pdf.

3 Riedl-Hohenberger, M.A.; Kraler, C.: *Verträglichkeit von Zahnwerkstoffen in der personalisierten Medizin – Zwei Diagnosemethoden im Vergleich. Eine explorative Praxisstudie: Applied Kinesiology (AK) und Immundiagnostik im Labor,* in: Medical Journal for Applied Kinesiology, Dezember 2012, S. 14f.; www.sgzm.ch/pdf/Medical Journal for Applied Kinesiology 2012.pdf.

4 Schatz, G.: *Jenseits der Gene. Essays über unser Wesen, unsere Welt und unsere Träume,* Zürich 2011, S. 134f.

5 Cramer, F.: *Chaos und Ordnung. Die komplexe Struktur des Lebendigen,* Stuttgart 1989, S. 275f.

6 Ebd., S. 282ff.

7 Cramer, F.: *Gratwanderungen. Das Chaos der Künste und die Ordnung der Zeit,* Frankfurt am Main 1995, S. 32ff.

8 Brockhaus Enzyklopädie Band 8, 20. Auflage, Leipzig, Mannheim 1996, S. 664.

9 [→ Kap. 1, Anm. 5], S. 296.

10 Penrose, R.: *Schatten des Geistes. Wege zu einer neuen Physik des Bewußtseins, Berlin, Oxford, Heidelberg* 1995, S. 81f.

11 Ebd., S. 81.

12 Penrose, R.: *Das Große, das Kleine und der menschliche Geist: Mit Kommentaren von Abner Shimony, Nancy Cartwright und Stephen Hawking,* Berlin, Heidelberg 1998, S. 149.

13 Tomberg, U.: *Beeinflussung psychischer und somatischer Symptome durch Amalgam-Entfernung*, Inaugural-Dissertation, Universität Witten/Herdecke, 1993, S. 26f.

14 Schäfer, K.: *Wissenschaftlicher Erkenntnisstand zur Amalgamverträglichkeit – Ein Literaturvergleich zwischen Amalgambefürwortern und Amalgamgegnern,* Inauguraldissertation, Klinik für Zahn-, Mund und Kieferkrankheiten der Johannes Gutenberg-Universität Mainz, Mainz 1995, S. 98–102.

15 [→ Kap. 1, Anm. 2], S. 145.

16 [→ Kap. 1, Anm. 2], S. 2–5.

17 Hungerbühler, K.: *Wertvolle klinische Befunde,* in: Jubiläumsschrift »20 Jahre Schweizerische Gesellschaft für Ganzheitliche Zahnmedizin (SGZM)«, Muri 2014, S. 42f.; https://docplayer.org/218447963-20-jahre-schweizerische-gesellschaft-fuer-ganzheitliche-zahnmedizin-sgzm.html.

18 Weilenmann, U.: *Ganzheitliche Zahnmedizin: blosser Glauben oder wissenschaftliche Medizin?,* in: Schweizerische Monatsschrift für Zahnmedizin, Vol. 110/3, 2000, S. 269–276.

19 Weilenmann, U.: *Mögliche wissenschaftliche Ansätze als Erklärungsgrundlage komplementärmedizinischer Therapien,* in: Schweizerische Zeitschrift für Ganzheitsmedizin, Vol. 22/3, 2010; S. 171–178; www.karger.com/Article/Pdf/314324 (registrierungs-/kostenpflichtig).

20 [→ Kap. 1, Anm. 1], S. 34–42.

21 [→ Kap. 1, Anm. 1], S. 39f.

22 Lüscher, M.: *Der 4-Farben-Mensch. Der Weg zum inneren Gleichgewicht,* 2. Auflage, Luzern, Berlin 2006, S. 18–28.

23 Mosshammer, K.: *Der Einfluss der extrazellulären Matrix auf die parodontale*

Erkrankung. Die Bioelektronische Terrainanalyse nach Vincent, Masterarbeit, Donau-Universität Krems, Krems an der Donau 2007, S. 67ff.

24 Olbertz, H.-P.: *Orthomolekulare Substitution bei Parodontitis und Regulationsstörungen. Eine monozentrische Reproduzierbarkeitsstudie,* Masterarbeit, Interuniversitäres Kolleg für Gesundheit und Entwicklung Graz, Graz 2005, S. 35; www.sgzm.ch/pdf/Olbertz - Orthomoleku lare Substitution.pdf.

25 Pinker, S.: *Aufklärung jetzt. Für Vernunft, Wissenschaft, Humanismus und Fortschritt. Eine Verteidigung,* 3. Auflage, Frankfurt am Main 2018, S. 503.

Kapitel 2

1 Brockhaus Enzyklopädie, Band 24, 19. Auflage, Leipzig, Mannheim 1999, S. 291ff.

2 Görnitz, T.: *Quanten sind anders. Die verborgene Einheit der Welt,* Berlin, Heidelberg 1999, S. 234.

3 Ioannidis, J.P.A.: *Why Most Published Research Findings Are False,* in: PLoS Medicine 2(8), 2005; https://journals.plos.org/plosmedicine/article?id=10.1371/journal.pmed.0020124.

4 *Research: Increasing value, reducing waste,* in: Artikelserie in »The Lancet«, 01/2014; www.thelancet.com/series/research.

5 Baker, M.: *1500 scientists lift the lid on reproducibility,* in: Nature, Vol. 533, Mai 2016, S. 452ff.; www.nature.com/articles/533452a.

6 Dirnagl, U.: *Metaforschung. Kulturwandel in der Biomedizin,* in: Spektrum der Wissenschaft, 10/2020, S. 38–43.

7 SAMW (Hg.): *Von der Evidenz zur Guideline. Wieviel Evidenz und wie viele Guidelines erträgt und braucht die Praxis?,* in: internes Dokument (nicht öffentlich zugänglich). Oktober 1999.

8 Sackett, D.L. et al.: *Evidence based medicine: what it is and what it isn't,* in: British Medical Journal, Januar 1996; www.bmj.com/content/312/7023/71.

9 SAMW: *Potenzial und Grenzen von »Individualisierter Medizin«. Positionspapier der Schweizerischen Akademie der*

Medizinischen Wissenschaften SAMW, 2012; www.samw.ch/dam/jcr:7b211388-6d72-4421-b799-2a50f60f19ea/positionspapier_samw_individualisierte_medizin.pdf.

10 SAMW: *Nachhaltige Entwicklung des Gesundheitssystems. Positionspapier der Schweizerischen Akademie der Medizinischen Wissenschaften SAMW,* Vol. 14/2, 2019, S. 12; www.doi.org/10.5281/zenodo.1922253.

11 Klaffke, O.: *Medizin ist eine Erfahrungswissenschaft,* in: Schweizerische Zeitschrift für Ganzheitsmedizin, 2013/25, S. 265; www.karger.com/Article/Pdf/354625.

12 Schmidt, J.G.: *Wissenschaftliche Evidenz, der Patient und die ärztliche Kunst,* in: PrimaryCare, 2014/14, Nr. 7, S. 119; www.paracelsus-heute.ch/cms/literatur/PDF/PrimaryCare2014.pdf.

13 Gehrke, M.: *Ärztekongress VegMed 2012: Vegetarische Ernährung und Medizin – solide Evidenz, aber bessere Umsetzung in die Praxis nötig,* in: Schweizerische Zeitschrift für Ganzheitsmedizin, Vol. 25/4, August 2013, S. 220–222; https://karger.com/szg/article/25/4/220/298620/Arztekongress-VegMed-2012-Vegetarische-Ernahrung.

14 Schmidt, J. G.: *Chronische Krankheiten und der Wirt – Gesundung am Beispiel von Patienten mit Multipler Sklerose,* in: Schweizerische Zeitschrift für Ganzheitsmedizin, 2013/25, S. 300; www.karger.com/Article/Pdf/355319.

15 Ebd., S. 301ff.

16 Schmidt, J.G.: *»Grippezeit – Zeit der Zurückhaltung«,* Gastkommentar, in: Neue Zürcher Zeitung, 9. Januar 2016; www.nzz.ch/meinung/kommentare/grippezeit--zeit-der-zurueckhaltung-ld.93962 (registrierungs-/kostenpflichtig).

17 Grossarth-Maticek, R.: *Systemische Epidemiologie und präventive Verhaltensmedizin chronischer Erkrankungen. Strategien zur Aufrechterhaltung der Gesundheit,* Berlin, New York 1999, S. 10.

18 Ebd., S. 10f.

19 Metzler, H.; Metzler, C.: *Amalgam – eine Glaubensfrage?,* in: Schweizerische Mo-

natsschrift für Zahnmedizin, Vol. 108/8, 1998, S. 753–762.

20 Hawking, S.; Mlodinow, L.: *The (Elusive) Theory of Everything,* in: Scientific American, Vol. 22/2, Sommer 2013, S. 90–93; www.scientific american.com/article/the-elusive-thoery-of-every thing.

21 Ebd.

22 Ebd.

Kapitel 3

1 Coveney, P.; Highfield, R.: *Anti-Chaos. Der Pfeil der Zeit in der Selbstorganisation des Lebens,* Hamburg 1992, S. 247f.

2 Epstein, I.R.; Kustin, K.; De Kepper, P.; Orbán, M.: *Oszillierende chemische Reaktionen,* in: Spektrum der Wissenschaft; Chaos und Fraktale, Heidelberg 1989, S. 72–81.

3 [→ Kap. 3, Anm. 1], S. 243f.

4 www.brandeis.edu/chemis try/faculty/epstein.html.

5 [→ Kap. 3, Anm. 2]

6 Brockhaus Enzyklopädie Band 6, 20. Auflage, Leipzig, Mannheim 1996, S. 430f.

7 Ebd.

8 https://de.wikipedia.org/wiki/Entropie_(Informati onstheorie).

9 Schrödinger, E.: *Was ist Leben?*, 12. Auflage, München 2012 (Erstveröffentlichung 1944), S. 124–129.

10 Elmau, H.: *Bioelektronik nach Prof. Vincent. Säuren-Basen-, Wasser- und Elektrolyt-Haushalt in Theorie und Praxis: Biophysikalische und biochemische Betrachtungen,* 2. Auflage, Wiesbaden 2001, S. 91–94.

11 Galle, M.: *BE–T–A bestimmt den entropischen Zustand des Menschen,* in: Biologische Medizin, Heft 1, Februar 2005, S. 37–40.

12 Göhring, E.: *Die Diagnostik nach Vincent – Eine Methode zur Früherkennung und zur Therapiekontrolle maligner Erkrankungen?,* in: Erfahrungsheilkunde, Ausgabe 10, 1986, S. 715–720.

13 [→ Kap. 1, Anm. 23], S. 67ff.

14 Popp, F.-A.: *Die Botschaft der Nahrung,* Frankfurt am Main 2000, S. 79f.

15 [→ Kap. 3, Anm. 1], S. 252.

16 Prigogine, I.; Stengers, I.: *Dialog mit der Natur. Neue Wege naturwissenschaftlichen*

Denkens, München, Zürich 1981, S. 152f.

17 Prigogine, I.: *Die Gesetze des Chaos,* Frankfurt am Main, Leipzig 1998, S. 23.

18 Ebd., S. 35f.

19 Bischoff, M.: *Vergesst den Pi-Tag, feiert lieber den Feigenbaum-Tag,* in: Spektrum der Wissenschaft, 17.3.2023.

20 https://de.wikipedia.org/wiki/Mitchell_Feigenbaum.

21 [→ Kap. 3, Anm. 17], S. 22.

22 [→ Kap. 3, Anm. 17], S. 84.

23 [→ Kap. 3, Anm. 17], S. 87f.

24 [→ Kap. 3, Anm. 1], S. 262.

25 [→ Kap. 3, Anm. 17], S. 13–16, 18.

26 Brockhaus, Band 4, 20. Auflage, Leipzig, Mannheim 1996, S. 406.

27 Jackson, T. (Hg.): *Mathematik. 100 Meilensteine aus der Welt der Zahlen,* Kerkdriel 2016, S. 105.

28 Crutchfield, J.P.; Farmer, D.; Packard, N.H.; Shaw, R.S.: *Chaos,* in: Spektrum der Wissenschaft; Chaos und Fraktale, Heidelberg 1989, S. 19.

29 [→ Kap. 3, Anm. 2], S. 81.

30 Bergerud, A.T.: *Die Populationsdynamik von Räuber und Beute,* in: Spektrum der Wissenschaft; Chaos und Fraktale, Heidelberg 1989, S. 82–90.

31 Winfree, A.T.: *Sekundenherztod: Hilfe von der Topologie?,* in: Spektrum der Wissenschaft; Chaos und Fraktale, Heidelberg 1989, S. 92–105.

32 Braitenberg, V.; Schüz, A.: *Cortex: hohe Ordnung oder größtmögliches Durcheinander?,* in: Spektrum der Wissenschaft; Chaos und Fraktale, Heidelberg 1989, S. 164–176.

33 Murray, J.D.: *Wie der Leopard zu seinen Flecken kommt,* in: Spektrum der Wissenschaft; Chaos und Fraktale, Heidelberg 1989, S. 178–185.

34 Heams, T.: *Die Rolle des Zufalls bei der Genexpression,* in: Spektrum der Wissenschaft Spezial; Zufall und Chaos, Ausgabe 1, 2010, S. 32–39.

> Kupiec, J.-J.: *Die DNA zwischen Zufall und Notwendigkeit,* in: Spektrum der Wissenschaft Spezial; Zufall und Chaos, Ausgabe 1, 2010, S. 40–47.

35 Izrailtyan, I. et al.: *Early Detection of Acute Allograft Rejection by Linear and Nonlinear Analysis of Heart Rate*

Variability, in: The Journal of Thoracic and Cardiovascular Surgery, Vol. 120/4, Oktober 2000, S. 742; www.jtcvs.org/article/S0022-5223(00)32987-7/fulltext.

36 Letellier, C.: *Chaos unter Kontrolle,* in: Spektrum der Wissenschaft Spezial; Zufall und Chaos, Ausgabe 1, 2010, S. 27f.

37 Eckhardt, B.: *Chaos,* Frankfurt am Main 2004, S. 49f.

38 [→ Kap. 3, Anm. 28], S. 20.

39 [→ Kap. 3, Anm. 28], S. 12–18.

40 [→ Kap. 1, Anm. 18], S. 269f.

41 Mandelbrot, B. B.: *Die fraktale Geometrie der Natur,* Basel, Berlin, Boston 1991, S. 13f.

42 Ebd., S. 196.

43 [→ Kap. 1, Anm. 5], S. 174.

44 Prigogine, I.; Stengers, I.: *Das Paradox der Zeit. Zeit, Chaos und Quanten,* München 1993. S. 106f.

45 [→ Kap. 3, Anm. 36], S. 24–31.

46 Fröhlich, H. (Hg.): *Biological Coherence and Response to External Stimuli,* Berlin, Heidelberg 1988, S. 3.

47 Popp, F.-A.: *Biophotonen – Neue Horizonte in der Medizin. Von den Grundlagen zur Biophotonik,* 3. Auflage, Stuttgart 2006, S. 37ff.

48 [→ Kap. 1, Anm. 10], S. 443.

49 Grundler, W.; Jentzsch, U.; Keilmann, F.; Putterlik, V.: *Resonant Cellular Effects of Low Intensity Microwaves,* in: [→ Kap. 3, Anm. 46], S. 65–85.

50 Hyland, G.J.: *Fröhlich's Physical Theory of Cancer – Fröhlich's Path from Theoretical Physics to Biology, and the Cancer Problem,* in: Neural Network World, Vol. 19/4, 2009, S. 350.

51 Ebd., S. 348.

52 [→ Kap. 3, Anm. 14], Interview, S. IX–LI.

53 Popp, F.-A.; Ke-hsueh, L.: *Hyperbolic Relaxation as a Sufficient Condition of a Fully Coherent Ergodic Field,* in: International Journal of Theoretical Physics, Vol. 32/9, 1993; https://link.springer.com/article/10.1007/BF00672857 (kostenpflichtig).

54 Galle, M.: *Untersuchungen zum dichte- und zeitabhängigen Verhalten der ultraschwachen Photonenemission von parthenogenetischen Weibchen des Wasserflohs Daphnia magna,* Dissertation, Mathematisch-Naturwissenschaftliche Fakultät der Universität des Saarlandes, Saarbrücken 1993, S. 38.

55 Oschman, J.L.: *Energiemedizin. Konzepte und ihre wissenschaftliche Basis,* München 2006, S. 118f.

56 Ebd., S. 119.

57 Ebd., S. 197.

58 Ebd., S. 198.

59 Ebd., S. 198.

60 Zhang, C.: *Der unsichtbare Regenbogen und die unhörbare Musik,* Battweiler 2010, S. 99.

61 Ebd., S. 111.

62 Ebd., S. 118.

63 Ebd., S. 129f.

64 Ebd., S. 139–142.

65 Ebd., S. 144f.

66 Ebd., S. 149–152.

67 Ebd., S. 192–195.

68 [→ Kap. 3, Anm. 47], S. 152–157, 210–217.

69 Rothe, G.M.: *Organisms – More Than Chemistry,* Schriftenreihe Naturwissenschaftliche Forschungsergebnisse, Band 84, Hamburg 2015, S. 162f.

70 Ebd., S. 205ff.

71 Ebd., S. 244.

72 Abschrift aus Vortrag von Andreas Wirz-Ridolfi am World Acupuncture Forum Davos 2022, 16. März (nicht öffentlich zugänglich).

Kapitel 4

1 Al-Khalili, J.; McFadden, J.: *Der Quantenbeat des Lebens. Wie Quantenbiologie die Welt neu erklärt,* Berlin 2015, S. 160.

2 Brooks, M.: *Seven wonders of the quantum world,* in: New Scientist, Mai 2010; www.newscientist.com/article/mg20627596-000-seven-wonders-of-the-quantum-world (registrierungs-/kostenpflichtig).

3 Zeilinger, A.: *Einsteins Spuk. Teleportation und andere Mysterien der Quantenphysik,* München 2005, S. 68.

4 Nairz, O.; Arndt, M.; Zeilinger, A.: *Quantum interference experiments with large molecules,* in: American Journal of Physics, Band 71, Nr. 4, 2003, S. 319–325; https://doi.org/10.1119/1.1531580.

5 Speicher, C.: *Endgültiges Aus für eine anschauliche Physik,* in: Neue Zürcher Zeitung, 1. September 2015; www.nzz.ch/wissenschaft/physik/endgueltiges-aus-fuer-eine-anschauliche-physik-ld.745084 (registrierungs-/kostenpflichtig).

6 [→ Kap. 4, Anm. 3], S. 203f.

7 [→ Kap. 4, Anm. 3], S. 207f.
8 [→ Kap. 4, Anm. 3], S. 209.
9 Megidish, E.; Halevy, A.; Shacham, T.; Dvir, T.; Dovrat, L.; Eisenberg, H.S.: *Entanglement Between Photons that have Never Coexisted,* in: Physical Review Letters, Vol. 110/210403, 2013; https://journals.aps.org/prl/abstract/10.1103/PhysRevLett.110.210403 (registrierungs-/kostenpflichtig).
10 Bischof, M.: *Tachyonen, Orgonenergie, Skalarwellen: Feinstoffliche Felder zwischen Mythos und Wissenschaft,* Aarau 2002, S. 223f.
11 [→ Kap. 2, Anm. 2], S. 14f., 101–157.
12 Görnitz, T.; Görnitz, B.: *Von der Quantenphysik zum Bewusstsein. Kosmos, Geist und Materie,* Berlin, Heidelberg 2016.
13 Görnitz, T.: *Quantenphysik und Bewusstsein,* in: Jubiläumsschrift »20 Jahre Schweizerische Gesellschaft für Ganzheitliche Zahnmedizin (SGZM)«, Muri 2014, S. 43–54; https://docplayer.org/218447963-20-jahre-schweizerische-gesellschaft-fuer-ganzheitliche-zahnmedizin-sgzm.html.
14 [→ Kap. 4, Anm. 3], S. 73.
15 Sheldrake, R.: *Der Wissenschaftswahn. Warum der Materialismus ausgedient hat,* München 2012, S. 162–166.
16 Jung, C.G.: *Psychologische Typen,* 10. Auflage, Zürich 1960, S. 409f.
17 Meier, C.A.: *Wolfgang Pauli und C.G. Jung. Ein Briefwechsel 1932–1958,* Berlin, Heidelberg 1992.
18 [→ Kap. 1, Anm. 10], Umschlag.
19 [→ Kap. 1, Anm. 10], S. 465.
20 [→ Kap. 1, Anm. 10], S. 469.
21 [→ Kap. 1, Anm. 12], S. 169ff.
22 [→ Kap. 4, Anm. 15], S. 168.
23 Ebd., S. 168f.
24 [→ Kap. 1, Anm. 12], S. 191f.
25 [→ Kap. 1, Anm. 12], S. 220ff.
26 Warnke, U.: *Risiko Wohlstandsleiden,* 2. Auflage, Saarbrücken 1993, S. 21.
27 Engel, G.S.; Calhoun, T.R.; Read, E.L. et al.: *Evidence for wavelike energy transfer through quantum coherence in photosynthetic systems,* in: Nature, Vol. 446, April 2007; www.nature.com/articles/nature05678 (registrierungs-/kostenpflichtig).

28 [→ Kap. 4, Anm. 1], S. 194f.

29 [→ Kap. 4, Anm. 1], S. 212–223.

30 Walters, Z. B.: *Quantenkompass im Vogelauge,* in: Max-Planck-Gesellschaft, Oktober 2014; www.mpg.de/8711736/zugvogel_magnetsinn_quanteneffekt.

31 [→ Kap. 3, Anm. 47], S. 212–217.

> Bailly, S.: *»Es steht viel auf dem Spiel«,* in: Spektrum der Wissenschaft, 7/2022, S. 22–27.

32 Popp, F.-A.; Chang, J.J.; Herzog, A.; Yan, Z.; Yan, Y.: *Evidence of non-classical (squeezed) light in biological systems,* in: Physics Letters A, Vol. 293/1-2, 2002, S. 98–102; www.sciencedirect.com/science/article/abs/pii/S0375960101008325 (registrierungs-/kostenpflichtig).

33 [→ Kap. 4, Anm. 1], S. 100.

34 [→ Kap. 4, Anm. 1], S. 318–324.

35 Slocombe, L.; Sacchi, M.; Al-Khalili, J.: *An open quantum systems approach to proton tunnelling in DNA,* in: Communications Physics, Vol. 5/109, Mai 2022; www.nature.com/articles/s42005-022-00881-8.

36 [→ Kap. 3, Anm. 69], S. 212–220.

37 Gariaev P. P.: *Quantum Consciousness of the Linguistic-Wave Genome. Theory and Practice,* Institute of Quantum Genetics, Kiew 2009 (Originalveröffentlichung; englische Übersetzung 2019): https://vlnovagenetika.cz/wp-content/uploads/2021/05/Peter-Gariaev-Quantum-Consciousness-of-the-Linguistic-Wave-Genome-Theory-and-Practice.pdf.

38 Fröhlich, F.: *The Genetic Code as Language,* in: [→ Kap. 3, Anm. 46], S. 192–204.

39 [→ Kap. 4, Anm. 37], S. 147–151.

40 [→ Kap. 4, Anm. 37], S. 207–219.

41 Gariaev, P.P.; Vlasov, P.P.; Poltavtseva R.A. et al.: *A Case Report of Tooth Regeneration in Dog through Wave Genetics. Preliminary Report,* in: DNA Decipher Journal, Vol. 8/3, November 2018, S. 162–165; https://dnadecipher.com/index.php/ddj/article/view/148 (registrierungspflichtig).

42 Gleditsch, J.M.: *MAPS. MikroAkuPunktSysteme. Grundlagen und Praxis der somatotopischen Therapie,* Stuttgart 2002, S. 4f.

43 Bahr, F.R.: *Innovative Lasermedizin und Laserakupunktur,* o.O. 2022, S. 13–16.

44 Ebd., S. 31.

45 Nogier, P.M.F.: *Praktische Einführung in die Aurikulotherapie,* Brüssel 1978, S. 17–20.

46 Alimi, D.; Chelly, J.E.: *New Universal Nomenclature in Auriculotherapy,* in: The Journal of Alternative and Complementary Medicine, Januar 2018, 24(1), S. 7–14; www.doi.org/10.1089/acm.2016.0351.

47 Engels, S.; Schneider, N.-L. et al.: *Anthropogenic electromagnetic noise disrupts magnetic compass orientation in a migratory bird,* in: Nature, Vol. 509, Mai 2014, S. 353; www.nature.com/articles/nature13290 (registrierungs-/kostenpflichtig).

48 Kwon-Seok, C.; Soo-Chan, K.; Hye-Jin, K.; Yongkuk, K.: *Human magnetic sense is mediated by a light and magnetic field resonance-dependent mechanism,* in: Scientific Reports 12, 8997, 30.5.2022; https://doi.org/10.1038/s41598-022-12460-6.

49 Shinjyo, T.; Shinjyo, A.: *Signifikanter Rückgang klinischer Symptome nach Senderabbau – eine Interventionsstudie,* in: umwelt · medizin · gesellschaft, 4/2014, S. 294–301.

50 Belpomme, D.; Irigaray, P.: *Electrohypersensitivity as a Newly Identified and Characterized Neurologic Pathological Disorder: How to Diagnose, Treat, and Prevent it,* in: International Journal of Molecular Sciences, Vol. 21/6, März 2020, Tabelle 3; www.ncbi.nlm.nih.gov/pmc/articles/PMC7139347.

Kapitel 5

1 https://de.wikipedia.org/wiki/Emergenz.

2 [→ Kap. 1, Anm. 10], S. 272.

3 Laughlin, R.B.: *Abschied von der Weltformel. Die Neuerfindung der Physik,* München 2009, Umschlag.

4 Ebd., S. 16.

5 o. A.: *»Naturgesetze sind nicht einfach da«,* in: Neue Zürcher Zeitung, 12. September 2007;

www.nzz.ch/naturgesetze_sind_nicht_einfach_da-ld.432519 (registrierungs-/kostenpflichtig).

6 [→ Kap. 5, Anm. 3], S. 22.

7 [→ Kap. 5, Anm. 3], S. 122.

8 [→ Kap. 5, Anm. 3], S. 64f.

9 [→ Kap. 5, Anm. 3], S. 69.

10 [→ Kap. 5, Anm. 3], S. 75.

11 [→ Kap. 5, Anm. 3], S. 235.

12 [→ Kap. 5, Anm. 3], S. 241.

13 [→ Kap. 5, Anm. 3], S. 253.

14 [→ Kap. 5, Anm. 3], S. 254.

15 [→ Kap. 5, Anm. 3], S. 123f.

16 Kuhlmann, M.: *Was ist real?,* in: Spektrum der Wissenschaft, 7/2014, S. 48.

17 Ebd., S. 46–53.

> Kuhlmann, M.: *Quantum Field Theory,* in: The Stanford Encyclopedia of Philosophy, Summer 2023 Edition; https://plato.stanford.edu/archives/sum2023/entries/quantum-field-theory.

18 [→ Kap. 4, Anm. 15], S. 136ff.

19 [→ Kap. 4, Anm. 15], S. 272f.

20 [→ Kap. 4, Anm. 15], S. 191–194.

21 Lechner, J.: *Störfelddiagnostik, Medikamenten- und Materialtest. Teil 2,* Bad Kötzting 2000.

> [→ Kap. 4, Anm. 10], S. 336f.

22 [→ Kap. 4, Anm. 10], S. 19ff., 145ff., 287ff.

23 [→ Kap. 4, Anm. 10], S. 334.

24 [→ Kap. 3, Anm. 55], S. 186ff.

25 [→ Kap. 3, Anm. 55], S. 189f.

26 [→ Kap. 4, Anm. 10], S. 222.

27 Lechner, J.: *Dialog mit dem inneren Bewusstsein. Mind-LINK – Gesundheit und Bewusstsein,* zweite und erweiterte Auflage, München 2008, S. 98f.

28 Weilenmann, U.: *Wenn der Gang zum Zahnarzt Panik auslöst,* in: Jubiläumsschrift »20 Jahre Schweizerische Gesellschaft für Ganzheitliche Zahnmedizin (SGZM)«, Muri 2014, S. 40f.; https://docplayer.org/218447963-20-jahre-schweizerische-gesellschaft-fuer-ganzheitliche-zahnmedizin-sgzm.html.

29 Bleu, O.; Solnyshkov, D.; Malpuech, G.: *Photonik. Schalten mit Licht,* in: Spektrum der Wissenschaft, 3/2020, S. 74.

30 Zeitz, M.: *Physik-Nobelpreis für Materiezustände in Supraleitern,* in: Spektrum Physik News, 4. Oktober 2016; www.spektrum.de/news/physik-nobelpreis-fuermateriezustaende-in-supra leitern/1425207.

31 Freistetter, F.: *Physik-Nobelpreis 2016: Die Quantenmechanik der Löcher,* in: Science Busters, o.D.; https://science busters.at/physik-nobel preis-2016-die-quantenme chanik-der-loecher.

32 Pollmann, M.: *Topologische Materiezustände,* in: Welt der Physik, 8. Dezember 2016; www.weltderphysik.de/the ma/nobelpreis/topologi sche-phasen-der-materie.

33 Mitchell, N.P.; Nash, L.M.; Hexner, D.; Turner, A.M.; Irvine, W.T.M.: *Amorphous topological insulators constructed from random point sets,* in: Nature Physics, Vol. 14, Januar 2018, S. 380–385; www.nature.com/articles/s41567-017-0024-5 (registrierungs-/kostenpflichtig).

> Deutsche Zusammenfassung: Löfken, J. O.: *Kreisel weisen Weg zu neuer Materialklasse,* in: Welt der Physik Nachrichten, 15. Januar 2018; www.weltderphysik.de/ge biet/materie/nachrichten/2018/kreisel-weisen-weg-zu-neuer-materialklasse.

34 [→ Kap. 5, Anm. 29], S. 74.

35 [→ Kap. 3, Anm. 27], S. 98.

36 Gardner, R.J.; Hermansen, E.; Pachitariu, M. et al.: *Toroidal topology of population activity in grid cells,* in: Nature, Vol. 602, Januar 2022, S. 123–128; www.nature.com/articles/s41586-021-04268-7.

Kapitel 6

1 Kröplin, B.; Henschel, R.C.: *Die Geheimnisse des Wassers,* Aarau, München 2016, S. 84ff.

2 Ebd., S. 67.

3 Del Giudice, E.; Vitiello, G.: *Role of the electromagnetic field in the formation of domains in the process of symmetry-breaking phase transitions,* in: Physical Review A, Vol. 74/022105, 2006; https://journals.aps.org/pra/abstract/10.1103/PhysRevA.74.022105 (registrierungs-/kostenpflichtig).

4 Marchettini, N.; Del Giudice, E.; Voeikov, V.; Tiezzi, E.: *Water: A medium where dissipative structures are produced by a coherent dynamics,* in: Journal of Theoretical Biology, Vol. 265/4, August 2010, S. 511–516; www.science direct.com/science/article/

abs/pii/S002251931000256o (registrierungs-/kostenpflichtig).

5 Montagnier, L.; Aïssa, J. et al.: *DNA waves and water,* in: Journal of Physics: Conference Series, Vol. 306/012007, 2011; https://iopscience.iop.org/article/10.1088/1742-6596/306/1/012007/pdf.

6 Pollack, G.H.: *Wasser. Viel mehr als* H_2O, Kirchzarten bei Freiburg 2015, S. 33.

7 Ebd., S. 53f.

8 Ebd., S. 93–103.

9 Ebd., S. 119.

10 Emoto, M.: *Die Botschaft des Wassers. Sensationelle Bilder von gefrorenen Wasserkristallen,* 9. Auflage, Dorfen 2008.

11 https://misterwater.eu/wasserkristallbilder-nach-masaru-emoto/?sm-p=398693169.

12 https://mindlink.info.

13 [→ Kap. 5, Anm. 27], S. 34.

14 [→ Kap. 6, Anm. 6], S. 25.

15 [→ Kap. 1, Anm. 10], S. 463.

16 Voeikov, V.L.: *Fundamental Role of Water in Bioenergetics,* in: Beloussov, L.V.; Voeikov, V.L.; Martynyuk, V.S.: *Biophotonics and Coherent Systems in Biology,* New York 2007, S. 89–104.

> Del Giudice, E.; Elia, V.; Tedeschi, A.: *The Role of Water in the Living Organisms,* in: Neural Network World, Vol. 19/4, Januar 2009, S. 355–360; www.researchgate.net/publication/289273980_The_Role_of_Water_in_the_Living_Organisms (registrierungspflichtig).

17 Voeikov, V.L.; Del Giudice, E.: *Water Respiration – The Basis of the Living State,* in: Water. A Multidisciplinary Research Journal, Juli 2009, S. 52–75; https://waterjournal.org/uploads/vol1/voeikov/WATER.2009.4.Voeikov.pdf.

18 [→ Kap. 6, Anm. 6], S. 93–103.

19 [→ Kap. 6, Anm. 16 (oben)]

20 [→ Kap. 6, Anm. 16 (unten)]

21 Montagnier, L.; Del Giudice, E.; Aïssa, J. et al.: *Transduction of DNA information through water and electromagnetic waves,* in: Electromagnetic Biology and Medicine, Vol. 34/2, Juni 2015, S. 106–112; www.tandfonline.com/doi/full/10.3109/15368378.2015.1036072 (registrierungs-/kostenpflichtig).

22 [→ Kap. 6, Anm. 6], S. 25.

23 [→ Kap. 6, Anm. 6], S. 39–43.
24 Woehlke, G.: *Extrazelluläre Matrix*, in: Schartl, M.; Gessler, M.; von Eckardstein, A. (Hg.): *Biochemie und Molekularbiologie des Menschen*, München 2009, S. 575–596.
25 Pischinger, A.: *Das System der Grundregulation. Grundlagen für eine ganzheitsbiologische Theorie der Medizin*, 7. Auflage, Heidelberg 1989, S. 7–10.
26 Ebd., S. 13.
27 Ebd., S. 13f.
28 Ebd., S. 25f.
29 Ebd., S. 55f.
30 Ebd., S. 13f.
31 Heine, H.: *Lehrbuch der biologischen Medizin. Grundregulation und Extrazelluläre Matrix – Grundlagen und Systematik*, Stuttgart 1997, S. 53.
32 Ebd., S. 268f.
33 Bergsmann, O.: *Herd, Herdgeschehen und chronisches Belastungssyndrom*, in: Lamers, H.; Lamers, I. (Hg.): *Festschrift zum 70. Gründungs-Jubiläum der DAH*, Roermond 2021, S. 68; www.harrylamers.nl/Festschrift-70-Jahre-DAH-Matrix.pdf.
34 Kohl, B.: *Einleitung*, in: Lamers, H.; Lamers, I. (Hg.): *Festschrift zum 70. Gründungs-Jubiläum der DAH*, Roermond 2021, S. 16; www.harrylamers.nl/Festschrift-70-Jahre-DAH-Matrix.pdf.
35 [→ Kap. 6, Anm. 31], S. 204.
36 Graf, K.: *Ganzheitliche Zahnmedizin. Fakten, Wissenswertes, Zusammenhänge*, Stuttgart 2000, S. 54.
37 [→ Kap. 6, Anm. 31], S. 206.

Kapitel 7

1 Weizenbaum, J.: *Nach uns die Roboter?*, in: Spektrum der Wissenschaft Spezial, 3/2007, S. 82.
2 Ebd.
3 Wiesing, U.: *Heilswissenschaft. Über Verheißungen der modernen Medizin*, Frankfurt am Main 2020, Klappentext.
4 Ebd., S. 41–45.
5 Ebd., S. 45–50.
6 Ebd., S. 48.
7 Tretter, F.; Kotchoubey, B. et al.: *Memorandum »Reflexive Neurowissenschaft«*, München, Tübingen 2014, S. 1f.; https://embodiment.ch/research/papers/Memorandum%20Reflexive%20Neurowissenschaft.pdf.

8 Ebd., S. 3f.

9 Ebd., S. 6.

10 Ebd., S. 7f.

11 Ebd., S. 9.

12 Balter, M.: *Schizophrenie. Die Stecknadel im Genhaufen,* in: Spektrum der Wissenschaft, 7/2018, S. 38–44.

13 Ayan, S.: *»Wir suchen an der falschen Stelle«,* in: Spektrum edition 3, Bewusstsein, Vol. 1/2023, S. 122–125.

14 Prinz, W.: *Ich wie Du,* in: Spektrum edition 3, Bewusstsein, Vol. 1/2023, S. 54.

15 [→ Kap. 4, Anm. 12], S. 103.

16 [→ Kap. 7, Anm. 3], S. 122f.

17 Lek, M.; Karczewski, K.J.; Minikel, E.V. et al.: *Analysis of protein-coding genetic variation in 60,706 humans,* in: Nature, Vol. 536, August 2016, S. 285–291; www.nature.com/articles/nature19057.

18 Check Hayden, E.: *Genetik. Mitnichten tödliche Mutationen,* in:. Spektrum der Wissenschaft, 9/2017, S. 46f.

19 https://de.wikipedia.org/wiki/War_on_Cancer.

20 [→ Kap. 7, Anm. 3], S. 110ff.

21 [→ Kap. 7, Anm. 3], S. 108.

22 [→ Vorwort, Anm. 2]

23 WHO; UNEP: *State of the Science of Endocrine Disrupting Chemicals 2012,* Genf 201; https://iris.who.int/bitstream/handle/10665/78102/WHO_HSE_PHE_IHE_2013.1_eng.pdf.
> https://apps.who.int/iris/bitstream/handle/10665/78102/WHO_HSE_PHE_IHE_2013.1_eng.pdf.

24 [→ Kap. 1, Anm. 2], S. 154.

25 King, A: *Dickmacher aus der Plastikbox,* in: Spektrum der Wissenschaft 11/2023, S. 52–57.

26 Daunderer, M.: *Handbuch der Amalgamvergiftung. Diagnostik, Therapie, Recht,* Landsberg am Lech 1992; http://toxcenter.org/amalgamhandbuch/ama-hb.pdf.

27 Brühlmann-Jecklin, E.: *Amalgam-Report. Chronische Intoxikation durch Quecksilber und Kupfer,* Bern 1990, S. 22.

28 [→ Kap. 1, Anm. 14], S. 96f.

29 Engel, P.: *Beobachtungen über die Gesundheit vor und nach Amalgamentfernung,* in: Schweizerische Monatsschrift für Zahnmedizin, Vol. 108/8, 1998, S. 811–813.

30 Wassermann, O.; Weitz, M.; Alsen-Hinrichs, C.: *Kieler*

Amalgam-Gutachten 1997, Medizinische, insbesondere toxikologische Feststellung im Zusammenhang mit einer rechtlichen Beurteilung der Herstellung und des Vertriebs von Amalgam als Material für Zahnfüllungen. Institut für Toxikologie im Klinikum der Christian-Albrechts-Universität zu Kiel, 2. Auflage, Kiel , 1997, S. 127f.

31 Ebd., S. 128–131.

32 Ebd., S. I.

33 FDI (Hg.): *Amalgam (Teil 2): Sichere Verwendung von Dentalamalgam und seine schrittweise Reduzierung,* September 2021; www.fdiworlddental.org/de/amalgam-teil-2-sichere-verwendung-von-dentalamalgam-und-seine-schrittweise-reduzierung.

34 Bergsmann, O.: *Risikofaktor Standort. Rutengängerzone und Mensch. Wissenschaftliche Untersuchung zum Problem der Standorteinflüsse auf den Menschen,* Wien 1991, S. 6.

35 Ebd., S. 9.

36 Ebd., S. 10ff.

37 Ebd., S. 151, 155, 162f.

38 Ebd., S. 162.

39 Irnich, D.: *Akupunktur – wirksam, sicher und natürlich,* in: Deutsche Zeitschrift für Akupunktur, Vol. 62/1, Februar 2019, S. 1.

40 Ebd.

41 Bahr, F.; Dorfer, L.; Suwanda, S.: *Die neuen Untersuchungen am Mann im Eis »Ötzi« mit dem »Missing Link« als Nachweis für die Entwicklung der Akupunktur in Europa,* in: Zeitschrift für Akupunktur & Aurikulomedizin, Vol. 41, Juni 2015, S. 10–14; https://link.springer.com/article/10.1007/s15009-015-5330-3 (registrierungs-/kostenpflichtig).

42 Dorfer, L.; Moser, M.; Spindler, K. et al.: *5200-Year-Old Acupuncture in Central Europe?,* in: Science, Vol. 282/5387, Oktober 1998, S. 239; www.science.org/doi/10.1126/science.282.5387.239f (registrierungs-/kostenpflichtig).

43 Sagrjadski, W.A.: *Akupunktur-Grundlagenforschung im Rahmen der russischen Raumfahrtsmedizin,* aus dem Russischen übersetzt von A. Reissner, deutsche Bearbeitung von W. Maric-Oehler,

in: AKU, Akupunktur, Theorie und Praxis, Heft 1, 24. Jahrgang, 1. Quartal 1991, S. 49–57.

44 Kleijnen, J.; Knipschild, P.; ter Riet, G.: *Clinical trials of homeopathy,* in: British Medical Journal, Februar 1991, S. 316–323; www.bmj.com/content/bmj/302/6772/316.full.pdf.

45 Righetti, M.: *Forschung in der Homöopathie. Grundlagen, Problematik und Ergebnisse,* Göttingen 1988.

46 Ebd., S. 95.

47 Übersicht: www.australian-flower-essences.com/WebRoot/Store22/Shops/62410765/MediaGallery/love-remedies-e-flyer-gb.pdf.

48 Classen, C. (Hg.): *Hahnemanns Organon der Heilkunst. Studienausgabe für die Praxis,* überarbeitete 2. Auflage, Stuttgart 2005, S. 236–251.

49 Bouhafs, D.: *Komplementärmedizin. Alternative Heilmethoden unter der Lupe,* Glarus, Chur 2011, S. 23.

50 Heusser, P.: *PEK und BAG: Probleme beim Programm Evaluation Komplementärmedizin,* in: Schweizerische Ärztezeitung, Vol. 87/20, 2006, S. 899–903.

51 o. A.: *Couchepins unterdrückte Studien,* in: Neue Zürcher Zeitung, 3. Juni 2005; www.nzz.ch/articleCUQH2-ld.346942 (registrierungs-/kostenpflichtig).

52 Melchart, D.; Mitscherlich, F.; Amiet, M.; Eichenberger, R.; Koch, P.: *Programm Evaluation Komplementärmedizin (PEK) – Schlussbericht 24. April 2005,* Bern 2005, S. 5f.; www.bag.admin.ch/dam/bag/de/dokumente/kuv-aufsicht/stat/rapports-de-recherche/programm-evaluation-komplementaer medizin-pek.pdf.

53 Ebd., S. 94f.

54 o. A.: *Der wissenschaftliche Nachweis liegt vor,* in: Neue Zürcher Zeitung, 16. April 2009; www.nzz.ch/der_wissenschaftliche_nachweis_liegt_vor-ld.559896 (registrierungs-/kostenpflichtig).

55 Gierthmuehlen, M.; Gierthmuehlen, P. et al.: *Neuropathische Gesichtsschmerzen – eine interdisziplinäre Herausforderung,* in: Schweizerische Monatsschrift für Zahnmedizin, Vol. 130/4, 2020, S. 321–327.

56 Lechner, J.; Bouquot, J.E.; von Baehr, V.: *Histologie und Immunologie der kavitätenbildenden Osteolysen des Kieferknochens. Orale und systemische Manifestation einer Maxillo-Mandibulären Osteoimmunologie – Pathomechanismen chronischer Entzündungserkrankungen. Band II,* München 2015, S. 174.

> Lechner, J.; von Baehr, V.: *Kieferherd und systemische Entzündungen. Literaturrecherche zu RANTES-Publikationen,* in: umwelt · medizin · gesellschaft, 3/2017, S. 38–41.

57 [→ Kap. 7, Anm. 56, oben], S. 138f.

58 Graber, G.: *Die dysfunktionsbedingten Erkrankungen im stomatognathen System,* Publikation der Abteilung für Prothetik und Kaufunktionslehre des Zahnärztlichen Instituts der Universität Basel, Neubearbeitung, Basel 1991, S. 47–50.

Kapitel 8

1 [→ Kap. 4, Anm. 10], S. 39–45.

2 https://anthrowiki.at/Viertes_Konzil_von_Konstantinopel.

3 Ebd.

4 Steiner, R.: *Gesamtausgabe Vorträge,* Buch 115, Dornach 2001, S. 146; http://bdn-steiner.ru/cat/ga/115.pdf.

5 [→ Kap. 8, Anm. 5], S. 44f.

6 Störig, H. J.: *Weltgeschichte der Philosophie,* Zürich 1982, S. 328–329.

7 Beutler, E. (Hg.); Johann Wolfgang Goethe: *Gedenkausgabe der Werke, Briefe und Gespräche. Die Faustdichtungen,* Band 5, Zürich 1950, Vers 1936–1940, S. 200f.

8 Falkenburg, B.; Huber, R.: *Die Welt als Maschine – eine Metapher,* in: Spektrum der Wissenschaft Spezial, 3/2007, S. 20–26.

9 Görnitz, T.; Görnitz, B.: *Der kreative Kosmos. Geist und Materie aus Information,* Heidelberg, Berlin 2002, S. 90f.

10 Ebd., S. 93.

11 [→ Kap. 1, Anm. 10], S. 312–321.

12 [→ Kap. 1, Anm. 10], S. 323f.

13 [→ Kap. 8, Anm. 9], S. 90, 94.

14 [→ Kap. 2, Anm. 2], S. 134f.

15 [→ Vorwort, Anm. 1], S. 60f.

16 Dürr, H.-P.: *Vorwort des Physikers,* in: Hanzl, G. S.: *Das neue medizinische Paradigma. Theorie und Praxis eines erweiterten wissenschaftlichen*

Konzepts, Heidelberg 1995, S. 19ff.

17 Ackerknecht, E. H.: *Geschichte der Medizin,* 4. Auflage, Stuttgart 1979, S. 164f.

18 [→ Kap. 1, Anm. 4], S. 150f.

19 Schmid, H.: *Eine Bündner Chronik ... der ganz besonderen Art,* Chur 2014, S. 48–51.

20 Schwabl, H.: E-Mail an Autor, 18. Dezember 2022 (nicht öffentlich zugänglich).

21 Fontana, K.: *Corona im Rückblick: »Ich fand es nicht korrekt, an die Solidarität zu appellieren bei einem Impfstoff, den man kaum kennt«,* in: Neue Zürcher Zeitung, 6. März 2023; www.nzz.ch/schweiz/interview-mit-pietro-vernazza-ld.1727105 (registrierungs-/kostenpflichtig).

22 Huber, B. M.; Tarr, P. et al.: *Komplementäre Therapieansätze bei grippalen Infekten, Influenza und COVID-19,* in: Primary and Hospital Care, Vol. 21/3, März 2021, S. 82–89; https://phc.swisshealthweb.ch/de/article/doi/phc-d.2021.10329.

23 Fisch, F.: *Werden wir dereinst ein Smartphone im Kopf haben?,* in: Horizonte, Vol. 136, März 2023, S. 2.

24 Popper, K. R.: *Science: Conjectures and Refutations. Wissenschaft: Vermutungen und Widerlegungen,* Englisch/Deutsch; Beisbart, C. (Hg.): Ditzingen 2022, S. 15ff.

25 Ebd., S. 25.

26 Ebd., S. 45.

27 Ebd., S. 71ff.

28 Ebd., S. 105.

29 Ebd., S. 141ff.

30 Ebd., S. 236f.

31 Ebd., S. 185.

32 [→ Kap. 8, Anm. 21]

Kapitel 9

1 Christ-Crain, M.; Kleist, P.: *Sind klinische Studien zu bürokratisch?,* in: Horizonte, Vol. 121, Juni 2019, S. 8f.

2 Ebd.

3 Altorfer, R.: *Wenn Hausärzte forschen. Oder: Von Notifikationen, Ethikkommissionen, GCP und HFG,* in: Ars Medici, 4/2013, S. 188–190.

4 [→ Kap. 6, Anm. 31], S. 206.

5 [→ Kap. 1, Anm. 7], S. 27–31.

6 [→ Kap. 4, Anm. 1], S. 354ff.

7 Niederberger, M.; Pfändler, N.: *Assistenzärzte arbeiten 11 Stunden pro Tag und verdienen weniger als im Studenten-*

job, in: Neue Zürcher Zeitung, 20. Februar 2023; www.nzz.ch/der_wissen schaftliche_nachweis_liegt_vor-ld.559896 (registrierungs-/kostenpflichtig).

8 Hehli, S.: *Gesetzesflut und Leerläufe: Wie das BAG die Ärzte zur Verzweiflung bringt,* in: Neue Zürcher Zeitung, 8. Februar 2023; www.nzz.ch/schweiz/wie-das-ausufern de-bag-die-aerzte-zur-ver zweiflung-bringt-ld.1724836 (registrierungs-/kostenpflichtig).

9 Frey, U.: *Beamte plagen Ärzte,* in: Die Weltwoche, 9. September 2021; https://weltwoche.ch/story/beamte-plagen-aerzte (registrierungs-/kostenpflichtig).

10 Brockhaus Enzyklopädie, Band 2, 20. Auflage, Leipzig, Mannheim 1996, S. 323f.

11 Durant, W.: *Kulturgeschichte der Menschheit. Untertitel,* Band 22, Ort 1960, S. 307ff.

12 Charité, Universitätsmedizin Berlin (Hg.): *Akupunktur bei Trigeminusneuralgie - eine zweiarmige, randomisiert kontrollierte, exploratorische Studie (ACUTRIG);* https://epidemiologie.charite.de/fileadmin/user_upload/microsites/m_cc01/epidemiologie/Projekte_de_IntegraMed/AcuTrig_de.pdf.

13 www.dakomed.ch.

14 www.aletheia-scimed.ch.

15 Müller, M.: *Verhältnismässigkeit. Gedanken zu einem Zauberwürfel,* Bern 2013, S. 13–20.

Biophotonenforschung

Die Theorien von F. A. Popp werden in der Schweiz kaum beachtet. In diesem Anhang soll darauf hingewiesen werden, dass das nicht gerechtfertigt ist. Die unten aufgeführten Referent:innen der Summer School 2009 zeigen, wie interdisziplinär und wissenschaftlich hochkarätig die Biophotonentheorie diskutiert wurde. Außerdem wurde an dem Anlass auch auf einige Auszeichnungen hingewiesen [→ vgl. S. 115].

Prof. Dr. Bajpai, North Eastern Hill University, Indien, Theoretische Physik
Prof. Dr. B. Beloussov, Moscow State University, Embryologie
Prof. Dr. L. Brizhik, Institut of Theoretical Physik, Kiew, Ukraine
Prof. Dr. J. Chang, Institut of Biophysics, Academy of Sciences, Peking
Prof. Dr. E. Del Giudice, Instituto Nationale Fisica Nucleare, Milano
Prof. Dr. G. Hyland, University of Warwick, England, Theoretische Physik
Prof. Dr. M. Lipkind, Veterinärmed. Institut Beit Dagan, Israel, Virologie
Prof. Dr. F. Musumeci, University of Catania, Italien, Experimentelle Physik
Prof. Dr. F.A. Popp, Internationales Institut für Biophysik (IIB) Neuss, Physik
Prof. Dr. X. Shen, Institut of Biophysics, Academy of Sciences, Peking
Prof. Dr. S. Shnol, Russische Akadademie der Wissenschaft, Biophysik
Prof. Dr. J Slawinski, Institut of Chemistry and Electro Chemistry, Warschau
Prof. Dr. K.S. Soh, Seoul National University, Korea, Physik
Prof. Dr. J. Swain, Northeastern University USA und Cern Schweiz, Physik
Prof. Dr. R. van Wijk, Utrecht University, Holland, Zellbiologie und Embryologie
Prof. Dr. V. Voeikov, Moscow State University, Faculty of Biology, Biochemie
Prof. Dr. C. L. Zhang, Hangzou University, China, Biomathematik

Dr. M. Hiramatsu, Central Research Laboratory, Japan, Biophysik
Dr. L. von Kitzing, Deutschland, Umweltphysik
Dr. T. Makino Shizuoka, Agricultural Experimental Station, Japan, Agronomie
Dr. R. K. Mishra, All India Institute of Medical Science, Indien, Biophysik
Dr. H. Niggli, Schweiz, Biochemie
M. Bischof, Internationales Institut für Biophysik, Deutschland

An dieser Summer School wurde auf folgende Auszeichnungen hingewiesen:

- F. A. Popp wird auf Empfehlung renommierter Universitäten sowohl im Internationalen Verzeichnis »Who is Who in Science and Technology« als auch im »Who is Who in The World« geführt.
- F. A. Popp wurde in der von Japanischen Regierung eingeführten cpt-Konferenz »Photonic Technologies towards the Next Decade« als einziger Gastreferent für das Thema »Biophotonik« ausgewählt.
- F. A. Popp wurde auch als Gastreferent für das Thema Biophotonik auf dem weltweit von Elitewissenschaftlern der Festkörper- und Biophysik besuchten NATO-Advanced Research Workshop in Kiev ausgezeichnet.
- Die berühmte Temple-Universität in Philadelphia (mit über 30 000 Studenten) ehrte die Regulationsdiagnostik von F. A. Popp mit der Empfehlung, dass es sich dabei um eine der zehn wichtigsten Arbeiten handelt, die in den letzten zwanzig Jahren in der Zeitschrift »Frontier Perspectives« veröffentlicht wurden.
- Die erschienene Sonderschrift des »Indian Journal of Experimental Biology« über »Biophotonen und Alternative Therapien«, das weltweit in allen wissenschaftlichen Zeitschriften zitiert wird, wurde bei seinem Erscheinen im Mai 2008 F. A. Popp gewidmet.

Antwort der Ethikkommission

[→ S. 386ff., vgl. S. 54]

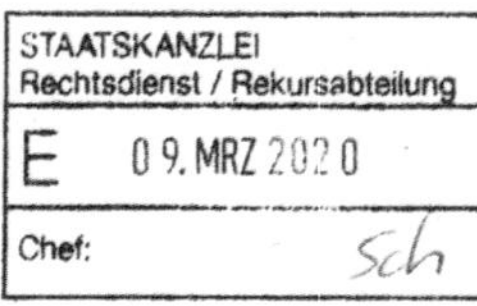
STAATSKANZLEI
Rechtsdienst / Rekursabteilung
E 09. MRZ 2020
Chef: Sch

Kanton Zürich
Kantonale Ethikkommission

Einschreiben
Staatskanzlei des Kantons Zürich
Rechtsdienst / Rekursabteilung
Neumühlequai 10
Postfach
8090 Zürich

Zürich, 03. März 2020

Geschäfts Nr. SKHZ.3998

In Sachen

Stiftung für biophysikalische Medizin, — Rekurrentin
vertreten durch Dr. med. dent. Urs Weilenmann

gegen

Kantonale Ethikkommission (KEK) — Rekursgegnerin
Stampfenbachstrasse 121
8090 Zürich

betreffend Humanforschung (Verfügung der kantonalen Ethikkommission vom 25. Januar 2019)

nehmen wir Bezug auf die Verfügung vom 05. Februar 2020 (Eingang KEK: 06.02.2020) und reichen innert Frist die Vernehmlassung ein mit den Anträgen:

1. Die Anträge der Rekurrentin abzuweisen.
2. Die Kosten der Rekurrentin aufzuerlegen.

Begründung:

Das streitgegenständliche Bewilligungsgesuch entspricht nicht den gesetzlichen Anforderungen des Art. 51 HFG in Verbindung mit Art. 5, 10 HFG:

I. Sachverhalt:

1.
Am 14.12.2018 wurden bei der KEK Zürich die streitgegenständlichen Unterlagen zur Bewilligung einer Studie unter dem Titel „Observational study for the comparison of private practice therapies in patients with chronic diseaes " (BASEC-Nr. 2018-00966) eingereicht.

Das mit den Unterlagen eingereichte obligatorische Studienprotokoll (**Beilage 1**) ist u.a. durch folgende Punkte gekennzeichnet:

a)
Zunächst ist u.a. ein sechsseitiger Teil «Background und Project Rationale» mit ungeordneten und allgemeinen Ausführungen über chronische Krankheiten und Komplementärmedizin sowie über Quantenphysik und Chaostheorie enthalten. Wörtlich wird ausgeführt, die streitgegenständliche Studie wolle «komplementärmedizinische Beobachtungen aus der ärztlichen Praxis im Spiegel neuer wissenschaftlicher Erkenntnisse, wie der Quantenphysik und Chaostheorie, objektivieren», vgl. S. 5 des Studienprotokolls 1. Absatz.

b)
Unter Prüfdesign bzw. Hauptzielparameter und sekundäre Zielparameter «Primary and secondary endpoints» ist ohne eine erforderliche konkrete Frage bzw. Hypothese lediglich ganz allgemein und vage, eher im Sinne einer Art ungefährer Plan bzw. Absichtserklärung, wörtlich Folgendes ausgeführt:

> «***2.2 Primary and secondary endpoints***
> *Ziel dieser beobachtenden Studie ist es primär mithelfen, die Prognostik für Problempatienten zu verbessern, indem wir verschiedene Therapiekonzepte (nicht Einzeltherapien) miteinander über 36 Monate vergleichen wollen. Nach dem Erstellen einer schulmedizinischen Diagnose mit den entsprechenden nötigen Diagnoseverfahren wollen wir zur Therapiekontrolle alle 9 Monate 6 Kontrollbefunde erheben. Dabei sollen 3 schulmedizinisch anerkannte, und 3 aus der Komplementärmedizin bekannte Verfahren zur Anwendung gelangen. Die komplementärmedizinischen Verfahren müssen dokumentiert sein in Form von Masterarbeiten etc.*

Es sind dies folgende Verfahren:

Klassisch

VAS (Visuelle Analogskala): Die subjektive Einschätzung der Beschwerden werden in einer Skala von 0-10 angegeben
Laborblutwerte: Senkung, Leukozyten, C-reaktives Protein ultra
SF 12: Fragebogen zum Gesundheitszustand.

Komplementär

Lüscher Farbtest: Festhalten des emotionalen Grundzustands
Bioelektronische Terrainanalyse nach Vincent: Untersuchung der extrazellulären Matrix (Bindegewebe nach Pischinger) und des «Ordnungszustandes» des Organismus
Kinesiologischer Test von Organen und Alarmpunkten aus der Akupunktur: Festhalten von energetischen Ungleichgewichten und Energieschwächen.

Diese 6 Befunde werden in einem Spydergram alle 9 Monate erhoben und verglichen. Die Befunde sind so gewählt, dass sie mit vernünftigem Aufwand erhoben werden können.»

c)
Bezüglich der Charakterisierung der Studienteilnehmer bzw. dem Prozess der Zuteilung einer Therapie ist wörtlich lediglich Folgendes ausgeführt:

«***3.1 Project population, inclusion an exclusion criteria***
Einschlusskriterien für Patienten:

- *Schulmedizinische Diagnose einer chronischen Erkrankung, die seit mindestens 6 Monaten besteht.*
- *Die subjektive Einschätzung der Beschwerden müssen auf einer VAS (visual analog scale) von 0 (keine Beschwerden) mindestens eine 6 erreichen und die Lebensqualität beeinflussen*
- *Männer und Frauen im Alter ab 16 Jahren*
- *Patienten haben Patienteninformation gelesen, mit dem behandelnden Arzt besprochen und die Patienteneinwilligung signiert*
- *Patient/in darf weder bettlägerig noch bevormundet sein*
- *Patient/in versteht kein Deutsch»*

d)
Auch der Prozess der Zuteilung zu einer Therapie bleibt offen, indem wörtlich Folgendes ausgeführt ist:

> *«**4.1 Statistical analysis plan***
> *Die frei gewählte Therapie des Patienten wird folgenden 4 Gruppen zugeteilt:*
> - *Vorwiegend Schulmedizin*
> - *Vorwiegend Komplematärmedizin*
> - *Vorwiegend störfeld-basierte Medizin*
> - *Andere Verfahren*
>
> *Es werden alle neun Monate sechs Befunde erhoben: Drei schulmedizinisch anerkannte und drei aus der Komplementärmedizin.»*

e)
Eine Fallzahlberechnung ist nicht vorhanden. Stattdessen heisst es wörtlich unter

Ziff. 4.1 Statistical analysis plan

«Wir rechnen in der abgegebenen Studienzeit 50 Patienten beobachten zu können. Da diese in 4 Gruppen aufgeteilt werden, muss mit einem Unterschied von 50% zwischen den Gruppen gerechnet werden, wenn pro Gruppe nur 12 Personen zur Verfügung stehen. Dieses Resultat verbessert sich massiv, wenn Teitverläufe (?) zur Verfügung stehen und Vergleiche zwischen einer Gruppe gegenüber 3 Gruppen anstehen. Wir haben die ungünstigste Situation berechnet.»

2.
Mit Beschlussmitteilung vom 25.01.2019 (**Beilage 2**) wurde der Rekurrentin seitens der Rekursgegnerin daher mitgeteilt, dass die Bewilligung nicht erteilt werde. Dies erfolgte unter Hinweis darauf, dass das Vorhaben in der vorliegenden Form nicht durchgeführt werden könne, dass eine Neueinreichung aber möglich sei.
Begründet wurde die Ablehnung nach Anerkennung einiger positiv bewerteter Aspekte des Ansatzes damit, dass grundlegende wissenschaftliche Fragestellungen nicht erfüllt seien. Insbesondere fehle bereits eine klare Hypothese und wissenschaftliche Fragestellungen. Es bleibe aber auch unklar wie die Patienten selektiert würden. Weiter fehlten zureichende Definitionen der zu untersuchenden chronischen Krankheitszustände. Die unterschiedlichen

Therapiekonzepte seien nicht hinreichend konkretisiert und es fehle eine Definition von Outcome-Variablen zur Überprüfung der Fragen, die die Studie beantworten solle, vgl. zu den weiteren Einzelheiten der Begründung die Beschlussmitteilung vom 25.01.2019.

Wie bei der KEK Zürich allgemein üblich wurde der Rekurrentin ein Gespräch angeboten zur Erörterung der Einzelheiten der Ablehnung bzw. der Fragen betreffend die Anforderungen eines revidierten Gesuchs mit dem Gesuchsteller. Ein solches Gespräch erfolgte schliesslich am 14.03.2019 in der Geschäftsstelle der Rekursgegnerin.

II. Rechtliche Würdigung:

Die Aufgabe der Ethikkommission besteht gemäss Art. 51 Abs. 1 HFG (je nach Kategorisierung in Verbindung mit Art. Art. 25 KlinV bzw. Art. 15 HFV) insbesondere darin zu überprüfen, ob Forschungsprojekte und deren Durchführung den ethischen, rechtlichen und wissenschaftlichen Anforderungen entsprechen.
Hier sind die gemäss Art. 10 Abs. 1 und Art. 5 HFG bzw. Art. 4 KlinV (ggf. in Verbindung mit Art. 2 HFV) erforderlichen Anforderungen an die wissenschaftliche Qualität des Forschungsvorhabens nicht erfüllt:

Die Anforderungen an die wissenschaftliche Qualität verlangen insbesondere die Wahl eines geeigneten Studiendesigns bzw. einer geeigneten Methodik, die Verwendung anerkannter statistischer Techniken und die Wahl der geeigneten Ausgangs- und Ergebnisparameter («outcomes»), vgl. Botschaft zum Bundesgesetz über die Forschung am Menschen vom 21.09.2009 BBl 8045 8102.

Forschung ist gemäss Art. 3 lit. a HFG die methodengeleitete Suche nach verallgemeinerbaren Erkenntnissen. Das Forschungsvorhaben muss dazu dienen, dass verallgemeinerbare Erkenntnisse zu Krankheiten des Menschen sowie zu Aufbau und Funktion des menschlichen Körpers einerseits oder für die öffentliche Gesundheit andererseits gewonnen werden sollen, vgl. Botschaft zum Bundesgesetz über die Forschung am Menschen vom 21.09.2009 BBl 8045 8097.

Mangels wissenschaftlicher Methodik können keine verallgemeinerbaren Erkenntnisse gewonnen werden. So fehlt es hier bereits an klaren Forschungsfragen und Hypothesen, aber auch im Übrigen an den grundlegenden Anforderungen an eine wissenschaftliche Vorgehensweise. Dies wird durchgängig durch das Gutachten von Prof. Dr. ███, Direktorin des

Instituts für komplementäre und integrative Medizin, USZ, vom 14.02.2019 (**Beilage 3**) bestätigt:

Zu Ziff. I.1.a): Fehlende wissenschaftliche Methodik allgemein

Der Forschungsplan ist inkonsistent. So werden etwa Ziele an unterschiedlichen Stellen des Studienprotokolls unterschiedlich beschrieben:

Auf S. 5 des Studienprotokolls (Beilage 1) heisst es beispielsweise «*will komplementärmedizinische Beobachtungen aus der ärztlichen Praxis im Spiegel neuer wissenschaftlichen Erkenntnisse, wie der Quantenphysik und Chaostheorie, objektivieren.*»

Auf S. 9 wird ausgeführt «*Ziel dieser beobachtenden Studie ist es primär mitzuhelfen, die Prognostik für Problempatienten zu verbessern, indem wir verschiedene Therapiekonzepte (nicht Einzeltherapien) miteinander über 36 Monate vergleichen wollen.*», vgl. hierzu Ziff. 2) des Gutachtens Prof. ███

Es fehlen erforderliche Angaben zur Datenauswertung, wie etwa zur quantitativen Analyse, vgl. hierzu Ziff. 5) des Gutachtens Prof. ███

Zu Ziff. I.1.b): Fehlen von klaren Forschungsfragen und Hypothesen

Ausweislich des Gutachtens von Prof. ███ ist das streitgegenständliche Gesuch nicht durch klare Forschungsfragen und Hypothesen geleitet. Entsprechende Forschungsfragen und Hypothesen müssen gut nachvollziehbar dargestellt werden und dann entsprechende Methoden gewählt werden, um diese zuverlässig beantworten zu können. Dies gilt für sämtliche Bereiche der Medizin einschliesslich der Komplementärmedizin, wie dies an allen universitären Institutionen, die sich weltweit mit dem Thema Komplementärmedizin beschäftigen, anerkannt sei, vgl. Gutachten Prof. ███, S. 1.

Ausdrücklich sei hierbei zu berücksichtigen, dass Ausführungen zu Hintergrundüberlegungen, wie hier im streitgegenständlichen Forschungsplan etwa Paradigmen der Sicht auf Gesundheit und Krankheit, Forschungsfragen und Hypothesen nicht ersetzen, vgl. Gutachten Prof. ███, S. 2.

Es fehlt eine Beschreibung primärer und sekundärer Outcomes sowie eine Beschreibung der geplanten Auswertung, vgl. hierzu Ziff. 5) des Gutachtens Prof. Dr. ■■■

Zu Ziff. I.1.c und d): Methodische Unklarheit bezüglich Vergleichsgruppen

Die Patienten werden in vier Gruppen eingeteilt ohne hierbei zu definieren, mit welchem Forschungsziel dies geschieht und was genau miteinander verglichen werden soll, vgl. hierzu Ziff. 3) des Gutachtens Prof. Dr. ■■■
Es fehlen Ein- und Ausschlusskriterien, inklusive Diagnosen und Beschwerden, vgl. hierzu Ziff. 5) des Gutachtens Prof. Dr. ■■■

Zu Ziff. I.1.e): Nicht vorhandene Nachvollziehbarkeit der Fallzahlberechnung

Es fehlt jegliche erforderliche Erläuterung einer Fallzahlberechnung. Ohne Mitteilung woher Annahmen stammen und ohne Mitteilung für welche konfirmatorische Analyse die Fallzahlberechnung geplant sei, wird grundlegendsten Erfordernissen der medizinischen Statistik nicht genügt, sodass auch aus diesem Grund keinerlei verwertbares Ergebnis generiert werden könnte, vgl. hierzu Ziff. 4) des Gutachtens Prof. Dr. ■■■

Zudem fehlt eine genaue Beschreibung der Interventionen und besteht Unklarheit bezüglich der Qualitätssicherung bzw. der Sicherung der Sicherheit der Patienten sowie Angaben zu Safety-Erhebungen, vgl. hierzu Ziff. 5) des Gutachtens Prof. Dr. ■■■

III.
Zusammenfassend musste die Rekursgegnerin auf der Grundlage von Art. 51 HFG in Verbindung mit Art. 5 und 10 HFG die Erteilung einer Bewilligung zwingend ablehnen; hier war aufgrund des Fehlens wissenschaftlicher Methodik keinerlei Ermessenspielraum eröffnet.

Abschliessend bitten wir Sie daher, unseren Anträgen zu entsprechen.

Belastungsprotokoll einer Patientin

Die bei der Patientin [→ S. 356f.] mit SkaSys gefundenen Belastungen im Einzelnen (Aufzählung gemäß Testcomputer SkaSys).

1. ***Chemische Belastungen:***
   Antioxidantien: E312 Dodecylgallat, E321 Butylhydroxytoluol
   Aromastoffe: Aprikosenaroma, Vanillearoma
   Holzschutzmittel: Xydon
   Impftoxine (Zusatzstoffe): Neomycinsulfat *Insektizide/Herbizide:* Paraquat
   Konservierungsmittel: Thioharnstoff
   Lösungsmittel: Xylol
   Nosodenkomplex: Acidum sorbicum compositum
   Pestizide: Paraffin, Trichphim
   Süßstoffe: Fruktose
   Waschmittel: Chlorbleichmittel
   Weichmacher: Vinylether
   Wirkstoff von Pflanzenschutzmitteln: Buprofezin, Cloquintocet, Coniothyrium minitans, Diquat, Diflufenican, Eisen(III)-sulfat, Glyphosat-trimesium, Haloxyfop-R (Haloxyfop-P), Maneb, Nuarimol, Rimsulfuron, (Z)-11-Tetradecen-1-yl acetate

2. ***Metallbelastungen:***
   Metalle: Aluminium, Kupfer, Mangan, Nickel, Quecksilber, Radium, Zirkonium
   Metallsalze: Aluminium-Fluorid, Zirkonium(IV)-chlorid

3. ***Biologische Belastungen:***
   Miasmen (Homöopathie): Medorrhinum
   Sporen: Trichophyton-Sporen
   Parasiten (Protozoen): Theileria

4. ***Physikalische Belastungen:***
   Physikalisches Störfeld: WLAN 2,4 und 5 GHz

Abbildungs- und Tabellennachweis

Umschlag, Kapiteltitel: © Studio Veris | www.istockphoto.com

Abbildung 1, S. 19 | Mit freundlicher Genehmigung von Johann. Lechner. Grafik gezeichnet von Saskia Nobir. Quelle: Lechner, J., Bouquot, J.E., von Baehr, V: *Histologie und Immunologie der kavitätenbildenden Osteolyse des Kieferknochens. Orale und systemische Manifestation einer Maxillo-Mandibulären Osteoimmunologie – Pathomechanismen chronischer Entzündungserkrankungen,* Eigenverlag Dr. med. dent. J. Lechner, München, 2015, S. 17

Abbildung 2, S. 23 | Grafik gezeichnet von Saskia Nobir. Quelle: Riedel-Hohenberger, M.A., Kraler, Ch.: *Verträglichkeit von Zahnwerkstoffen in der personalisierten Medizin – Zwei Diagnosemethoden im Vergleich. Eine explorative Praxisstudie: Applied Kinesiology (AK)- und Immundiagnostik im Labor,* in: Medical Journal for Applied Kinesiology, Dezember 2012, S. 14f.

Tabelle 1, S. 30f. | Tabelle gezeichnet von Saskia Nobir. Quelle: Urs Weilenmann und Cramer F: *Chaos und Ordnung. Die komplexe Struktur des Lebendigen,* DVA, Stuttgart 1989, S. 277–284

Tabelle 2, S. 32 | © Urs Weilenmann

Abbildung 3, S. 34 | Grafik gezeichnet von Saskia Nobir; Quelle: »Chemical Abstract Service«; https://de.wikipedia.org/wiki/Chemical_Abstracts_Service

Tabelle 3, S. 42–46 | aus: Weilenmann, U.: *Der Einfluss von Umwelttoxinen und zahnärztlichen Materialien bei chronischen Erkrankungen – Ein mögliches Therapiekonzept,* in: umwelt · medizin · gesellschaft | 33 | 3/2020, S. 36–39

Abbildung 4, S. 74 | Grafik gezeichnet von Saskia Nobir; Quelle: Grossarth-Maticek, R.: *Systemische Epidemiologie und präventive Verhaltensmedizin chronischer Erkrankungen. Strategien zur Aufrechterhaltung der Gesundheit,* Walter de Gruyter, Berlin/New York 1999, S. 161; https://doi.org/10.1515/9783110805789

Abbildung 5, S. 89 | © Stephen Morris, Wikimedia Commons; Quelle: www.flickr.com/photos/nonlin/4297013382

Tabelle 4, S. 93 | Göhring, E.: *Die Diagnostik nach Vincent – Eine Methode zur Früherkennung und zur Therapiekontrolle maligner Erkrankungen?,* Erfahrungsheilkunde 10/1986, S. 716

Abbildung 6, S. 98 | Wikimedia Commons: https://commons.wikimedia.org/wiki/File:LogisticMap_BifurcationDiagram.png

Abbildung 7, S. 102 | Grafik gezeichnet von Saskia Nobir; Quelle: Cramer, F.: *Chaos und Ordnung. Die komplexe Struktur des Lebendigen,* DVA, Stuttgart 1989, S. 185

Abbildung 8, S. 105 | Trotz größter Bemühungen war es uns nicht möglich, die Rechteinhaber ausfindig zu machen; sollten Sie in Besitz der Rechte sein, melden Sie sich bitte beim Verlag (info@ruefferundrub.ch).

Abbildung 9, S. 108 | Mit freundlicher Genehmigung von Andrey Shilnikov; Quelle: Pusuluri, K.; Meijer, H.G.E.; Shilnikov, A.L.: *Homoclinic puzzles and chaos in a nonlinear laser model,* http://doi.org/10.13140/RG.2.2.32133.17123

Abbildung 10, S. 110 | Bilder 1–5; 7–9: © Urs Weilenmann; Bild 6: © Herbert Bieser | Pixabay

Abbildung 11, S. 111 | © Wolfgang Beyer; created with the program Ultra Fractal 3: https://de.wikipedia.org/wiki/Datei:Mandel_zoom_14_satellite_julia_island.jpg

Abbildung 12, S. 136 | Mit freundlicher Genehmigung von Michael Galle. Grafik gezeichnet von Saskia Nobir. Quelle: Galle, M.: *Untersuchungen zum dichte- und zeitabhängigen Verhalten der ultraschwachen Photonenemission von parthenogenetischen Weibchen des Wasserflohs Daphnia magna,* Universität des Saarlandes 1993, S. 15

Abbildung 13, S. 136 | Mit freundlicher Genehmigung von Michael Galle. Grafik gezeichnet von Saskia Nobir. Quelle: Galle, M.: *Untersuchungen zum dichte- und zeitabhängigen Verhalten der ultraschwachen Photonen-*

emission von parthenogenetischen Weibchen des Wasserflohs Daphnia magna, Universität des Saarlandes 1993, S. 38

Abbildung 14, S. 138 | Mit freundlicher Genehmigung von Roeland van Wijk. Grafik gezeichnet von Saskia Nobir. Quelle: Popp, F.A.: *Biophotonen – Neue Horizonte in der Medizin. Von den Grundlagen zur Biophotonik,* Karl F. Haug Verlag, Stuttgart 2006, S. 90

Abbildung 15, S. 150 | © Thieme Gruppe; Grafik gezeichnet von Saskia Nobir. Quelle: Popp, F.A.: *Biophotonen – Neue Horizonte in der Medizin. Von den Grundlagen zur Biophotonik,* Karl F. Haug Verlag, Stuttgart 2006, S. 177

Abbildung 16, S. 153 | © Beatrice Weilenmann

Abbildung 17, S. 159 | Grafik gezeichnet von Saskia Nobir. Quelle: https://de.wikipedia.org/wiki/Doppelspaltexperiment; Bilder: Wikimedia Commons: © Dr. Tonomura and Belsazar; this file was derived from: Double-slit experiment results Tanamura 2.jpg

Abbildung 18, S. 162 | Visualisierung Urs Weilenmann; Quelle: Zeilinger, A.: *Einsteins Spuk. Teleportation und andere Mysterien der Quantenphysik.* München 2005, S. 202

Abbildung 19, S. 165 | © NZZ-Infografik; Quelle: H.S. Eisenberg

Abbildung 20, S. 166 | Wikimedia Commons: © Constant314; Farben und Schriften verändert

Abbildung 21, S. 202f. | Grafik gezeichnet von Saskia Nobir. Quelle: Garaïev, P.P: *Le Code de Dieu:* https://wavegenetics.org/en/knigi-garyaeva/kod-boga-lingvistiko-volnovaya-genetika, S. 91f. Trotz größter Bemühungen war es unsnicht möglich, die Rechteinhaber ausfindig zu machen; sollten Sie in Besitz der Rechte sein, melden Sie sich bitte beim Verlag (info@ruefferundrub.ch).

Abbildung 22, S. 208f. | Mit freundlicher Genehmigung von Frank R. Bahr © Frank R. Bahr

Tabelle 5, S. 216f. | © 2020 by Belpomme, D.; Irigaray, P.; Quelle: Belpomme, D.; Irigaray, P.: »Electrohypersensitivity as a Newly Identified and Characterized Neurologic Pathological Disorder: How to Diagnose, Treat, and Prevent It«, in: Int J Mol Sci. 2020 Mar; 21(6): 1915. doi: 10.3390/ijms21061915; www.ncbi.nlm.nih.gov/pmc/articles/PMC7139347/table/ijms-21-01915-t003.

Abbildung 23, S. 237 | Mit freundlicher Genehmigung von Johann Lechner © Dr. Johann Lechner

Abbildung 24, S. 239 | © Beatrice Weilenmann

Abbildung 25, S. 240 | Grafik gezeichnet von Saskia Nobir. © Urs Weilenmann

Abbildung 26, S. 242 | Grafik gezeichnet von Saskia Nobir. Visualisierung Urs Weilenmann; Quelle: Thie, J.; Thie, M.: *Touch For Health. Das umfassende Standardwerk für die Praxis,* 5. Auflage, Kirchzarten 2016

Abbildung 27, S. 252 | Mit freundlicher Genehmigung von Johann Lechner. © Dr. Johann Lechner

Abbildung 28, S. 253 | Grafik gezeichnet von Saskia Nobir. Visualisierung Urs Weilenmann; Quelle: Vortrag »The key role of water and carbonates in respiration« von V. Voeikov, gehalten am 7. August 2009 an der Summer School im International Institute of Biophysics in Neuss.

Abbildung 29, S. 263 | © Thieme Verlag. Coverbild aus: Alfred Pischinger, A.; Heine, H. (Hg.): *Das System der Grundregulation – Grundlagen einer ganzheitsbiologischen Medizin,* 13. unveränderte Auflage

Abbildung 30, S. 290 | Reproduced from Samadelli, M.; Melis, M.; Miccoli, M.; Egarter-Vigl, E.; Zink, A.: *Complete mapping of the tattoos of the 5300-year-old Tyrolean Iceman,* in: Journal of Cultural Heritage, Volume 16, Issue 5, September–October 2015, S. 753–758.Copyright © 2015 Elsevier Masson SAS. All rights reserved.

Abbildung 31, 32, S. 294f. | Grafik gezeichnet von Saskia Nobir. © Urs Weilenmann

Tabelle 6, S. 298f. | Mit freundlicher Genehmigung von Martin Frei-Erb

Tabelle 7, S. 336f. | Zusammenfassung von Urs Weilenmann anhand der in diesem Buch erwähnten Quellen.

Abbildung 33, S. 354f. | Grafik gezeichnet von Saskia Nobir. Quelle: Urs Weilenmann; Bild Proteine: Wikimedia Commons: https://commons.wikimedia.org/wiki/File:Myoglobin.png; Bild DNA: © Michael Ströck, Wikimedia Commons

Dank

Ich möchte ganz herzlich all den Ärzt:innen sowie den Grundlagenforscher:innen – viele sind im Buch erwähnt – für ihre Arbeit zu einem neuen Verständnis der Medizin danken. Dank gebührt meinen Kolleg:innen in der SGZM (Schweizerische Gesellschaft für Ganzheitliche ZahnMedizin), dank denen ich überhaupt den Mut fand, gewisse Therapien zu integrieren. Speziell danken möchte ich den Gründer:innen der SGZM Dr. Marie-Anne Stettbacher und Dr. Andreas Beck sowie Dr. Marcel Brander, Dr. Hans-Rudolf Hutzli, Dr. Richard Schneider, Dr. Johann Lechner, Dr. Georg Schwarz und Dr. Stefan Spörri, mit denen ich in vielen Stunden verschiedene Testverfahren üben konnte. Speziell danke ich den Wissenschaftlern Prof. Hans Primas, Prof. Thomas Görnitz, Prof. Fritz-Albert Popp und Prof. Vladimir Voeikov, die mir geduldig neue Theorien zur Medizin näherbrachten. Weiter möchte ich den Mitarbeiter:innen der Stiftung Biophysikalische Medizin für die spannenden Diskussionen danken, speziell Prof. Daniel Wyler und Prof. Michael Hässig für ihre kritische und stets weiterführende Mitarbeit. Zuletzt gebührt ein großer Dank meiner Frau Beatrice, die mich mit viel Geduld und Verständnis auf meinem Weg begleitet.

Biografie

Urs Weilenmann, Dr. med. dent., 1958 in Zürich geboren, ist Facharzt für allgemeine und ganzheitliche Zahnmedizin. Er ist Präsident der Schweizerischen Gesellschaft für Ganzheitliche ZahnMedizin und der Stiftung Biophysikalische Medizin, in der Hochschuldozenten mit Praktiker:innen zusammenarbeiten. Seine Ausbildung umfasst neben der Arbeit in verschiedenen Privatpraxen zahnärztliche Chirurgie an der Universität Zürich und Militär-Anästhesie, zwei Jahre in der Aeskulap Klinik Brunnen, zahlreiche Diplome von Akupunktur bis Gebirgsmedizin. Es erschienen mehrere Publikationen in Fachzeitschriften.

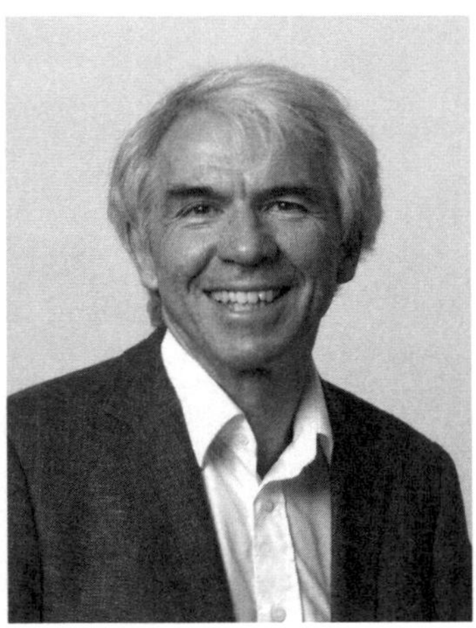